주디스의
회복 요가

주디스의
회복 요가

Relax and Renew

편안하게 이완하고 휴식하여
건강하게 회복된다

주디스 핸슨 라세터 지음

김혜수, 김윤 옮김 | 이제윤 감수

회복 요가 마스터 주디스 라세터 박사의
이완과 회복을 위한 요가

침묵의 향기

추천사

"불안과 피로에 지친 우리 사회에 이렇게 훌륭한 책이 나오게 되어 기쁩니다. 우리 모두는 이 책에 담긴 지혜가 필요합니다. 회복 요가는 허리 통증, 목 통증, 고혈압, 천식, 편두통, 긴장성 두통, 스트레스성 질환, 만성 피로, 만성 폐쇄성 폐질환, 그리고 암 등 다양한 질환을 앓고 있는 나의 환자들에게 도움이 되었습니다."

_메리 풀리그 샤츠 의학박사. 《Back Care Basics》, 《Relaxation Basics》의 저자

"이 책에서 주디스 라세터는 그녀가 사랑하는 분야인 회복 요가를 깊은 통찰로 명료하게 설명합니다. 이 기법들은 스트레스에 덜 시달리면서 건강하고 편안하게 살도록 도울 것입니다."

_딘 오니시 의학박사. 《요가와 명상 건강법》, 《Eat More, Weigh Less》의 저자

"주디스 라세터는 그녀의 경험과 지혜를 이 탁월한 책에 담았습니다. 생리와 임신, 갱년기에 관해 그녀가 제안하는 내용은 오늘날의 여성들에게 매우 값진 선물이 될 것입니다."

_사자 그린우드 의학박사. 《Menopause, Naturally》의 저자

"이 책을 잘 활용하면 누구든지 요가 수련이 깊어질 수 있고, 몸만이 아니라 자기의 삶까지 치유하는 데 도움을 받을 수 있습니다. 여러 가지 상황에 알맞게 추천된 다양한 요가 자세들은 매우 귀중한 가치가 있습니다. 회복 요가는 깊은 이완과 알아차림의 계발로 들어갈 수 있는 문입이다. 그 문으로 들어가세요!"

_존 카밧진 박사. 매사추세츠 의과대학 명예교수. 《마음챙김 명상과 자기치유》의 저자

"이 책은 이완에 관한 연구에 중대한 이바지를 했습니다. 몸을 보살피고 마음을 회복시키는 효과적인 방법을 제공합니다."

_조앤 보리센코 박사. 《마음이 지닌 치유의 힘》의 저자

찰스 마일즈 핸슨에게

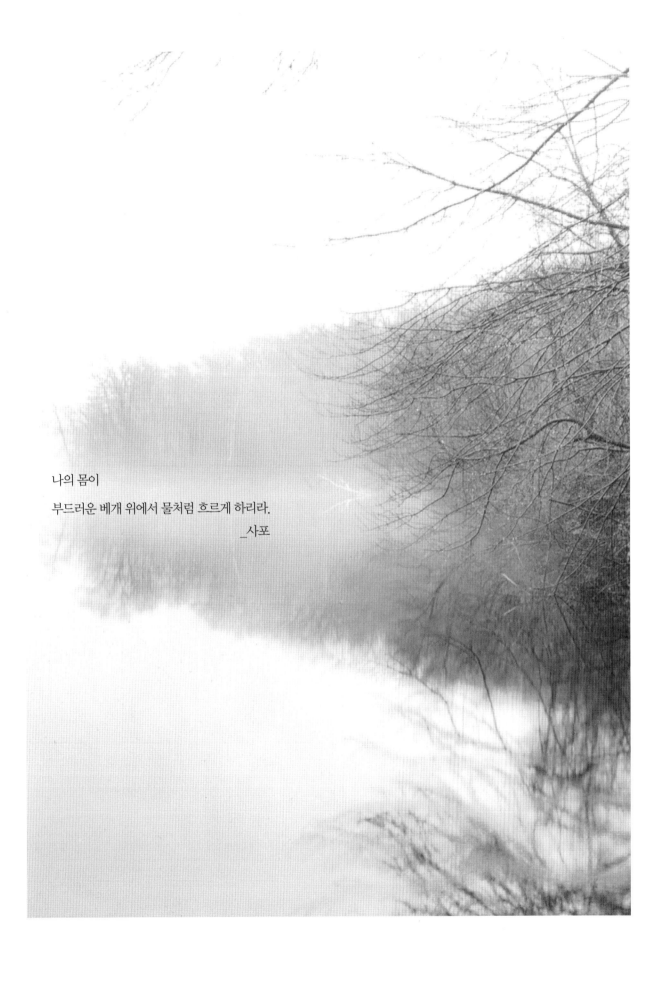

나의 몸이

부드러운 베개 위에서 물처럼 흐르게 하리라.

_사포

차례

· · ·

감사의 말

서문: 메리 풀리그 샤츠 의학박사

감사의 말

· · ·

살면서 하는 일이 대개 그렇듯이 책을 쓰고 만드는 것도 여럿이 힘을 모아 하는 일입니다. 이 책을 쓰고 만드는 데 도움을 준 우리 팀에게 감사의 말을 전합니다.

먼저 나의 자녀들인 마일즈, 캠, 리지는 그들의 삶에 '엄마의 책'을 위한 공간을 기꺼이 내 주는 사랑을 보여 주었습니다. 또한 컴퓨터를 다루는 능력으로 '기계치'인 엄마에게 자주 도움을 주었습니다.

며느리인 리즈는 선한 성품으로 마일즈를 돕고 우리 가족을 보살펴 주었습니다.

손자 오웬은 삶에 대한 사랑과 웃음으로 나를 기쁘게 해 주었습니다.

B. K. S. 아헹가의 가르침에 감사드립니다. 그분이 다져 놓은 요가의 값진 기반과 업적에서 굉장한 통찰을 얻었습니다.

나의 학생들은 긴 세월 내가 요가를 가르치고 요가에 관한 글을 쓰도록 영감을 불어넣어 주었습니다.

편집자 린다 코고초는 이 책을 새로운 시각으로 보는 능력을 거듭 발휘해 주었습니다.

캐시 글래스, 홀리 해먼드, 캐서린 L. 카이저, 그리고 패트리샤 카민스키는 책의 편집에 귀중한 도움을 주었습니다.

메리 풀리그 샤츠 의학박사는 시간을 들여 전문 지식으로 서문을 써 주었습니다.

고파 & 테드2, Inc.는 멋진 디자인으로 이 책의 2판에 생명을 불어넣어 주었습니다.

프레드 스팀슨은 섬세하고 숙련된 솜씨로 아사나와 자연 풍경 사진을 찍어 주었습니다.

아만다 스팀슨의 너그러운 영혼과 전문적인 도움의 손길에 감사합니다.

데이비드 마르티네스는 아름다운 표지 사진을 제공해 주었습니다.

할스테드 한나는 우아하고 명료하게 삽화를 그려 주었습니다.

테레사 엘리엇, 캐럴 넬슨, 리처드 로젠, 그리고 캐럴 웡은 인내심과 유머를 보여 주며 표지와 본문 사진의 모델이 되어 주었습니다.

새라 체임버스, 트리샤 케이, 그리고 레이 커는 사진 촬영에 필요한 제작의 세부 사항을 제공해 주었습니다.

그리고 마지막으로, 친구이자 뛰어난 출판인인 도널드 모이어와 린다 코고초에게 감사의 말을 전합니다.

서문

...

불안과 피로에 지친 우리 사회에 이렇게 훌륭한 책이 나오게 되어 기쁩니다. 우리 모두는 이 책에 담긴 지혜가 필요합니다. 이 책에서 저자 주디스 라세터는 아내이자 어머니이며 요가 선생님이자 물리치료사로서 얻은 경험을 바탕으로 고대로부터 전해 내려온 지식과 현대의 과학을 접목한 결과물을 우리 앞에 선사합니다. 그녀는 돌봄이 필요한 사람들을 곁에 둔 이들에게 조언합니다. 우리는 먼저 자기 자신을 잘 돌봐야 한다고, 그러지 않으면 살면서 받는 스트레스로 인해 우리에게 의지하는 사람들을 돌볼 수 없게 될 것이라고…… 그리고 그녀는 회복 요가라는 기법을 통해 덜 행하면서 자신의 소중한 시간을 아주 잘 활용하는 법을 차근차근 보여 줍니다. 회복 요가를 통해 우리는 만성 스트레스의 파괴적인 힘에서 벗어날 수 있습니다.

회복 요가는 오랫동안 나의 직업과 개인의 삶에서 중요한 역할을 했습니다. 내가 회복 요가를 처음 알게 된 것은, 인도 푸네 시에 있는 라마마니 아헹가 요가 연구소(Ramamani Iyengar Memorial Yoga Institute)에서 B. K. S. 아헹가 선생의 지도를 받으며 공부할 때였습니다. 아헹가 선생은 건강한 사람을 위해 활동적인 요가 동작들로 이루어진 수업도 진행했지만, 갖가지 질병으로 고생하는 사람들을 치유하기 위한 특별 수업도 이끌었습니다. 많은 사람이 의사들의 추천을 받고 이 수업에 참석했습니다. 나는 다양한 나이의 사람들이 이렇게 완전히 다른 형태의 요가를 하는 것을 보고 감명을 받았습니다. 수련생들은 모두 베개와 접거나 돌돌 만 담요, 나무로 만든 몇몇 도구를 다양하게 조합하여, 그 도구들에 수동적으로 몸을 맡긴 채 개인 맞춤형 자세를 하고 있었습니다. 당연히 나는 강한 의학적 호기심을 느꼈습니다. 그 후로 연구소를 다시 방문할 때면 이 수련생들을 인터뷰했고 그들을 관찰했습니다.

한번은 연구소 방문 중에 자궁 내막증으로 인한 심한 골반 통증에 시달리고 있었습니다. 아헹가 선생은 나에게 이 책의 12장에 나오는 달 클럽 시리즈와 비슷한 '요가 처방'을 내렸습니다. 이 처방은 마법처럼 효과가 있었고, 내 삶의 힘든 시기를 이겨 내도록 도와주었습니다. 이렇게 통증을 누그러뜨리고 가라앉히는 자세들이 내 몸에 미치는 효과를 경험하면서, 그런 효과는 그 자세들이 스트레스와 질병으로 짓눌려 있던 나의 내적 치유 능력이 작동하도록 도왔기 때문임을 깨닫게 되었습니다.

그 후로 나의 스트레스 관리, 수술 후 회복, 갱년기 대처를 위해 동적인 요가와 회복 요가를 다양하게 조합하여 활용했습니다. 그리고 의사로서는 허리 통증, 목 통증, 고혈압, 천식, 편두통, 긴장성 두통, 스트레스성 질환, 만성 피로, 만성 폐쇄성 폐질환, 암 등 다양한 질환을 앓고 있는 환자들에게 회복 요가를 소개하여 효과를 보았습니다.

주디스 라세터는 오랫동안 수많은 수업과 워크숍, 잡지 기고문을 통해 요가 선생님들과 수련생들에게 회복 요가를 소개했습니다. 이제 더 많은 사람이 이 책을 통해 그녀에게 배울 기회를 얻게 될 것입니다. 요가 선생님들을 비롯한 숙련자들은 회복 요가를 통해 그동안 해 오던 수련과 수업을 보완하고 발전시킬 기회를, 아직 요가에 입문하지 않은 사람들은 자신을 더 잘 돌보도록 돕는, 먼 옛날부터 전해 내려온 기법을 만나는 기회를 얻게 될 것입니다.

_메리 풀리그 샤츠 의학박사
《Back Care Basics》와 《Relaxation Basics》의 저자

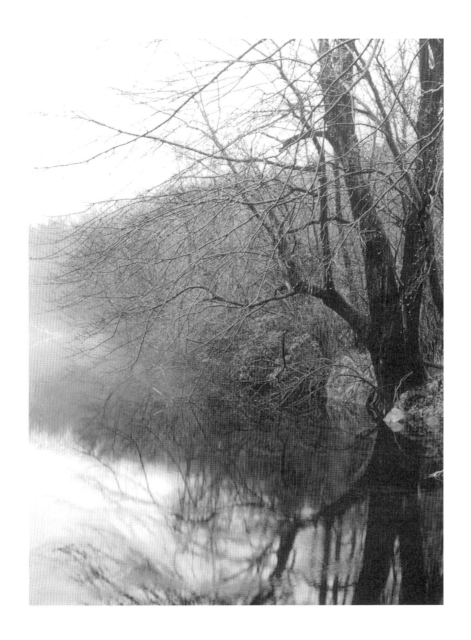

1부: Relax and Renew

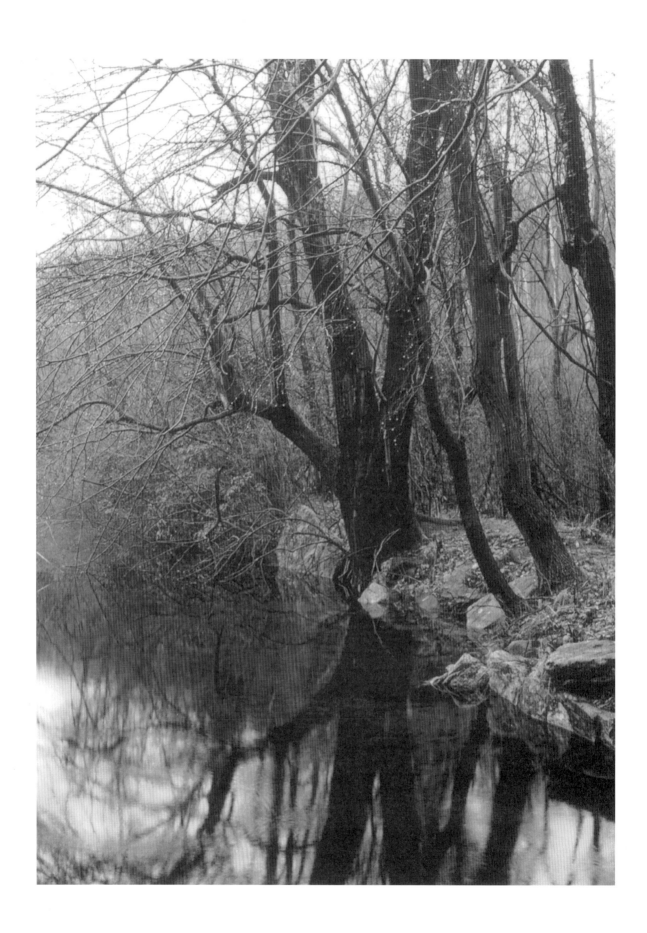

1장

회복 요가

스트레스 해독제

...

매일 편안히 이완하고 원기를 회복하는(relax and renew) 시간을 내는 일은 행복한 삶을 사는 데 꼭 필요합니다. 이 책은 몸과 마음을 보살피는 요가 자세들을 소개합니다. 이 자세들을 하루에 5분만이라도 규칙적으로 실천하면, 만성적인 스트레스의 영향에서 서서히 풀려날 것입니다.

인류학자들에 따르면, 스트레스를 경험하는 인체는 인간으로 살아온 수백만 년 동안 별로 달라지지 않았다고 합니다. 우리 조상들의 몸은 차를 운전하여 고속도로를 달리고 초고속 인터넷을 통해 대화하는 우리의 몸과 같은 해부학적, 생리학적 특성이 있었던 것입니다. 이처럼 우리의 몸은 먼 옛날과 다르지 않지만, 만성적 스트레스라는 현대의 문제에 노출되어 있습니다.

한때 스트레스라는 말은 실험실에서 스트레스의 영향을 평가하던 생리학자들이 주로 쓰던 용어였지만, 이제는 누구나 흔히 쓰는 말이 되었습니다. "스트레스 받는다."라는 말은 과부하가 걸린 삶이 건강, 성 기능과 생식 기능, 인간관계, 업무 능력, 운동선수의 경기력, 그리고 가장 중요하게는, 우리의 자아감에 얼마나 부정적인 영향을 주는지를 표현하는 익숙한 관용어가 되었습니다. 우리의 삶에 미치는 스트레스의 영향은 전염병 수준이 되었고, 스트레스 관련 질환은 의학의 전문 분야로 자리 잡았습니다.

스트레스의 영향은 결혼, 출산, 취직, 사랑하는 사람의 죽음 등 인생의 중요한 사건을 겪는 동안 나타나기도 하지만, 일과 가족에 관한 수많은 의무와 책임을 처리하려 애쓸 때 자잘하게 겪기도 합니다. 원인이 무엇이건 스트레스는 조바심, 좌절감, 짜증, 화, 근육 긴장, 두통, 소화 불량, 변비 등 하나 이상의 부정적 결과를 가져옵니다. 확실한 것은, 우리가 더 많은 스트레스를 경험할수록 그런 부정적 결과들은 더 악화한다는 것입니다. 그리고 스트레스가 만성화되면 그로 인해 질병으로 발전할 수 있는 물질들이 체내에 쌓이기 시작합니다.

스트레스는 질병을 일으킬 수 있다

스트레스는 우리의 몸-마음이 생명을 위협한다고 인지하는 대상에 대한 생리적 반응으로 시작됩니다. 우리 조상들에게는 스트레스가 굶주린 짐승의 공격으로부터 자신을 지키기 위한 반응이었을 수 있습니다. 현대 사회를 살아가는 사람들에게는 경기 불황 속에서 실직할지 모른다는 두려움이나, 가족 구성원의 건강이 위험에 처했다는 두려움을 견디며 살아가기 위한 반응일 수 있습니다.

스트레스를 주는 요인이 무엇이든 간에, 마음은 위험이 닥쳤다고 몸에 경고합니다. 그에 대한 반응으로, 신장 위에 위치한 부신은 카테콜아민 호르몬을 분비합니다. 이 아드레날린과 노르아드레날린 호르몬은 자율신경계에 작용하고, 신체는 투쟁-도피(fight or flight) 반응을 준비합니다. 심장 박동수와 혈압, 정신적 각성, 근육 긴장도가 상승합니다. 부신 호르몬은 신진대사를 변화시켜, 각 세포가 몸에 저장된 에너지를 활용할 수 있게 하며, 몸은 땀을 흘리기 시작합니다. 그리고 몸은 소화, 배설, 성장, 회복, 생식 등 그 순간에 덜 중요하다고 판단되는 기능을 정지시킵니다.

이런 적응 반응은 수천 년 동안 인류의 생존에 긍정적으로 작용했습니다. 우리의 조상들에게는 스트레스를 일으키는 상황이 대개 빠르게 해소되었습니다. 그들은 싸우거나 도망쳤고, 만약 그들이 살아남으면 모든 것은 정상으로 돌아갔습니다. 호르몬은 유익하게 사용되었고, 부신은 스트레스 호르몬의 생산을 멈췄으며, 잠시 중지되었던 신체 기능은 다시 정상적으로 작동했습니다.

안타깝게도 현대인은 스트레스를 곧바로 해소하지 못할 때가 많아서 만성적인 스트레스 속에 살아갑니다. 부신은 투쟁-도피 반응에 반응하여 스트레스 호르몬을 계속 분비합니다. 소화 기관과 배설 기관은 작동이 느려져서 몸이 영양분을 제대로 섭취하지 못합니다. 이런 불안한 상태로 인해 수면의 질도 나빠집니다.

만성적으로 스트레스를 받는 상태에서는 삶의 질은 물론 생명 자체도 위험에 빠질 수 있습니다. 몸의 자가 치유 능력이 훼손되어, 기존의 질병이나 부상으로부터 회복이 더뎌지고, 고혈압, 궤양, 허리 통증, 면역 장애, 생식 기능 문제, 우울증 등 새로운 질환이 생길 수 있습니다. 그러면 이런 상태로 인한 스트레스가 더해지고, 그렇게 악순환이 계속됩니다.

이완이라는 해결책

스트레스의 해독제는 이완입니다. 이완한다는 것은 깊이 휴식하는 것입니다. 이러한 휴식은 수면 상태와는 다릅니다. 깊이 잠든 상태에는 꿈꾸는 시간이 포함되는데, 꿈은 근육 긴장을 비롯한 여러 생리적 긴장 신호를 증가시킵니다. 이완이란 움직임도 없고, 노력도 없으며, 뇌가 조용한 상태입니다.

스트레스를 줄이는 모든 기법은 몸을 편안한 자세로 두고, 호흡에 부드럽게 주의를 둔다는 공통점이 있습니다. 이런 기법들이 정말 효과가 있을까요? 이완의 효과를 연구한 과학자들은 근육 긴장의 감소와 혈액순환의 개선 등 주목할 만한 효과가 있다고 보고합니다.

이완을 처음으로 연구한 사람 중 한 명은 에드먼드 제이콥슨 박사입니다. 그는 1934년에 출간한 저서 《긴장 이완법》에서 점진적 근육 이완법의 이로움을 설명했습니다. 그리고 고혈압, 소화불량, 대장염, 불면증, 그리고 그가 '신경과민'이라고 부르는 증상을 치료하는 데 그의 접근법이 효과적이었다고 밝혔습니다.[1]

허버트 벤슨 박사는 오늘날 스트레스 감소 분야에서 선두에 있는 연구자이자 작가 중한 명입니다. 그는 의식적으로 이완할 때 나타나는 생리적, 정신적 반응을 묘사하기 위해 '이완 반응'이라는 말을 처음 사용했습니다. 그의 책 《The Wellness Book》에서 그는 이완 반응을 '심장 박동수, 신진대사, 호흡 속도가 느려지고, 혈압이 낮아지며, 뇌파 패턴이 느려지는 등의 특징을 보이는 생리 상태'라고 정의합니다.[2]

데이비드 슈피겔 박사는 저서 《Living Beyond Limits》에서 "의학계는 이완 기법 같은 심리학적 개입이 고혈압이나 심장 질환 같은 신체 문제에 영향을 미칠 수 있다는 것을 깨닫고 있다. 그에 따라 미국 식품의약국은 비교적 가벼운 증세의 고혈압 환자를 위한 치료법 중 하나로 이런 비(非)약물 치료법을 권장하는 보고서를 발표했다. 몸과 마음은 연결되어 있어 서로 협력해야 하며, 이는 의학적 질병을 치료하는 데 강력한 자산이 되어야 한다."라고 말합니다.[3]

몸과 마음은 정말로 연결되어 있습니다. 심리신경 면역학이라는 의학 분야는 심리 과정과 신경계, 면역계 사이의 상호작용을 연구하는 학제 간 분야입니다. 이 분야의 전문가들은 정신 건강이 신체의 건강에 반영되고 부분적으로는 신체의 건강에 영향을 받으며, 그 반대도 마찬가지라는 것을 이해합니다.[4]

《요가와 명상 건강법》의 저자인 딘 오니시 박사는 몸과 마음이 연결되어 있음을 뒷받침하는 연구를 했습니다. 그는 죽상동맥 경화성 심장 질환을 앓는 환자들을 대상으로 연구한 뒤, 매일 이완하는 시간을 갖는 것이 증세의 악화를 방지하는 데 꼭 필요하다는 결론을 내렸습니다. 오니시 박사는 식단, 요가, 명상을 포함하는 독특한 생활방식 프로그램을 개발하기도 했습니다.[5]

어른들에게도 수많은 변화의
가능성이 있다.
_돈 존슨, 배우

회복 요가

요가(yoga)라는 단어는 고대 인도의 경전들에 사용되던 언어인 산스크리트어에서 왔으며, '연결하다' 또는 '결합하다'라는 뜻입니다. 요가의 기원은 기원전 4,000~2,000년 사이의 인더스 문명으로 거슬러 올라가는데, 요가 수련은 사람들이 자신을 온전한 전체로 느끼도록 돕기 위해 고안되었습니다. 고대의 요가 경전들에는 신체적, 정신적, 영적 측면을 포괄하는 가르침이 남겨 있습니다. 이 가운데 서구에 가장 널리 알려진 요가의 가르침은 신체적 측면인 요가 자세(아사나)와 호흡 기법(프라나야마)입니다.

대체로 요가 수업과 개인 수련은 일련의 동적 자세로 시작하여 간단한 회복 자세로 마무리됩니다. 하지만 나는 이 책에서 전적으로 회복 자세만을 다룰 것입니다. 이 자세들의 개발은 인도 푸네 시의 B. K. S. 아헹가 선생에게 공이 있습니다. 현대의 고전이 된 《요가 디피카》와 다른 여러 책을 저술한 그는 75년 동안 요가를 가르쳤습니다.[6] 세계에서 인정받는 요가 권위자인 그는 오늘날 가장 창의적인 요가 지도자 중 한 명입니다.

아헹가 선생은 요가를 가르치던 초기의 경험을 통해, 수련생이 요가 동작을 무리하게 하다 보면 통증이나 부상이 발생할 수 있음을 알게 되었습니다. 그는 수련생들이 무리하지 않으면서 동작을 할 수 있도록 간단한 도구를 이용해 자세를 완화하는 실험을 해 보았습니다. 그리고 이렇게 완화된 자세들이 어떻게 질병이나 부상에서 회복하는 데 도움이 되는지도 탐구했습니다. 이 책에 나오는 회복 요가 자세의 대부분은 그가 개발했거나 그에게서 직접 영감을 받아 탄생했는데, 이 자세들이 스트레스를 줄이고 건강을 회복하는 강력한 도구가 된 것은 그의 창의성 덕분입니다.

나는 종종 회복 요가를 '능동적 이완'이라고 부릅니다. 도구들로 몸을 받쳐 줌으로써 우리는 번갈아 몸을 자극하고 이완하여, 몸이 점점 더 균형 잡히게 합니다. 어떤 자세들은 몸 전체를 이롭게 하고, 다른 자세들은 허파나 심장처럼 특정 부위의 개선을 목표로 합니다. 이 모두 건강에 이로운 생리적 반응을 일으키고, 스트레스 관련 질환의 악영향을 줄일 수 있습니다.

일반적으로 회복 요가는 일상 활동으로 인해 몸이 약해지거나 피곤하거나 스트레스를 받는다고 느낄 때 하기 위한 것입니다. 사랑하는 사람의 죽음, 이직 혹은 이사, 결혼, 이혼, 긴 휴일이나 휴가 같은 인생의 큰 사건을 겪는 중이나 그런 사건 전후에 하면 특히 더 효과를 볼 수 있습니다. 건강이 안 좋거나 질병이나 부상에서 회복 중일 때도 할 수 있습니다.

회복 요가의 원리

회복 요가는 여러 가지 방식으로 만성적 스트레스의 악영향을 줄여 줍니다.

첫째, 이 책에 설명된 대로 도구를 사용하면 완전히 이완하도록 돕는 환경이 마련됩니다.

둘째, 각각의 회복 시퀀스는 척추를 모든 방향으로 움직이도록 고안되었습니다. 이런 움직임들은 건강한 척추가 건강과 행복을 증진한다는 요가의 옛 지혜를 보여 줍니다. 어떤 회복 요가 자세들은 뒤로 젖히고, 다른 자세들은 앞으로 굽힙니다. 좌우로 부드럽게 비트는 자세들도 있습니다.

셋째, 역자세를 통한 효과를 누릴 수 있습니다. 잘 구성된 회복 요가 시퀀스에는 보통 역자세(몸의 위아래가 뒤바뀐 자세)가 포함되어 있는데, 이런 역자세는 몸에 미치는 중력의 영향을 뒤바꿉니다. 볼스터나 베개 위에 다리를 올려놓는 간단한 동작도 효과는 꽤 대단합니다. 우리는 주로 서 있거나 앉아서 시간을 보내므로 혈액과 림프액이 하체에 몰리게 됩니다. 다리에 가해지는 중력의 방향을 바꿔 주면, 체액이 윗몸으로 돌아가고 심장의 기능도 향상됩니다.

정신생물학자이자 요가 지도자이며, 캘리포니아대학교의 수면 연구 및 생체 리듬 자문위원인 로저 콜 박사는 역자세의 효과에 관한 예비 연구를 진행했습니다. 그는 역자세가 호르몬 수치를 극적으로 변화시켜 뇌신경을 진정시키고, 혈압을 낮추며, 체액의 정체를 감소시키는 것을 발견했습니다. 그리고 이런 효과는 신체에 중력이 반대로 작용하여 상체의 혈관이 확장되고 심장 박동이 느려지기 때문이라고 설명합니다.[7]

넷째, 회복 요가는 몸속 장기들을 번갈아 자극하고 진정시킵니다. 예를 들어, 전굴 자세로 복부를 닫은 뒤 후굴 자세로 열어 주는데, 그러면 복부의 장기들이 압착되면서 혈액을 밖으로 밀어냈다가, 열리면서 신선한 혈액이 돌아와 장기들을 적시게 됩니다. 이렇게 혈액이 움직이면 세포막에서 산소와 노폐물이 더 원활하게 교환됩니다.

마지막으로, 요가는 몸에 에너지가 가득 차 있다고 가르칩니다. 프라나(prana)라고 불리는 남성적 에너지는 가로막(횡격막) 위에 머무르고, 위로 움직이며, 호흡과 심장 박동을 조절합니다. 아파나(apana)라고 불리는 여성적 에너지는 가로막 아래에 머무르고, 아래로 움직이며, 복부 장기의 기능을 조절합니다. 회복 요가는 에너지의 이 두 측면이 균형 잡히게 하여, 수련생이 지나치게 자극을 받거나 고갈되지 않게 해 줍니다.

어떤 재산도 몸의 건강에 비할 수 없다.
_전도서 30장 16절

이 책의 사용법

회복 요가를 바로 시작하고 싶겠지만, 시작하기 전에 2장과 3장을 먼저 읽는 것이 좋습니다. 안전하고 만족스러운 회복 요가를 경험하도록 안내하는 내용이 담겨 있기 때문입니다. 2장에서는 수련생들이 자주 묻는 질문에 대한 답변과 일반적인 주의 사항을 들려드립니다. 3장에서는 도구들에 관한 정보를 차근차근 설명하며, 어떤 도구들이 있는지, 어떻게 사용하는지, 담요를 어떻게 접는지 등을 알 수 있습니다.

건강하고 싶은 소망은
건강해지는 과정의 일부다.
_세네카, 철학자

4장과 5장은 이 책에 소개된 회복 요가의 핵심이며, **기본 이완 자세**, **센터링 호흡**, Relax and Renew 시리즈를 소개합니다. 6장은 시간을 내기 힘든 날에 짧게 할 수 있는 방법과 사무실에서 할 수 있는 자세를 소개합니다.

7장에서 11장까지는 허리 통증, 두통, 불면증, 호흡 곤란, 시차로 인한 피로 등 삶의 스트레스에 대한 회복 요가의 처방을 제공합니다.

12장에서 14장까지는 생리, 임신, 갱년기를 겪는 여성을 위한 회복 요가를 제안합니다. 이 정보는 여성이 경험하는 이 특별한 시기들을 더 잘 이해하고 싶은 반려자에게도 도움이 될 것입니다.

15장에서 18장까지는 숨 쉬고, 서 있고, 앉아 있고, 그저 존재하는 일상생활에 요가를 접목하는 방법을 소개할 것입니다.

부록에서는 참고 자료와 추천 도서를 제공하며, 건강과 이완에 관해 내가 아는 최고의 정보 중 일부도 소개합니다.

각 시리즈에 있는 자세들은 점점 더 깊은 이완 상태로 들어가도록 특정한 순서로 구성되어 있습니다. 최대의 효과를 누리려면 주어진 순서대로 하기 바랍니다. 각 시리즈의 효과는 계속 쌓입니다. 전체 시리즈를 할 시간을 내기 어려울 수도 있다는 점을 고려하여, 6장에는 5장의 시리즈를 대체할 수 있는 프로그램을 소개했습니다. 7장에서 14장까지는 장의 마지막 부분에 시리즈의 자세들을 이용하는 더 짧은 프로그램을 덧붙였습니다. 만약 하루에 5분밖에 시간을 낼 수 없다면, 자신에게 맞는 **기본 이완 자세**의 변형 중 하나를 골라서 하면 됩니다.

각 자세에 대한 설명은 여러 부분으로 나뉘어 있습니다. 각 자세를 처음 몇 번 할 때는 지시문의 내용을 충분히 숙지할 때까지 처음부터 끝까지 다 읽기를 권합니다.

▶ **도구** 및 **선택 도구**에는 레시피의 재료 목록처럼 각 자세에 필요한 도구들을 제시합니다. 집 안에 있는 물건을 마음껏 이용해도 좋습니다. 이와 관련한 아이디어를 얻고 싶으

면 3장을 참고하세요.

▶ **준비하기**에서는 몸과 도구를 어디에 어떻게 놓아야 하는지 설명합니다. 어떤 자세들은 하나의 장 이상에 중복해서 등장합니다. 전체 설명을 읽기 위해 이전 페이지로 돌아가야 할 경우도 있지만, 중요한 부분은 대체로 반복 설명하며, 기본 자세에서 변형된 부분은 알아보기 쉽게 보여 줍니다. 계속 하다 보면 이렇게 반복 등장하는 자세들에 더욱 익숙해질 것입니다.

▶ **자세 안에서**는 자세를 유지한 상태로 머무르는 법을 안내합니다.

▶ **돌아오기**는 자세에 얼마나 오래 머무를지와 안전하게 자세에서 나오는 법을 설명합니다.

▶ **이로운 점**은 각 자세가 어떤 효과가 있을지 설명합니다.

▶ **주의할 점**은 각 자세를 피해야 할 때를 알려 줍니다.

요가 선생님 찾기

회복 요가는 쉽고 간단하지만, 선생님의 안내를 받거나 요가 수업을 함께 할 수련생을 찾는 것이 좋습니다. 선생님을 고를 때는 충분히 알아보세요('참고 자료' 참고). 좋은 선생님은 지식이 풍부하며, 수련생을 격려해 주고 존중합니다. 선생님마다 요가에 접근하는 법은 다를 수 있고, 다른 직업들과 달리 요가 강사는 공식적인 인가를 꼭 받아야 하는 것은 아닙니다. 선생님을 찾을 때 고려해야 할 중요한 사항은 다음과 같습니다.

▶ 질문해 보세요. 모든 요가 선생님이 회복 요가를 훈련받은 것은 아닙니다. 미리 전화해서, 그들이 어떤 훈련을 받았는지, 어떤 접근법으로 가르치는지를 질문해 보세요.

▶ 수업에 등록하기 전에 미리 참관해 보세요. 대다수 선생님은 참관을 반깁니다. 이 시간을 통해 강사의 수업 능력, 수련생을 대하는 방식, 이완에 대한 접근법 등을 가늠해 볼 수 있습니다.

▶ 당신의 몸에 관해서는 당신이 최고 권위자입니다. 좋은 선생님은 권위 있는 사람이지, 권위적인 사람이 아닙니다. 당신이 아직 준비되지 않았다고 느끼는 자세를 하도록 고집하거나, 불편함을 느끼는데도 계속 자세를 유지하도록 밀어붙이는 선생님은 피하세요.

▶ 가슴을 따르세요. 아사나(요가 자세)는 요가의 일부일 뿐입니다. 당신이 믿을 수 있고 좋은 감정을 느끼는 선생님에게서 배우세요.

시작하기

이완하는 법을 배우는 것은 건강한 삶을 사는 데 핵심이지만, 회복 요가의 꾸준한 실천을 일상생활의 일부로 만드는 것은 쉽지만은 않은 일입니다. 이미 꽉 차 있는 일정에서 시간을 내기가 어려울 수 있습니다. 어떤 날은 수련이 만족스럽지 않을 것이고, 이게 다 무슨 소용인가 싶기도 할 것입니다. 당신의 마음은 다른 할 일이 너무나 많은데 쓸데없이 시간을 낭비하고 있다며 항의할 것입니다. 이런 순간이야말로 그만두지 않고 계속 이어 가는 것이 아주 중요한 때입니다. 회복 요가 수련을, 당신에게 있는 탁월한 도구(몸, 호흡, 마음)를 마음껏 활용하는 실험으로 삼아 보세요.

난 이제 지쳤단다.
_베아트릭스 포터,
아동문학 작가

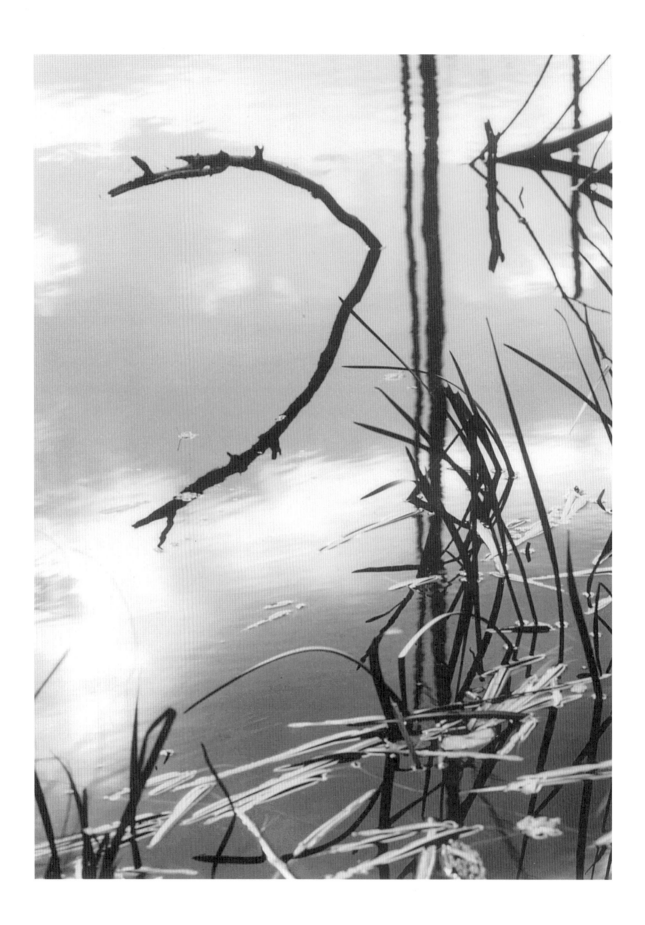

2장

시작하기

그리 어렵지 않습니다

・・・

회복 요가에 입문하신 것을 환영합니다. 대다수 현대인은 많은 업무를 빠른 속도로 처리한 뒤 기진맥진하여 축 늘어지는 삶을 살고 있습니다. 우리에게는 이 양극단 사이에서 균형을 잡는 습관이 거의 없습니다. 나는 이 균형점을 이완의 미학이라고 부릅니다. 회복 요가의 자세들은 이 균형점에 도달하는 방법을 가르쳐 줍니다. 이 자세를 하는 시간을 방이나 거실에서 보내는 짧은 휴가로, 이 책을 여권으로 여겨 보시기 바랍니다.

회복 요가 자세를 시작하기 전에, 2장과 3장에 나오는 정보에 먼저 익숙해지는 것이 좋습니다. 수년 동안 내가 수련생들에게 받은 질문을 바탕으로, 회복 요가를 처음 시작할 때 묻게 될 질문들을 예상해 보았습니다. 수련할 마땅한 장소를 찾는 일에서부터 담요 접는 법, 도구들을 조정하는 법에 이르기까지, 준비 단계에 주의와 관심을 기울이면 진정으로 회복되는 경험을 하게 될 것입니다.

▶ **이미 시간이 빠듯한 생활을 하고 있습니다. 어떻게 하면 요가 할 시간을 낼 수 있을까요?** 이미 스트레스로 지쳐 있을 때는 새로운 일을 시도하거나 노력이 필요한 일을 추가하는 것은 부담스러울 것입니다. 오늘부터 사흘 동안 아침 7시에서 저녁 9시 30분까지 30분 간격으로 어떤 일을 하며 시간을 보냈는지 한번 기록해 보세요. 이렇게 해 보면 자신이 어떻게 시간을 보내는지 알아차릴 수 있고, 회복 요가에 투자할 수 있는 5분, 15분, 혹은 그 이상의 시간을 발견할지 모릅니다.

▶ **어디서부터 시작해야 하나요?** 할 수 있는 것부터 시작해 보고, 꾸준히 해 보세요. 하루에 한 동작씩 꾸준히 하는 것이 가끔 길게 하는 것보다 낫습니다. 규칙적으로 할수록 더 큰 효과를 느낄 것입니다.

요가가 처음이라면, 4장에 나오는 **기본 이완 자세**를 5~15분 동안 하는 것으로 시작해 보세요. 준비되었다고 느끼면 다른 동작을 추가해 보세요. 5장에 있는 자세 중 몇 가지나 전체를 포함할 수도 있습니다. 시간이 특히 모자란 날은 6장에 있는 더 짧은 방식을 하면 됩니다.

만약 이미 요가를 꾸준히 수련하고 있거나, 동적인 요가에 회복 요가 자세를 더해 보고 싶다면, 알맞은 동작을 한두 가지 골라 매일 수련에 더하면 됩니다. 또는 일주일에 하루 정도는 회복 요가만 할 수도 있습니다. 어떤 사람들은 한가한 일요일이 그렇게 하기에 좋은 날이라고 여깁니다.

▶ **언제 해야 하나요?** 하루 중 언제 하든 어느 정도의 효과를 느낄 것입니다. 보통은 가장 한가한 시간에 하는 것이 좋습니다. 시간을 조금 더 유연하게 쓸 수 있다면, 자기의 신체 리듬에 가장 자연스럽게 느껴지는 시간을 찾아 실험해 보세요. 많은 수련생은 아침 수련을 선호합니다. 오후에는 너무 피곤해져서 자세를 하는 중에 잠들어 버리기 쉽다는 것을 알았기 때문입니다. 다른 수련생들은 늦은 오후를 선호하는데, 낮 동안 할 일을 마친 뒤 휴식하고 재충전하여 저녁 시간을 시작할 수 있기 때문입니다.

▶ **어디에서 해야 하나요?** 편안하고 조용한 장소를 찾으세요. 만약 일상생활의 의무로 가득한 장소밖에 선택할 수 없다면, 스트레스를 주는 요소를 최대한 줄여 보세요. 업무 공간이라면, 동료들에게 잠시 휴식 시간을 가질 테니 방해하지 말아 달라고 부탁한 뒤, 문을 닫고, 전화선을 뽑고, 컴퓨터를 끄고, 조명을 어둡게 하세요.

바닥은 깨끗하고 평평해야 합니다. 러그나 카펫, 접은 담요 위에서 하는 편이 좋습니다. 추위를 잘 타는 편이라면 몸을 덮을 담요를 하나 더 준비하세요. 좋아하는 누비(퀼트) 담요나 보온 담요도 좋습니다.

▶ **어떤 옷을 입어야 하나요? 사무실에서 할 때는요?** 이 책의 사진들에 있는 모델들은 각 자세를 최대한 세밀하게 보여 주기 위한 옷을 입고 있습니다. 하지만 회복 요가를 위해 값비싼 운동복을 구입해야 하는 것은 아닙니다. 자유롭게 움직일 수 있고 편안할 정도의 따뜻함을 유지해 주는 옷이면 됩니다. 보통은 양말을 신고 있어도 되지만, 몇몇 자세에서는 벗어야 합니다. 뒤에서 자세히 설명합니다.

사무실에서 한다면 넥타이를 벗고, 와이셔츠나 블라우스의 맨 위 단추를 풀고, 손목이나 허리에 달린 단추를 모두 풀고, 허리띠를 풀고, 필요하면 신발도 벗으세요. 어디서 하든 안경이나 콘택트렌즈, 손목시계는 벗어 두세요.

▶ **수련 전에 음식을 먹어도 되나요?** 식사를 하고 나서 적어도 두 시간은 지난 다음에 하는 것이 좋습니다. 어떤 사람들은 더 긴 간격을 선호합니다. 소화할 시간을 충분히 가지면 속이 편해져서 덜 산만해질 것입니다. 가장 중요한 점은 편안함을 느끼고 수월하게 호흡할 수 있어야 한다는 것입니다.

▶ **바닥까지 내려가 눕고 일어나는 일이 어렵습니다. 어떻게 해야 할까요?** 안정된 의자나 다른 가구를 잡고 바닥까지 내려갔다가 일어나 보세요. 그래도 어렵다면 침대, 소파, 안락의자, 또는 다리를 뻗을 수 있는 긴 의자 위에서 하면 됩니다. (의자에 앉아서 이완하는 방법은 17장을 참고하세요.)

▶ **제가 제대로 하고 있는지를 어떻게 알 수 있나요?** 편안함을 느끼는지로 알 수 있습니다. 자세를 취하는 동안 내부로 주의를 기울여, 몸이 어떻게 반응하는지 살펴보세요. 모든 동작은 편안하게 느껴져야 합니다. 깊이 이완할 수 있도록 시간을 들여 도구를 조정하세요.

세상에서 가장 위대한 일은 자기 자신으로 존재하는 법을 아는 것이다.
_몽테뉴, 철학자

▶ **자세를 취하는 동안 불편하거나 통증이 느껴지면 어떻게 해야 하나요?** 자세를 취하는 동안 통증이 느껴지면, 각 자세의 '돌아오기'에 설명되어 있는 대로 자세에서 나오세요. 지시문을 다시 읽고, 도구를 더하거나 빼고, 도구의 크기를 바꿔 보고, 위치를 조정해 보세요. 다시 자세를 취해 보세요. 이 책은 많은 경우에 대안 자세를 제공합니다. 예를 들어,

4장의 **기본 이완 자세**에서 허리 통증을 경험하면 13장의 **옆으로 누운 이완 자세**를 해 보세요. 그래도 통증이나 불편감이 지속되면, 그 자세를 언제 어떻게 재개할지에 관해 의사 등 의료 전문가와 상담해 보세요.

▶ **호흡은 어떻게 하나요?** 보통은 입을 닫고 숨이 코로 천천히 부드럽게 드나들도록 호흡하는 것이 좋습니다. 나는 몇몇 자세에서 **센터링 호흡**이라는 특별한 호흡 자각 연습을 안내합니다.

▶ **수련 중에 음악을 들어도 괜찮나요?** 많은 사람이 회복 요가를 하는 동안 마음을 편안하게 해 주는 음악을 즐겨 듣습니다. 여기에 잘못된 것은 없지만, 나는 조용한 공간에서 하기를 권합니다. 그렇게 하는 편이 좋은 두 가지 이유가 있습니다. 첫째, 음악을 듣다 보면 공상에 빠져서, 지금 이 순간 존재하는 몸과 마음, 호흡을 알아차리지 못하기 쉽습니다. 둘째, 이미 일상생활의 많은 부분이 소음의 폭격을 받고 있습니다. 회복 요가는 한 번에 한 가지만 하는 법을 배워 삶을 단순화할 기회를 줍니다.

▶ **자세에서 언제 나와야 하는지 어떻게 알 수 있나요?** 각 자세의 '돌아오기'에 나와 있는 설명을 확인해 보세요. 자세에 머무르는 시간과 자세에서 안전하게 나오는 법을 설명합니다. 늘 알람시계나 타이머를 설정해 놓으면 마음 놓고 이완할 수 있습니다. (만약 알람 소리가 거슬리면, 눕기 전에 시계를 베개로 덮어 놓으세요.) 이완의 느낌이 유지되도록 천천히 자세에서 나오세요.

일반적인 주의 사항

회복 요가는 보통 부드러운 자세들이라서 그 효과가 얼마나 강력할 수 있는지 간과되기 쉽습니다. 이 책에 실린 자세마다 제시하는 주의 사항과 아래에 있는 일반적인 주의 사항을 숙지하면, 회복 요가를 안전하고 만족스럽게 할 수 있고 가장 좋은 효과를 보는 데 도움이 될 것입니다.

▶ 이 책의 자세들은 의학적 권고를 대신하기 위한 것이 아닙니다. 만약 예를 들어 허리 부상이나 비정상적인 혈압처럼 특정한 건강 문제가 있다면, 자세를 시작하기 전에 이 책

을 의료 전문가에게 보여 주고, 어떻게 하면 회복 요가를 자신의 건강 관리 처방에 통합할 수 있는지 상의해 보세요.

▶ 목과 허리가 편안한지 여부에 각별히 주의하세요. 자세한 안내 사항은 자세마다 설명되어 있습니다.

▶ 틈새 탈장*, 망막 장애, 녹내장, 편두통, 심장 질환, 목 관련 질환, 뇌 감염 등을 앓고 있을 때는 역자세를 피해야 합니다.

▶ 생리 중인 여성은 역자세나, 복부를 압박하는 자세를 피해야 합니다. 생리, 임신, 갱년기에 관해서는 12, 13, 14장에서 자세히 안내합니다. 자세를 시작하기 전에 각 장을 꼼꼼히 읽으세요.

▶ 회복 요가를 끝내자마자 운전하는 것은 피하는 편이 좋습니다. 이때는 매우 이완된 상태에 있게 되므로 충분히 주의를 기울일 수 있을 때까지 기다리세요.

과감하라.
이왕 실수할 거라면
특별한 것을 시도하고,
두려움 없이 공을 쳐라.
_빌리 진 킹

---

* 위의 일부나 식도-위 연결 부위가 식도 틈새를 통해 가로막 위로 올라온 상태.— 옮긴이

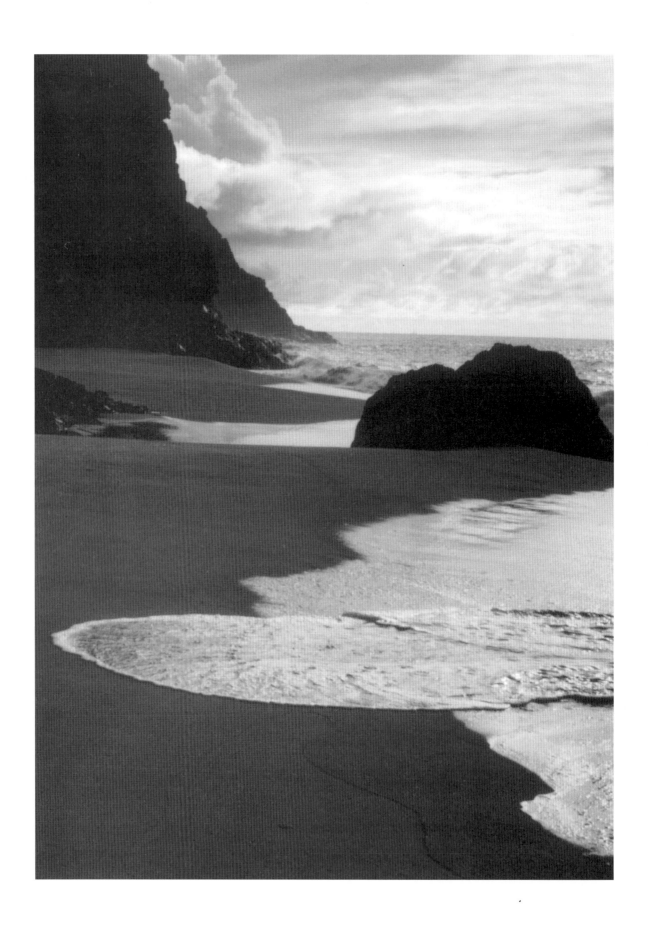

3장

도구들

필요한 도구 준비하기

••••

회복 요가는 주로 '하는' 자세보다는 '가만히 있는' 자세로 이루어집니다. 이 자세들을 할 때는 대개 자리에 누워서 도구로 머리와 팔다리를 받치라는 지시를 받게 됩니다. 각 자세는 소수의 도구를 사용하지만, 여러 자세가 이어지는 시퀀스에서는 더 많은 도구가 필요할 수도 있습니다.

이 장에서는 이해하기 쉽도록 도구들을 범주별로 분류했습니다. 그리고 한눈에 보기 쉽도록 두 가지 표를 만들었습니다(이 장의 맨 뒤에 있음). '도구 표'(사진 3.1)에서는 각 도구를 설명하고 대략적인 치수를 보여 줍니다. 필요한 도구들은 부록의 '참고 자료'에 소개된 판매처에서 구입해도 되고, 집에 있는 물건을 써서 대체품으로 이용해도 됩니다. '담요 표'(사진 3.2)에서는 회복 요가에 사용할 담요를 접는 방법을 보여 줍니다. 책을 읽는 동안 쉽게 참고할 수 있도록 각 접기 방식에 이름을 붙였습니다.

수련하는 동안 몸의 편안함을 유지하는 것이 얼마나 중요한지는 아무리 강조해도 모자랍니다. 특히 힘을 주고 있거나 긴장하고 있지 않은지 확인해야 하는 주요 부위는 허리, 복부, 목, 턱 근육입니다. 어딘가에서 불편함이 느껴지면, 자세에서 나와 도구들을 다시 배치하세요. 사용하는 도구의 크기나 위치를 바꾸거나, 다른 도구로 교체해 볼 필요가 있을지도 모릅니다. 몇 번 해 보면 자신에게 딱 맞는 도구와 위치를 정확히 알게 될 것입니다. 자신이 편안한지 여부에 주의를 기울이는 일은 그럴 만한 가치가 충분히 있는 일입니다.

위에 눕기 위한 도구

담요는 여러 가지로 쓰일 수 있는 가장 중요한 도구입니다. 바닥이 푹신하고 따뜻하도록 밑에 깔 수도 있고, 한기를 느낄 때 몸 위에 덮을 수도 있습니다. 털실로 짠 아프간 담요, 누비(퀼트) 담요, 심지어 매트리스 커버를 포함해 어떤 종류의 담요라도 이 두 가지 목적으로 쓰일 수 있습니다. 하지만 담요를 도구의 용도로 사용할 때는 단단하게 접히는 대형 담요가 좋은데, 특히 양모 담요를 추천합니다. 양모에 알레르기가 있다면, 역시 접혔을 때 견고함을 유지하는 면 담요를 이용하세요. 털이 더 길고 부드러운 담요나 보온 담요는 사용하지 마세요. 모양의 견고함을 유지하는 담요가 몸을 더 안정적으로 지지하고, 여러 가지 모양으로 접기도 쉽기 때문입니다.

기본으로 쓰는 담요 도구는 기본 접기 담요입니다. 대형 담요(157 x 203센티)*를 반으로 세 번 접어서 53 x 71센티가 되게 합니다. 이 모양을 기본으로 하여, 담요를 여러 모양으로 접어 무릎, 목, 머리를 받쳐 줄 수 있습니다. 다양한 접기를 설명하는 '담요 표'(사진 3.2)를 참고하세요. 잠깐이라도 시간을 들여 담요 접는 방법을 익히면, 회복 요가의 질이 상당히 향상될 것입니다.

많은 회복 요가 자세에서는 크고 단단한 볼스터가 적어도 한 개는 사용됩니다. 한 번 접은 담요를 세 개나 그 이상 쌓아서 볼스터 대신 쓸 수도 있지만, 볼스터가 하나 있으면, 필요한 담요 개수가 줄어들 것입니다.

요가 블럭은 보통 나무나 폼 재질로 되어 있지만, 알맞은 크기의 다른 단단한 물건으로 대체해도 됩니다. 책을 여러 권 쌓아서 블럭 대신 사용할 때는 끈으로 묶어서 책들이 미끄러지지 않게 하세요. 블럭이 상당히 무거운 체중을 떠받쳐야 할 수도 있으니, 다른 물건으로 대체할 때는 무너지지 않을 정도로 튼튼한 물건을 쓰기 바랍니다.

미끄럽지 않은 매트는 요가 도구를 파는 업체에서 쉽게 구할 수 있습니다. 고무나 폼 재질로 된 카펫 패드는 추천하지 않는데, 얇고 쉽게 찢어지기 때문입니다. 매트는 수련할 때 바닥에 까는 용도로 사용하되, 접거나 말아서 담요 대신 사용할 수도 있습니다. 몇몇 경우에는 자세를 할 때 미끄러지지 않게 하는 용도로 쓸 수도 있습니다.

발뒤꿈치 아래에 베개를 놓거나, 수건을 접어 목 아래에 두어야 하는 자세도 있습니다. 침대나 소파의 쿠션을 베개로 사용해도 됩니다. 수건은 면으로 된 보통 크기의 얇은 목욕용 수건이 가장 좋습니다.

---

* 원문은 모든 크기를 인치(inch)로 표기하고 있으나, 이 책에서는 이해하기 쉽도록 센티미터(cm)로 변환했으며, 대략적인 기준으로 참고하면 된다.— 옮긴이

몸 위에 사용하는 도구

요가를 위해 특별히 제작된 벨트는 보통 180센티 길이에 5센티 정도의 너비이며, 넓은 D자 모양의 버클(죔쇠)이 달려 있습니다. 다른 벨트를 사용한다면 넓고 부드러워서 피부를 파고들지 않아야 합니다.

요가용 모래주머니는 비교적 작은 신체 부위에 압력을 가하기 위해 사용합니다. 모래주머니를 직접 만들 때는 부드럽고 밀도가 높게 해야 합니다. 주머니로 쓸 천은 구멍이 없고 튼튼해야 하며, 그 속을 해변가의 고운 모래가 아닌 굵은 모래로 채웁니다. 너무 고운 모래를 사용하면 계속 사용함에 따라 모래가 주머니 밖으로 새 나올 것이기 때문입니다.

아헹가 선생에 따르면, 머리와 얼굴이 이완되면 몸도 이완된다고 합니다. 눈을 덮어 주면 훨씬 깊이 이완될 수 있습니다. 눈을 가리는 용도로 쓰는 눈베개(아이필로우)는 대개 비단이나 부드러운 면으로 만든 직사각형의 작은 천 주머니이며, 이 안에 생쌀, 아마씨, 씻을 수 있는 플라스틱 구슬 등을 채워서 만듭니다. 안의 내용물은 적당히 성글게 채워져서 주머니 안에서 쉽게 움직여야 하고, 눈 위에 놓이면 저절로 조정되어 눈구멍에 가볍게 얹혀야 하며, 눈과 주위 근육에 부드러운 압력을 가할 수 있어야 합니다. 눈베개가 없을 때는 부드러운 천을 덮어서 빛으로부터 눈을 보호해도 됩니다.

많은 사람이 유용하게 사용하는 다른 눈가리개는 발목이 다쳤을 때 쓰는 것과 같은 약 10센티 너비의 탄력 붕대입니다. 대다수 약국에서 쉽게 구할 수 있습니다. 탄력 붕대는 특히 두통이나 불면증을 겪고 있을 때 머리에 두르면 아주 좋습니다. 이 붕대로 머리를 두르는 법은 해당 자세에 대한 설명에 나와 있습니다.

몇몇 자세에서는 관절들의 공간을 확보하기 위해 돌돌 말린 수건 한두 개를 발목 밑이나 무릎 아래에 놓는 것을 권합니다. 이를 위해서는 면으로 된 보통 크기의 얇은 목욕용 수건이 제격입니다.

모든 자세에는 쉼이 있어야 한다.
_B. K. S. 아헹가, 요가 지도자

몸을 기대기 위한 도구

이 범주의 도구들에 필요한 공통점은 몸무게를 지탱할 수 있을 만큼 견고해야 한다는 것입니다.

의자로는 철제 접이식 의자, 안락의자, 목제 식탁의자 등을 사용할 수 있습니다. 안전을 위해 바퀴가 달리지 않은 의자여야 합니다.

문손잡이는 문에 튼튼하게 달려 있는지 확인하세요. 예전부터 많이 쓰던 동그란 문손잡이가 가장 사용하기 쉽습니다. 문은 경첩에 견고하게 달려 있어야 합니다. 경첩이 두 개 달린 문보다 세 개 달린 문이 더 튼튼합니다.

테이블로는 식탁과 책상 모두 괜찮습니다. 몸을 기댔을 때 바닥에서 미끄러지지 않는지 반드시 확인하세요.

수련에 쓸 벽면 공간을 비워 놓으세요. 그런 공간이 없으면 닫힌 문이나, 옷이나 책장처럼 큰 가구, 혹은 냉장고 등을 이용해도 됩니다.

사진 3.1
도구 표

도구	수량	설명	크기(cm)	대체품
담요	3~7	단단하게 접히는 양모나 면 직물	157 x 203	두꺼운 목욕용 수건, 퀼트, 접히거나 말린 요가 매트, 소파 쿠션
블럭	1	나무나 재활용된 폼 재질	15 x 23 x 10	책을 여러 권 쌓거나 묶은 것, 전화번호부
볼스터	1	모서리가 둥글고 솜으로 채워진 쿠션	23 x 69 x 23	담요, 두꺼운 목욕용 수건, 소파 쿠션
매트	1	미끄럽지 않은 것	61 x 173 x 0.3	미끄럽지 않은 바닥
베개	1	침대나 소파용 쿠션		접힌 수건이나 담요
수건	2	면으로 된 보통 크기의 얇은 목욕용 수건	5 x 8	접힌 직물

도구	수량	설명	크기(cm)	대체 용품
벨트	1	면 소재. D 자형 버클이 달린.	5 x 180	목욕 가운에 달린 허리끈, 넥타이 두 개를 묶어 이은 것
탄력 붕대	1	약국에서 쉽게 구할 수 있는 스포츠 붕대	10 x 120	눈베개(아이필로우)
눈베개	1	220g. 세척 가능한 플라스틱 구슬, 생쌀, 아마씨 등으로 채워진 실크나 면 소재의 주머니	10 x 22 x 3	8 x 30 (㎝) 크기로 접힌 수건
모래주머니	1	4.5kg 정도의 모래가 담긴 튼튼한 천 주머니	18 x 43 x 5	쌀, 콩, 설탕 등이 담긴 봉지

도구	수량	설명	크기(cm)	대체 용품
의자	1	접히는 종류가 좋음	보통	바퀴가 달리지 않고 견고한 나무 및 철제 의자
문, 문손잡이	1	문손잡이가 튼튼하게 달려 있고, 경첩 3개로 문틀과 이어져 있는 문	보통	견고한 기둥
테이블	1	견고한 것	허리높이 x 어깨너비	알맞은 높이를 만들기 위해 미끄럽지 않은 매트와 담요를 접어 테이블 위에 쌓는다
벽	1	평평하고 (창문, 장식 없이) 비어 있는	어깨높이 x 어깨너비	깨끗하고 평평하고 튼튼하고 견고한 수직 표면

사진 3.2
담요 표

기본 접기

53 x 71 x 2.5 (cm)

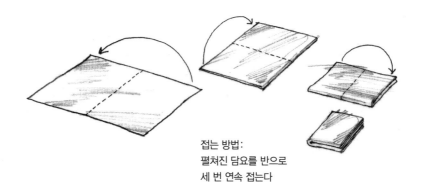

접는 방법:
펼쳐진 담요를 반으로
세 번 연속 접는다

한 번 접기

25 x 71 x 6 (cm)

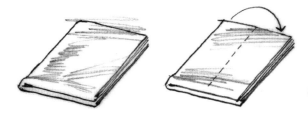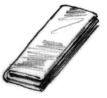

접는 방법:
기본 접기에서 세로로
반으로 한 번 더 접는다

두 번 접기

19 x 71 x 13 (cm)

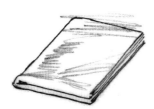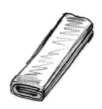

접는 방법:
기본 접기에서 삼등분하여
세로로 두 번 접는다

길게 말기

15 x 71 x 13 (cm)

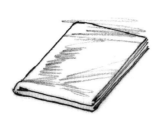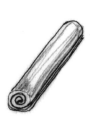

접는 방법:
기본 접기 담요를 긴 쪽 접힌
부분에서 시작해 돌돌 만다

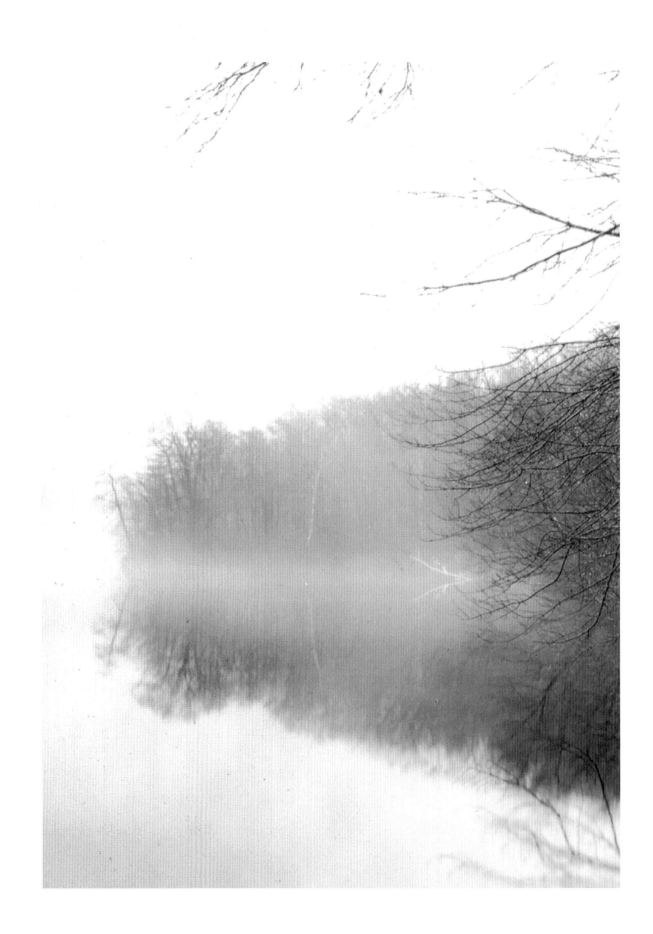

4장

회복 요가의 중심

기본 이완 자세

∙∙∙

회복 요가의 토대인 **기본 이완 자세**는 의도적인 멈춤의 실천입니다. 우리의 생활은 대부분 움직임으로 이루어집니다. 태아는 자궁 안에서 몇 주만 지나면 움직이기 시작합니다. 우리의 하루하루를 가득 채우는 편리한 첨단 기술 제품들은 더 많은 일을 더 빨리 해내게 합니다. 잠을 잘 때도 더 편한 자세를 찾기 위해 이리저리 움직입니다. 이런 움직임들과 균형을 이루기 위한 요가의 해결책은 누워서 가만히 있는 단순한 행위입니다.

가만히 누워 있으면 무슨 일이 일어날까요? 외적인 멈춤은 시작일 뿐입니다. 가만히 누워 있으면, 몸의 거친 움직임이 잠잠해지면서 풍요로운 내면의 풍경으로 들어가게 됩니다. 그러면 가만히 있는 것은 하나도 없음을 난생처음 발견하고 놀랄 것입니다. 배는 호흡을 따라 오르내리고, 심장은 박동하고, 혈액은 혈관을 따라 흐르며, 배에서 꼬르륵거리는 소리도 들릴지 모릅니다. 그리고 마음은 한 생각에서 다른 생각으로, 과거에서 미래로 휙휙 왔다 갔다 하며, 가만히 있음에 저항합니다.

어차피 이렇게 모든 것이 늘 움직인다면, 굳이 **기본 이완 자세**로 있을 이유가 있을까요? 이완이라는 것이 가능하기는 한 걸까요? 물론 가능합니다. 도구들에 기대 휴식하면 몸을 지탱하고 움직이는 근육과 뼈의 역할이 줄어들고, 그러면 신경계는 더 적은 메시지를 주고받으며 점점 더 조용해집니다. 매 순간 몸과 마음에 일어나는 일에 현존하는 법을 배우면, 겹겹이 쌓여 있는 긴장의 층들이 점차 녹아내릴 것입니다.

한마디로, **기본 이완 자세**를 비롯한 회복 요가는 알아차리는 습관을 길러 줍니다. 우리는 어느 부위가 어떻게 긴장되어 있는지 알아차리고, 그 긴장을 의식적으로 놓아 버리는 법을 배웁니다. 그리고 내면의 빈 공간을 발견하며, 그곳은 명료한 선택을 할 수 있는 공간입니다. 회복 요가를 통해 우리는 신체의 자연적인 리듬과 조화를 이루게 됩니다. 이 리듬에 따라 사는 것이 건강한 삶의 열쇠입니다.

센터링 호흡

다른 이완 기법들과 마찬가지로, **기본 이완 자세**에서도 몸을 편안한 자세로 두고 호흡에 부드러운 주의를 두게 됩니다. 수련에 호흡을 포함하는 한 가지 방법은 **센터링 호흡**(Centering Breath)이라는 단순한 기법입니다. **센터링 호흡**은 호흡 능력을 개선하고 혈압을 낮추는 등 많은 효과가 있는 섬세한 호흡법이며, 이 책에 나오는 다른 누워서 하는 자세(수파인 자세)들과 함께 하면 좋습니다. 앞으로 아래의 **센터링 호흡**과 46쪽의 '자세 안에서' 부분을 계속해서 참고하게 될 것입니다.

너 자신을 알라.
_소크라테스

호흡하는 방법:

1. 코로 천천히 길고 부드럽게 숨을 들이쉰다.

2. 코로 천천히 길고 부드럽게 숨을 내쉰다.

3. 상쾌하고 회복되는 느낌이 들 때까지 코로 하는 정상 호흡을 몇 차례 반복한다.

4. 1, 2, 3단계를 최대 10회까지 반복한다.

절대로 억지로 또는 애써서 호흡하지는 말아야 합니다. 센터링 호흡의 성패는 얼마나 많은 공기를 들이쉬고 내보내느냐에 달린 것이 아닙니다. 그러니 천천히 부드럽게 호흡하면서 내내 현존하세요. 호흡을 하는 동안 피로해지거나 불안한 기분이 들거나 조금 어지러움이 느껴지면, 충분히 오래 했다는 표시입니다. 다시 정상 호흡으로 돌아가고, 다음번에는 긴 들숨과 긴 날숨 후에 정상 호흡을 더 많이 반복하세요. 발열이나 심한 감기, 축농증 혹은 폐렴과 같은 다른 심각한 호흡기 질환이 있다면, **센터링 호흡**을 하지 마세요.

기억하세요. 들이쉬고 내쉬는 호흡 하나하나는 생명이 여러분을 통해 흐르고 있다는 증거입니다. 호흡을 즐기세요.

기본 이완 자세

하루에 몇 분간 **기본 이완 자세**로 있을 시간조차 내기 힘들다고 생각할수록, 이 자세는 더욱더 필요합니다. 매일 건강을 위해 하는 일이 아무것도 없다면, 이 자세를 위한 시간을 내 보세요. 예를 들어, 직장에서 오후 휴식 시간에, 퇴근해서 집에 오자마자, 운동을 마친 뒤, 혹은 기력이 고갈되거나 지치거나 스트레스 받았다고 느낄 때마다 이 자세를 해 보세요.

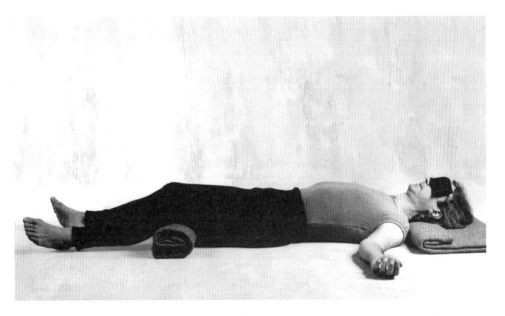

도구

▶ 기본 접기 담요

선택 도구

▶ 눈베개
▶ 길게 만 담요
▶ 베개
▶ 체온 유지를 위해 덮을 담요
▶ 시계 또는 타이머

사진 4.1
기본 이완 자세

　여러 가지 도구를 활용해 **기본 이완 자세**를 변형해 볼 수도 있습니다. 이 장에 나오는 **기본 이완 자세**에 익숙해지면, 뒤에 나오는 변형 자세들도 시도해 보기 바랍니다. 책 뒷부분에서도 여기에 있는 **기본 이완 자세**의 전체 설명문을 계속 참고하게 될 것입니다. 그러니 이 자세에 충분히 익숙해지면 매번 전체 지시문을 읽지 않아도 될 것입니다.

준비하기　이 자세에서는 바닥에 등을 대고 누워서 양팔을 옆으로 뻗고 다리는 편안하게 벌릴 것이다. 그러니 팔다리를 편안하게 뻗을 수 있을 정도로 넉넉한 바닥 공간이 필요하다. 눕기 전에, 기본 접기 담요를 머리와 목을 받칠 자리에 둔다.

　바닥에 앉은 자세에서 시작한다. 바닥에 누웠다가 다시 일어나는 것이 어렵다면, 2장의 도움말을 참고한다. 추위를 잘 탄다면, 담요를 펼쳐 다리 위를 덮는다. 이제 한쪽으로 돌아서, 팔꿈치와 팔뚝을 바닥에 대고 기대면서 몸을 옆으로 천천히 내린다. 그리고 몸을 돌

인간은 언젠가 영성과
접촉해야 한다.
_B. K. S. 아헹가

43

려 바닥에 등을 대고 눕는다. 이런 식으로 자리에 눕는 것이 곧바로 뒤로 눕는 것보다 등에 무리가 덜 간다.

기본 접기 담요의 긴 쪽을 조금 말아서 목의 만곡을 지지해 준다. 담요의 위치를 조정하며 목이 편안해지게 한다. 턱은 이마보다 조금 아래에 위치해야 한다. 이렇게 하면 뇌의 전두엽이 진정된다. 체온 유지를 위해 다리에 담요를 덮고 있다면, 이제 담요를 끌어당겨 윗몸과 팔까지 덮어 준다. 눈베개로 눈을 덮는다.

많은 사람은 바닥에 반듯이 누워서 이 자세를 할 수 있다. 하지만 만약 배나 허리에 긴장이나 통증이 느껴지면, 눕기 전에 길게 만 담요를 무릎 밑에 받친다. 다리가 이완되어 있는지, 길게 만 담요가 무릎을 잘 받치고 있는지 확인한다. 만약 발뒤꿈치가 바닥에 닿지 않으면, 접은 담요나 베개를 발밑에 둔다. 그래도 허리의 불편감이 지속되면, 아래의 '돌아오기' 부분을 참고하여 자세에서 나온 뒤, **옆으로 누운 이완 자세**(13장 참고)를 취한다. 준비되었다고 느껴질 때 **기본 이완 자세**를 다시 시도한다.

자리를 잘 잡았다면 몸의 자세를 파악한다. 코끝에서 양발 사이의 중간 지점까지 가상의 선을 그었을 때, 양팔과 양다리가 그 선에서 같은 거리만큼 떨어져 있어야 한다. 대다수 사람은 손바닥이 위를 향하게 두지만, 이게 불편하면 손바닥이 바닥을 향하게 하고, 팔꿈치는 이완해 준다. 가장 중요한 점은 완전히 편안하면서 도구들과 바닥으로부터 지지받고 있다고 느끼는 것이다. 도구들을 조정하기 위해 앉았다가 다시 누울 필요가 있을 때는 '돌아오기'와 '준비하기'의 지시문을 따른다.

자세 안에서 침을 삼켜 아래턱을 이완해 준다. 위쪽 눈꺼풀이 부드러워지게 하고, 눈을 감으면서 시선이 아랫눈꺼풀을 향하게 한다. 양볼이 홀쭉해짐을 느끼며 광대뼈 안쪽이 느슨해지도록 한다. 혀뿌리의 긴장을 풀어 준다. 양손을 이완해 주면 손가락들이 자연히 안으로 말릴 것이다. 양발은 바깥으로 벌어지게 놓아둔다. 몸 뒷면 전체가 편안하게 느껴지고, 바닥과 도구들에 완전히 접촉하도록 허용한다.

팔과 다리가 점점 길어지고 무거워지는 느낌이 들 것이다. 다리, 엉덩이, 몸통의 큰 근육들이 뼈에서 멀어지는 것처럼 느껴 본다. 이제 팔, 목, 머리의 작은 근육들이 뼈에서 멀어지는 것처럼 느껴 본다. 온몸의 뼈들이 무거워지고 피부가 느슨해지는 것을 느껴 본다. 복부 기관들이 몸 뒤쪽을 향해 부드럽게 안기듯이 자리 잡는 것 같은 느낌을 알아차린다. 고요한 침묵을 음미한다.

센터링 호흡 계속 휴식하면서, 몸이 점점 가벼워지는 느낌이 드는 때를 알아차린다. 이는 몸이 충분히 이완되었다는 신호이며, **센터링 호흡**을 시작해도 좋다는 신호다. **센터링 호흡**은 숨을 길게 들이쉬고 나서 길게 내쉰 뒤, 정상 호흡을 몇 차례 한다.

먼저, 들이쉰 숨이 몸으로 더 깊이 들어오도록 천천히 받아들인다. 이를 위해 갈비뼈를 살짝 들어 올리고 허파를 확대한다. 공기가 저절로 들어오게 한다. 들이쉬는 동안, 숨이 저절로 쉬어진다고 상상해 본다. 숨을 들이쉰 뒤에는 내쉬는 숨에 부드럽게 주의를 둔다. 가로막(횡격막), 허파, 갈비뼈 및 호흡 근육들이 수축하면서 숨을 눌러 고르게 밖으로 내보내는 것을 느껴 본다. 긴 날숨이 끝나면 정상 호흡으로 몇 차례 들이쉬고 내쉰다.

그 뒤 다시 한 번 천천히 깊게 숨을 들이쉰다. 숨을 완전히 들이쉬면 잠시 멈춘 뒤, 똑같이 길고 고르게 숨을 내쉰다. 들숨은 호흡의 수용적인 부분이고, 날숨은 호흡의 능동적인 부분이다. 다시 한 번 정상 호흡으로 몇 차례 들이쉬고 내쉰다.

긴 호흡의 리듬을 확립했다면, 이제 이런 호흡의 질에 주의를 기울여 본다. 호흡의 질감은 어떤가? 들숨의 시작 부분이 끝부분만큼이나 부드러운가? 날숨의 끝부분이 시작 부분만큼이나 매끄러운가? 호흡을 반복할수록 들숨과 날숨이 점점 더 정제되어 고운 비단처럼 부드럽고 매끄러워지게 한다.

호흡을 강제하면 절대 안 된다는 것을 명심한다. 언제든지 조금이라도 불안함을 느끼거나 숨이 차면, 정상 호흡으로 돌아온다. 호흡이 안정되면, 다시 길고 느리게 숨을 들이쉬고 내쉰 뒤, 몇 차례 정상 호흡을 한다.

센터링 호흡을 최대 10회까지 반복한다. 자세에서 나오기 전에 정상 호흡으로 마무리할 시간을 조금 남겨 두는 것을 잊지 않는다.

돌아오기 **기본 이완 자세**에 5~20분쯤 머문다. 자세에서 나올 때는 무릎을 접어 세운 다음 옆으로 돌아눕는다. 눈베개는 저절로 미끄러져 내리게 놓아둔다. 서서히 눈을 뜬다. 이 자세로 휴식하며 몇 차례 호흡한다. 팔꿈치와 손바닥으로 바닥을 누르며 윗몸을 일으켜 앉는다. 조용히 앉아서 몇 차례 호흡한 뒤, 일어나서 일상생활로 돌아간다.

우리는 자기 자신과 타인, 자연과 사이좋게 지낼 자유가 있다.
_토마스 머튼

이로운 점 **기본 이완 자세**는 혈압과 심장 박동수를 낮추고, 근육 긴장을 풀어 주고, 피로를 줄여 주며, 수면의 질을 개선하고, 면역 반응을 향상시키며, 만성 통증을 줄이는 데 도움이 된다.

주의할 점 ....
▶ 임신 3개월 이상일 때는 **옆으로 누운 이완 자세**(13장 참고)를 한다.

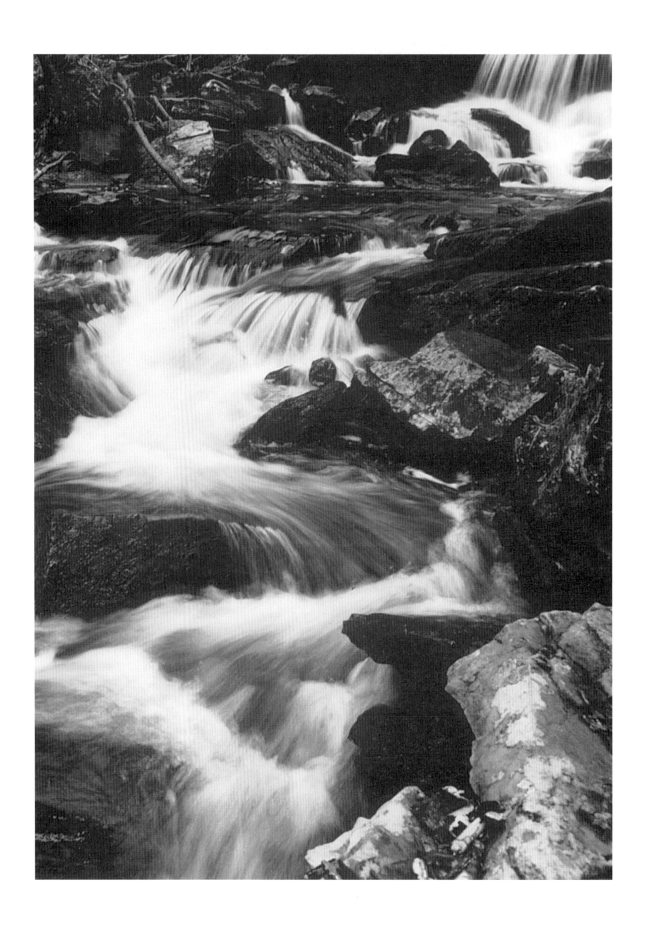

5장

Relax and Renew

일반적인 회복 요가

・・・

회복 요가를 하는 것은 신비할 것이 전혀 없습니다. 그저 필요한 도구들을 챙기고, 쾌적한 장소에서 준비하고, 자세를 취한 뒤 이완하는 것일 뿐입니다. 회복 요가 자세는 다른 운동 프로그램들과 달리 최소한의 물질대사만을 요구하며, 에너지를 소모하는 것이 아니라 오히려 더해 줍니다. 이렇게 깊이 이완하는 동안, 내부로부터 치유되고 회복될 것입니다.

나는 요가를 시작한 지 얼마 되지 않았을 때는 회복 요가를 어쩌다 한 번씩만 했습니다. 그러다 가까운 친척 한 분이 돌아가시자, 평소에 하던 요가 동작을 할 의욕이 생기지 않았습니다. 슬픔에 빠져 있던 나는 회복 요가만 하기로 마음먹었고, 일 년 동안 거의 매일 회복 요가만 했습니다. 이 요가는 내가 이 고통스러운 시기를 빠져나오는 데 상당한 도움이 되었습니다. 사실, 이 책을 쓰도록 영감을 준 것은 그해에 직접 체험한 회복 요가의 심오한 효과였습니다.

Relax and Renew 시리즈

이 장은 내가 'Relax and Renew'라고 부르는 일반적인 회복 요가 시리즈를 소개합니다. **기본 이완 자세**는 그 자체로도 이로운 점이 많지만, 척추를 여러 방향으로 움직이고 복부 기관들을 자극하고 회복시키는 균형 잡힌 시퀀스와 함께 할 때 더욱 이롭습니다.

Relax and Renew 시리즈는 부드러운 후굴 자세로 시작하여 점차 깊은 후굴로 나아갑니다. 다음에는 역자세(몸의 위아래 위치를 반대로 바꾸는 자세)가 이어지는데, 이 자세는 피로를 덜어 주지만, 회복 요가의 수준에서는 다소 자극적입니다. 다음에는 비틀기 자세를 통해 후굴 자세에서 쌓였을지 모를 등의 긴장을 풀어 줍니다. 이 시리즈는 기댄 전굴 자세들로 마무리되는데, 열기를 식혀 주고 내면을 향하게 하는 이 자세들은 고요한 상태로 수련을 마치고, 마지막 **기본 이완 자세**를 위해 준비되도록 도와줍니다.

Relax and Renew 시리즈는 60분에서 90분쯤 걸립니다. 여기에는 도구를 준비하고, 한 자세에서 다음 자세로 넘어가고, 책에 제시된 것보다 자세에 더 오래 머무르는 시간은 포함되지 않습니다. 자신이 할 수 있는 시간 안에서 하되, 늘 적어도 5분 이상은 **기본 이완 자세**를 한 뒤에 마치세요. 물론, 제시된 도구들의 사용법을 익히느라 처음 몇 번은 시간이 더 많이 걸릴 것입니다.

이 시퀀스에 제시된 많은 동작(특히 기본 이완 자세)은 개별적으로 해도 됩니다. **벽에 다리 올려 몸 높인 자세**는 그 자체로 원기를 회복해 주는 자세이며, 혈압을 낮추는 데 효과가 있으므로 가벼운 고혈압 증세로 약물 치료 중인 사람들에게 추천합니다. 등과 다리가 아프면, 긴장을 풀어 주기 위해 **앞으로 기댄 책상다리 자세**를 3~5분간 하면 좋습니다. 바쁜 날에는 6장에 제시된 더 짧은 시퀀스를 이용하면 됩니다. 수련에 점차 익숙해짐에 따라, 그날그날 자신에게 필요한 것이 무엇인지 더 잘 파악할 수 있게 될 것입니다.

시간을 들여 이 장에 있는 정보를 숙지해 보세요. 어떤 도구들이 필요할지 결정해 보세요. 도구들을 수련 장소에 미리 준비해 놓되 가까운 곳에 두어, 한 자세에서 다음 자세로 원활하게 전환할 수 있게 하세요. 시작하기 전에 몇 분간 조용히 앉아서 마음을 가라앉히는 것도 좋습니다. 편안하게 앉는 방법에 관해서는 17장의 도움말을 참고하세요. 이 장이나 4장에 설명된 대로 **기본 이완 자세**로 출발한 후 Relax and Renew 시리즈로 이어 가도 좋습니다.

:: 실습

단순한 기댄 후굴 자세

많은 사람이 등이 굽은 채 팔을 앞으로 뻗은 상태로 앉아 일하면서 많은 시간을 보냅니다. 그 결과, 윗등과 어깨의 근육에 긴장이 쌓입니다. 이로 인해 우리는 팔을 위로 뻗어 뒤로 젖히는 스트레칭을 하고 싶은 욕구를 느끼곤 합니다. 이 자세는 도구로 몸을 지지해 주면서 그렇게 하도록 도와줍니다.

도구

▶ 볼스터
▶ 길게 말기 담요

선택 도구

▶ 눈베개
▶ 블럭
▶ 두 번 접기 담요
▶ 체온 유지를 위해 덮을 담요
▶ 시계 또는 타이머

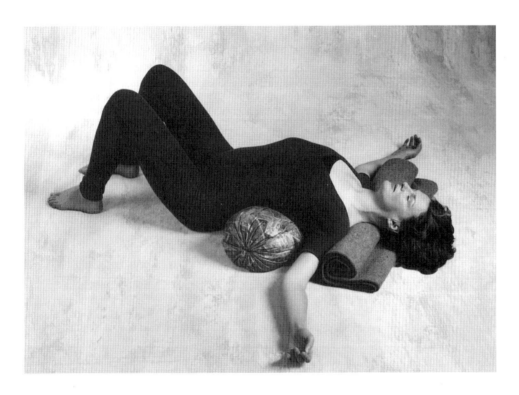

사진 5.1
단순한 기댄 후굴 자세

준비하기 길게 말기 담요를 옆에 두고, 무릎을 구부려 발바닥을 바닥에 댄 채로 볼스터의 긴 쪽 앞에(볼스터가 등 뒤에 오도록) 앉는다. 천천히 조심하면서 뒤로 눕는다. 뒤로 한 번에 누울 때 허리에 불편함이 느껴지면, 볼스터 위에 옆으로 누운 다음 등 쪽으로 돌아눕는다. 한 번에 뒤로 누워도 괜찮으면, 양 팔꿈치를 볼스터 위에 얹는다. 윗몸을 뒤로 기댄 뒤, 한 손을 떼서 목 뒤를 받치며 머리를 바닥에 내려놓는다. 그다음, 등 중간 부분이 볼스터 위에 걸쳐지도록 위치를 조정하고, 어깨가 바닥에 편안하게 닿아 쉴 수 있게 한다.

이 자세에서는 윗몸의 길이가 편안함의 수준에 영향을 미칠 것이다. 키가 작고 윗몸이 긴 사람들이 있고, 키가 크고 윗몸이 짧은 사람들이 있다. 어깨에서 골반까지의 길이가 길다면, 두 번 접기 담요를 볼스터 위에 올려 높이를 높인다. 이렇게 하면 목이 바닥에 눌리지 않으면서 어깨가 바닥에 가볍게 닿은 채로 휴식할 수 있을 것이다. 만약 어깨에서 골반까지의 길이가 짧다면, 낮은 높이가 더 편안할 것이다. 너무 높은 볼스터를 사용하면, 머리가 바닥에 안정적으로 닿지 않고 떠 있게 될 것이다.

목뼈(경추)에 너무 많은 압력이 가해지지 않도록, 길게 말기 담요를 어깨에 붙여 목 아래에 깐다. 말린 담요가 너무 높으면, 편안해질 때까지 담요를 펴서 높이를 낮춘다. 이렇게 하면 목뼈의 자연스러운 곡선을 유지하고, 목구멍이 열리고 이완되는 데 도움이 된다. 허리를 보호하고 복부를 이완하기 위해 무릎은 계속 구부린 채로 둔다. 무릎을 서로 맞대 기대는 것이 더 편하면 그렇게 한다. 팔은 편하게 머리 위쪽이나 양옆으로 뻗어 바닥에 내려놓는다. 자연스럽게 호흡한다.

이 자세로 30초쯤 머물면서 어떤 느낌이 드는지 살핀다. 허리에 조금이라도 불편감이 느껴지면, 볼스터를 머리 쪽으로 조금 움직여 본다. 그래도 불편감이 해소되지 않으면, 볼스터를 발 쪽으로 움직여 보거나 발밑에 접은 담요를 깐다. 가슴은 열려 있고, 갈비뼈는 복부의 내장 기관으로부터 멀리 들려 있어야 한다.

이렇게 조정해도 여전히 편안하지 않다면, 옆으로 조심스럽게 돌아누운 뒤 자리에 앉는다. 다음과 같이 조정하면 대개 효과가 있다. 즉, 등 아치의 각도를 줄이는 것이다. 블럭의 짧은 쪽을 볼스터의 긴 쪽 앞에 맞대어 놓고, 그 블럭 위에 앉아 양손으로 바닥을 짚으며 뒤로 눕는다. 꼬리뼈와 엉덩이 윗부분이 블럭 위에 오게 될 것이다. 편안함을 더하고 목을 보호하기 위해 목 아래의 담요는 계속 사용한다. 등에서는, 특히 어깨뼈(견갑골) 부위에서는 아치가 어느 정도 유지되어야 한다. 눈을 감고, 눈베개를 눈 위에 얹는다.

자세 안에서 느리고 고르게 호흡한다. 도구들이 몸을 지지해 줌을 느낀다. 팔은 활짝 편하게 펼쳐져 있다. 들숨마다 몸 앞부분이 열리고, 날숨마다 배와 복부 기관들이 부드러워지며 마음이 차분해진다. 점점 더 이완되면서 등이 볼스터 쪽으로 가라앉는 것을 느낀다. 아름답고 안전한 장소에 누워 있다고 상상한다. 이 장소에 마음을 열고, 이 순간의 아름다움과 온전함을 받아들인다.

돌아오기 처음에는 이 자세를 1분 동안 하고, 점차 시간을 늘린다. 자세에서 나올 때는 눈베개를 내려놓고, 발로 바닥을 밀며 몸을 머리 쪽으로 밀어 올려 등 전체가 바닥에 닿게 한다. 다리는 볼스터 위에 놓여 있고, 허리는 바닥에 평평하게 놓인 상태로 몇 차례 호흡하며 휴식한다. 옆으로 돌아누운 뒤, 서서히 일어나 앉는다.

우리는 언제나 인생을 살기 위한 준비만 할 뿐 실제로 살지는 않는다.
_랄프 왈도 에머슨

이로운 점 단순한 기댄 후굴 자세는 습관적인 구부정한 자세의 악영향을 해소해 준다. 몸의 앞부분이 에너지로 충전되고, 복부 내장 기관들은 부드럽게 자극된다. 이 자세를 하고 나면 몸에 더 많은 에너지가 돌기 시작하는 것을 느낄 수 있을 것이다.

주의할 점 ···

다음의 경우에는 이 자세를 하지 않는다.

▶ 이 자세를 하는 동안 허리가 아플 때. 하지만 허리를 오랫동안 쓰지 않고 지내서 느껴지는 스트레칭되는 느낌은 생소하더라도 허용한다.

▶ 척추전방 전위증, 척추분리증, 혹은 디스크 관련 질환을 진단받았을 때.

▶ 임신 3개월 이상일 때는 13장의 임산부를 위한 회복 요가 시리즈를 한다.

▶ 생리 중일 때는 12장의 달 클럽 회복 요가 시리즈를 한다.

뒤로 기댄 **묶은 각 자세**

뒤로 기댄 묶은 각 자세(뒤로 기댄 나비 자세)는 회복 요가에서 가장 중요한 자세 중 하나입니다. 이 자세는 신체적으로는 가슴과 복부, 골반을 열어 줍니다. 이런 부위들은 우리가 서 있거나 앉아 있는 방식, 의자의 모양, 심지어 옷의 맞음새에 의해서도 제약을 받을 때가 많습니다. 이 자세는 심리적으로는 마음이 안전하고 지지받는다고 느끼면서 깊이 열리게 해 줍니다. 가슴 부위가 열리면서, 팔과 다리는 도구(담요)들에 부드럽게 안깁니다.

도구

▶ 볼스터

▶ 길게 말기 담요 4장

▶ 두 번 접기 담요

▶ 벨트나 모래주머니

선택 도구

▶ 한 번 접기 담요

▶ 눈베개

▶ 체온 유지를 위해 덮을 담요

▶ 시계 또는 타이머

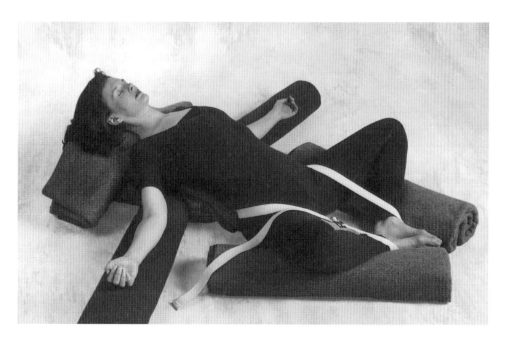

사진 5.2
뒤로 기댄 묶은 각 자세

인도의 고대 문헌에서는 히란야가르바가 요가를 가르친 최초의 스승이라고 하는데, 산스크리트어 히란야가르바는 '우주의 거대한 황금 자궁'을 뜻합니다.[1] 이 황금 자궁은 우주가 창조되는 근원이며, 온 우주가 이 자궁 안에 담겨 있다고 합니다. **뒤로 기댄 묶은 각 자세**는 절대적으로 보호받으며 완전히 휴식하는 이 태초의 장소를 떠올리게 합니다. 나는 이 자세로 누워 있는 동안 이러한 힘 안에서 보호받는 듯한 느낌을 경험했습니다. 이 경험은 무척이나 위로가 되었을 뿐만 아니라, 평온한 마음과 행복감을 느끼게 해 주었습니다.

모든 회복 요가 자세 가운데 가장 많이 이완해 주는 자세 중 하나인 **뒤로 기댄 묶은 각 자세**는 준비하려면 꽤나 인내심이 필요하지만, 그런 공을 들일 만한 가치가 충분히 있습니다. 등과 목, 머리를 도구로 받친 뒤, 발바닥을 마주 보게 붙인 다음, 무릎은 양옆으로 벌어지게 둡니다. '묶은 각'이라는 말은 다리의 모양에서 나왔습니다. 양발은 접힌 무릎의 각에 의해 서로 붙어 있습니다. 양 팔뚝과 넓적다리 바깥쪽을 담요로 받치면 자세가 더욱 편안해집니다.

수행은 반드시 필요하다.
_스와미 비베카난다

준비하기 볼스터의 짧은 쪽 앞에 꼬리뼈를 붙이고 앉는다(볼스터가 등 뒤에 오도록). 무릎을 구부려 발바닥을 바닥에 댄다. 팔로 바닥을 눌러 받치며 부드럽게 뒤로 눕는다. 엉치뼈(천골)에서 머리까지 볼스터 위에 누인다. 허리에 조금이라도 불편함이 느껴지면, 도구의 높이를 조정한다. 한 번 접기 담요를 볼스터 위에 얹으면 더 높일 수 있고, 볼스터 대신 한 번 접기 담요를 사용하면 높이를 낮출 수 있다.

자세가 편안해지면, 두 번 접기 담요를 목과 머리 밑에 받친다. 담요가 목 전체를 알맞게 받치게 한다. 머리는 너무 높거나 낮지 않아야 한다. 이마는 턱보다 높아야 하고, 턱은 가슴뼈(흉골)보다 높아야 하며, 가슴뼈는 두덩뼈(치골)보다 높아야 한다. 이렇게 자리를 잡으면 윗몸이 바닥과 약 45도를 이룰 것이다.

발바닥을 맞붙이고, 양 무릎을 옆으로 벌린다. 양쪽 넓적다리 바깥쪽을 길게 말기 담요로 받친다. 몸이 유연하여 양다리가 잘 벌어져도 길게 말기 담요를 사용한다. 담요들이 다리 무게를 완전히 받쳐 주어야, 이 자세에서 매우 취약한 부위인 엉치뼈(천골) 인대가 당겨지며 과도하게 늘어나지 않는다. 양 무릎이 바닥으로부터 같은 높이에 있게 한다. 이 자세의 요점은 넓적다리 안쪽을 스트레칭하는 것이 아니라, 복부를 이완하고 가슴 부위를 여는 것임을 기억한다. 도구들을 자신에게 알맞게 배치하는 법을 알아냈다면, 옆으로 돌아 누운 뒤 팔을 써서 앉은 자세로 돌아온다.

이완하다 보면 발이 점점 앞으로 미끄러져 갈 수 있다. 벨트나 모래주머니로 양발을 제자리에 고정해 주면, 다리가 편안히 이완될 수 있다. 벨트의 고리를 채우되, 누웠을 때 엉덩이에서 발까지 감쌀 수 있을 만큼 충분한 크기의 고리를 만든다. 벨트를 머리에서부터 아래로 내려 골반에 두른다. 양 발바닥을 붙이고, 고리의 느슨한 쪽으로 양발을 감싼다. 버클(죔쇠)이 피부를 누르지 않도록 위치를 조정한다. 벨트를 너무 꽉 조이지 않는다. 누운 다음 벨트를 당겨 조정할 수 있도록 벨트 끝부분을 손 가까이 둔다. 벨트 대신에 모래주머니를 써도 된다. 발이 움직이지 않도록 모래주머니를 양발 위에 놓는다.

길게 말기 담요를 양 아래팔 밑에 한 장씩 놓아 받치고, 다시 눕는다. 양 아래팔이 길게 말기 담요의 중앙에 놓이고, 가장자리와 평행한지 확인한다. 이렇게 담요로 받쳐 주면 몸이 떠 있는 것 같은 느낌이 들고, 목과 팔의 신경이 덜 당기는데, 이는 목 관련 질환이 있다면 특히 중요하다. 이렇게 받쳐 주면 어깨를 이완하는 데도 도움이 된다. 눈 위에 눈베개를 얹는다.

자세 안에서 뒤로 기댄 묶은 각 자세는 센터링 호흡을 실습할 아주 좋은 기회가 된다. 느리고 부드럽게 숨을 들이쉬고, 느리고 부드럽게 내쉰 뒤, 상쾌한 기분이 들고 다시 **센터링 호흡**을 할 준비가 될 때까지 몇 차례 정상 호흡을 한다. (센터링 호흡에 관한 전체 설명은 42쪽과 44쪽을 참고한다.) 이 과정을 최대 10회까지 반복한다. 자세에서 나오기 전에 몇 차례 정상 호흡 할 시간을 남겨 둔다.

돌아오기 뒤로 기댄 묶은 각 자세를 10~15분 동안 한다. 어떤 사람들은 이 자세를 회복요가 수련의 중점으로 삼고 길게는 30분까지 하기도 한다. 충분히 깊이 이완한 뒤, 외부 세계가 의식 안으로 천천히 들어오도록 허용한다. 주변의 소리를 받아들인다. 몸의 감각들에 주의를 기울인다.

준비되었다고 느끼면, 눈베개를 내려놓고 서서히 눈을 뜬다. 양팔로 바닥을 누르며 천천히 몸을 일으켜 세운다. 벨트를 풀거나 발에 있는 모래주머니를 치운다. 무릎에 생겼을지 모르는 긴장을 해소하기 위해 다리를 천천히 앞으로 쭉 뻗는다. 조심스럽게 다음 동작으로 넘어가거나, 남은 일과로 돌아간다.

이로운 점 뒤로 기댄 묶은 각 자세는 고혈압이나 호흡 문제가 있는 사람에게 좋다. 생리 중이거나(12장 참고) 갱년기인 여성(14장 참고)에게도 도움이 된다.

아사나는 안정되고 편안해야 한다.
_파탄잘리의 요가 수트라, 2장 46절

▶ 허리에 디스크 질환이 있거나, 만성적인 엉치엉덩관절(천장관절) 기능부전이 있다면, 볼스터의 높이를 낮추되, 머리는 가슴보다 높게, 가슴은 골반보다 높게 유지한다.

▶ 목에 디스크 질환이 있거나 신경이 압박받는 느낌이 들면, 머리와 목을 받칠 때 특히 주의한다. 도구의 높이와 위치를 조정하여 증상이 사라지게 한다. 예를 들어, 팔에 저리며 찌릿한 느낌이 들면 목에 무리가 가고 있다는 뜻일 수 있다.

▶ 무릎 부상이 있다면, 장시간 무릎을 구부리고 있는 것이 힘들 수 있다. 처음에는 짧은 시간만 한다. 넓적다리 바깥을 알맞게 받쳐서 무릎을 보호해 준다.

▶ 자세에서 나와 몇 분간 몸을 움직여도 뻐근한 느낌이 들면, 다음에는 더 짧은 시간만 한다. 뻐근한 느낌은 너무 오랫동안 자세를 유지하느라 골반의 인대가 너무 늘어났기 때문일 수 있다.

다음의 경우에는 이 자세를 하지 않는다.

▶ 척추전방 전위증이나 척추분리증이 있을 때.

▶ 도구들의 높이와 위치를 조정하며 여러 번 시도했는데도 계속해서 목, 허리, 무릎에 통증이 느껴질 때.

산 개울 자세

도구

▶ 볼스터
▶ 한 번 접기 담요 2장
▶ 길게 말기 담요

선택 도구

▶ 기본 접기 담요
▶ 눈베개
▶ 체온 유지를 위해 덮을 담요
▶ 시계 또는 타이머
▶ 수건

산 개울 자세에서 우리의 몸은 산 개울의 돌 위를 흐르는 물처럼, 도구들 위에 물결 모양

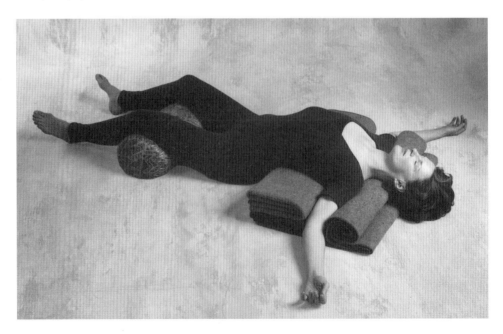

사진 5.3
산 개울 자세

으로 펼쳐지게 됩니다. 가슴 부위를 여는 것은 **단순한 기댄 후굴 자세**와 마찬가지지만, **산개울 자세**는 무릎 밑과 목 뒤를 더 받쳐 주어, 우리가 평소 보호하려고 하는 세 부위인 목, 심장, 그리고 배가 열리게 합니다.

준비하기 한 번 접기 담요를 2장 겹쳐 놓은 뒤, 그 담요의 긴 쪽 앞에(담요가 등 뒤에 오도록) 간격을 두고 앉는다. 그 담요 위에 누워, 담요의 높이와 위치가 맞게 느껴지는지 살펴본다. 대다수 사람에게는 담요의 중앙선이 어깨뼈(견갑골) 바로 아래에 오게 하는 것이 가장 좋다. 담요가 너무 높을 때는 한 번 접기 담요 한 장만 사용하거나, 기본 접기 담요 한 장을 한 번 접기 담요와 겹쳐서 사용한다. 언제나 그렇듯이, 시간을 들여 도구의 알맞은 높이를 찾는다. 이제 옆으로 돌아누운 뒤 천천히 일어나 앉는다.

무릎 밑에 볼스터를 놓고, 길게 말기 담요로 목 아래를 받친다. 이 세 가지 도구를 제자리에 배치하고 나서 뒤로 눕는다.

몸을 구석구석 살피면서 자세가 편안한지 확인한다. 목의 만곡은 완전히 받쳐져야 한다. 머리를 살며시 뒤로 젖혀, 목구멍을 열고 이완한다. 무릎 아래의 볼스터는 허리를 보호한다. 양팔은 몸과 약 90도가 되게 벌린다. 그렇지만 어떤 위치든지 편안하면 괜찮다.

조금이라도 불편함이 느껴지면 옆으로 돌아누워 천천히 일어나 앉는다. 등 뒤의 담요 높이를 낮추거나, 무릎 아래에 두는 도구의 높이를 높인 뒤 다시 뒤로 눕는다. 이 자세를 제대로 취하면 목이 완전히 이완된다는 것은 아무리 자주 강조해도 지나치지 않다. 눈을 감고서, 눈 위에 눈베개를 얹는다.

참고 이 회복 요가 자세의 독특한 점은 머리를 뒤로 젖혀 목뼈(경추)를 늘이면서 뒤로 기울인다는 점이다. 도구들을 배치하고 누웠을 때, 머리가 뒤로 젖혀져서 가슴과 배처럼 목도 열리게 한다. 목뼈를 지지해 주기 위해 작은 얼굴용 수건을 말아서 목뼈의 가장 낮은 부분의 밑에 받치면 자세를 더욱 즐길 수 있을 것이다. 수건을 목 중간 부분의 밑에 받치면 목을 지지하는 대신에 곡선을 더 키우기만 할 것이다. 목을 지지하려 노력한 뒤에도 불편함이 느껴지면, 이 자세를 건너뛰는 것이 좋을 것이다. 목뼈의 신전을 염려한다면 이 자세는 생략한다.

자세 안에서 정상적으로 호흡한다. 말하기 위해 사용하는 몸의 모든 부위를 내려놓는다. 귀 뒤쪽 근육에서 시작해, 턱선을 타고 아래턱 끝까지 내려오며 이완한다. 입술이 살며시 벌어지도록 놓아둔다. 혀가 입 안에서 편안히 쉬게 하고, 양볼이 홀쭉해지며 광대뼈에 매달려 있는 것 같다고 느낀다. 침을 삼켜, 목에 남아 있는 긴장을 해소한다. 아직 하지 못한 모든 말을 내려놓는다.

계속 호흡하고, 몸을 받쳐 주는 도구들을 느끼며, 가슴에 주의를 기울인다. 가슴에서 일어나는 모든 감정을 받아들인다. 어떤 사람들은 이 자세가 슬픈 감정을 불러일으킨다고 말하고, 어떤 사람들은 잔잔한 바다 같은 평화로운 감정을 경험하게 한다고 말한다. 어떤 감정이나 느낌이 일어나든, 지금 여기에 계속 현존한다.

이제는 배에 주의를 기울인다. 배는 해부학적으로 가로막(횡격막)부터 골반 아랫부분까지를 가리킨다. 숨을 내쉴 때마다 배가 척추 쪽으로 내려가도록 허용한다. 몸이 부드러워지며 펼쳐지고 있다고 상상한다. 점점 더 이완하면서 몸 안의 공간이 더 넓어지고 느슨해짐을 느낄 것이다. 정상 호흡을 하면서 목, 가슴, 배에서 느껴지는 자유를 만끽한다.

건강은 물질의 상태가 아니라 마음의 상태다.
_메리 베이커 에디

돌아오기 산 개울 자세를 5분간 한다. 이 자세가 매우 편안하거나 숙련된 요가 수련자라면 15분까지 머물러도 좋다. 등이 굳어 있는 사람이라면 처음에는 2~3분만 하고, 점차 시간을 늘린다. 자세에서 나올 때는 눈베개를 내려놓고, 양손을 써서 부드럽게 머리를 들어 올린다. 그 뒤 양손으로 볼스터 양끝을 잡고 몸이 머리 방향으로 도구들을 타고 미끄러지며 올라오게 한다. 양다리는 볼스터 위에서 쉬게 한다. 바닥에 몇 분간 누워 있다가, 옆으로 돌아누운 뒤 일어난다.

이로운 점 산 개울 자세는 일상의 활동 대부분을 구부정한 자세로 앉아 생활하며 갖게 되는 문제를 상쇄한다. 또한 가슴 부위를 열어 주어 더 깊이 호흡하도록 돕는다. 소화를 돕고, 피로를 덜어 주고, 기분이 처져 있을 때 기운을 돋운다.

주의할 점 ....

▶ 처음 몇 번 해 봤을 때 등이 지나치게 스트레칭되거나 뻣뻣해지는 느낌이 들면, 다음과 같이 해 본다. 자세에서 나올 때, 숨을 내쉴 때마다 다리를 한쪽씩 가슴 앞으로 가져온다. 옆으로 돌아누운 뒤 일어나 앉는다.

다음의 경우에는 이 자세를 하지 말아야 한다.

▶ 척추전방 전위증, 척추분리증, 디스크 질환이 있을 때.

▶ 임신 3개월 이상일 때.

지지된 다리 자세

지지된 다리 자세는 역자세이며, 아헹가 선생이 '음(陰)의 뇌(negative brain)'라고 부르는 경험을 하게 해 줍니다. 여기서 그는 '음'이라는 말을 부정적인 의미가 아니라 차분함, 느림, 내면을 향한다는 의미로 사용합니다. 이 회복 요가 자세는 우리의 뇌와 신경계를 뜨거워지고 빨라지며 외부로 향하게 만드는 이 시대의 삶을 위한 해독제입니다.

도구

▶ 볼스터 2개

선택 도구

▶ 한 번 접기 담요 2장 이상
▶ 눈베개
▶ 수건
▶ 체온 유지를 위해 덮을 담요
▶ 시계 또는 타이머

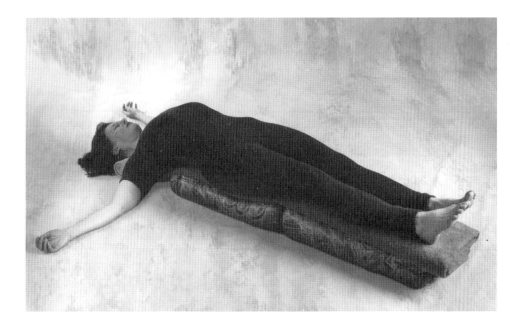

사진 5.4
지지된 다리 자세

준비하기 두 볼스터의 끝부분을 붙여, 몸이 그 위에 누울 만한 길이가 되게 한다. 볼스터의 높이는 몸통의 길이와 등 윗부분의 유연성에 따라 달라진다. 등이 굳어 있는 사람은 처음에는 (볼스터 대신) 한 번 접기 담요를 사용하다가, 익숙해지면 점차 높이를 높여 간다. 대다수 사람에게는 15~30센티 정도의 높이가 적당하게 느껴진다. 키가 큰 사람은 한 번 접기 담요를 볼스터 위에 두 장이나 그 이상 깔아서 원하는 높이를 만든다. 이어진 볼스터 두 개는 끝에서 끝까지 높이가 같아야 한다.

다리를 펴서 올려놓을 만큼의 길이를 남겨 두고, 말 안장에 올라타듯 볼스터 위에 앉는다. 팔로 바닥을 짚으며 천천히 뒤로 눕는다. 머리 위쪽으로 조금씩 미끄러져 가 어깨가 바닥에 닿게 하고 시선은 천장을 향한다. 허리에 조금이라도 불편이 느껴지면, 무릎을 굽혀 발을 볼스터 위나 바닥에 얹는다.

목의 자연스러운 곡선을 살리기 위해, 턱을 가슴에 바싹 붙이지 않도록 조심한다. 이렇게 되는 경향을 막기 위해, 돌돌 만 수건 한 장을 어깨와 가까운 목뼈 가장 밑 부분(C7)에 댄다. 흔히 볼 수 있는 목욕용 수건을 사용하면 되는데, 얇을수록 좋다. 수건을 세로로 반

경험이 안정되면, 호흡이 자연히 점차 느리고 길고 깊어질 것이다.
_샬럿 조코 벡

접은 뒤, 한쪽 끝을 잡고 15~20센티쯤 겹치게 접는다. 접힌 지점에서부터 수건을 말아, 어깨선과 평행이 되도록 목 밑 부분에 댄다. 목의 아치가 가장 높은 목 중간 부분은 피한다. 수건을 여러 굵기로 말아서 대 보며 편안한 굵기를 찾아본다. 수건을 조금만 말아서, 펼쳐진 부분을 머리 아래에 깔아 둘 수도 있다.

눈베개를 이마나 눈 위에 올려 둔다. 양팔은 편한 각도로 옆에 벌린다.

자세 안에서 몸 전체가 편안한지 확인하는 것으로 시작한다. 주의를 부드럽게 호흡으로 가져간다. 숨을 들이쉬고 내쉴 때마다 허파와 갈비뼈가 양옆으로 움직이는 것을 느낀다. 더욱 깊은 이완을 위해 감은 눈의 시선을 아래로 향하게 한다. 몸의 에너지가 열리고 확장되면서, 생각의 에너지는 안으로 향하게 한다.

돌아오기 지지된 다리 자세에 길게는 15분까지 편안한 만큼 머무른다. 자세에서 나올 때는 눈베개를 내려놓은 뒤 볼스터 위에서 머리 방향으로 몸을 민다. 아랫다리는 볼스터 위에서 쉬게 하고, 등 전체는 바닥에 놓이게 한다. 그대로 몇 분간 머무른 뒤, 옆으로 돌아눕는다. 손으로 바닥을 누르면서 천천히 일어나 앉는다.

이로운 점 지지된 다리 자세는 오래 서 있을 때 다리에 정체되어 있는 체액을 빼내 피로를 감소시킨다. 운동선수들에게는 장시간 달린 뒤 생기는 다리와 엉덩이의 근육통을 줄이는 데 도움이 된다. 과도한 업무로 나타나는 두통(8장 참고)이나 정서 불안을 완화하는 데도 도움이 된다.

주의할 점 . . . .

▶ 이 자세는 역자세를 피해야 하는 사람들에게는 권장되지 않는다. 예를 들어, 틈새 탈장, 안압, 망막 문제, 심장 질환, 목 관련 질환이 있거나, 생리 중인 여성은 이 자세를 하지 않아야 한다. 역자세 관련하여 걱정되는 점이 있다면 의료 전문가와 상담해 보기 바란다.

다음의 경우에는 이 자세를 하지 않는다.

▶ 척추전방 전위증이나 척추분리증이 있을 때.

▶ 임신 3개월 이상일 때.

▶ 호흡기 관련 염증 또는 부비동염이 있을 때.

▶ 소화불량일 때.

▶ 손상에서 회복 중이거나, 이 자세에서 요구하는 대로 목을 사용해도 무리가 없을지 확신이 없을 때.

벽에 다리 올려 몸 높인 자세

벽에 다리 올려 몸 높인 자세는 또 하나의 부드러운 역자세입니다. 벽은 다리를 받쳐 주고, 골반과 몸통은 부드러운 후굴 자세로 도구의 지지를 받습니다. 이 자세는 폭포물이 떨어져 못에 고이는 듯한 모습인데, 다리의 체액이 중력의 도움으로 아래로 흘러내려 배에 고인 뒤 가슴 부위로 흘러 들어갑니다.

나는 **벽에 다리 올려 몸 높인 자세**가 Relax and Renew 시리즈 중에서 가장 유용한 자세 중 하나라고 생각합니다. 이 자세는 다리를 회복시키고 등을 이완합니다. 나는 이 자세를 내 아이들이 어릴 때 시작했습니다. 그리고 아이들과 함께 줄지어 벽에 다리를 올리고 누운 채로 아이들에게 큰 소리로 이야기책을 읽어 주었습니다. 아이들도 이 자세를 하면 편안해진다고 말했습니다.

도구

▶ 볼스터
▶ 한 번 접기 담요

선택 도구

▶ 눈베개
▶ 두 번 접기 담요
▶ 한 번 접기 담요 1장 이상
▶ 기본 접기 담요
▶ 수건
▶ 체온 유지를 위해 덮을 담요
▶ 시계 또는 타이머

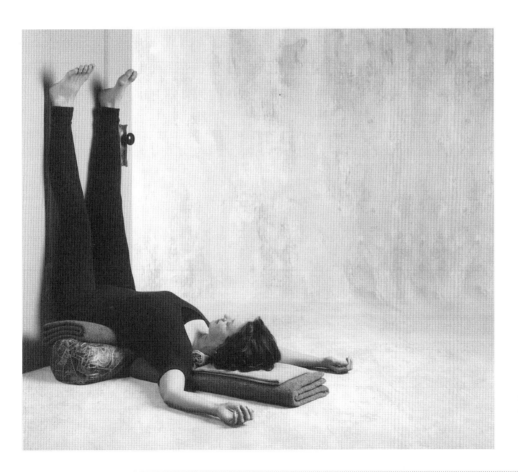

사진 5.5
벽에 다리 올려 몸 높인 자세

우리가 화의 텅 빔을
경험하고 화를 통과하면,
화의 반대편에는
자비심이 있다.
_샬럿 조코 벡

준비하기 볼스터의 긴 쪽을 벽과 평행하게 두되, 벽과 15~25센티 정도 간격을 둔다. 한 번 접기 담요를 볼스터 긴 쪽의 중앙과 90도가 되도록 (볼스터에 붙여) 바닥에 놓는다.

볼스터의 한쪽 끝에 앉되, 볼스터의 긴 쪽이 등 뒤에 오고, 한쪽 어깨가 벽 가까이 오도록 앉는다. 뒤로 돌아누우면서 양다리를 벽으로 들어 올린다. 제대로 하려면 몇 번 연습해야 할 수 있다. 처음 시도할 때는 벽에서 너무 멀거나 너무 가까운 경우가 많다. 실망하지 말고, 부드럽고 가뿐하게 할 수 있을 때까지 몇 번 연습해 본다. 그래도 다리를 들어 올리기가 힘들면, 볼스터 없이 연습하면서 벽과의 알맞은 관계를 익힌다. 많은 사람이 다리를 벽으로 들어 올리는 데 어려움을 겪는 이유는 다리 뒤쪽의 뻣뻣함 때문이다. 이럴 때는 볼스터를 벽에서 조금 더 멀리 떨어뜨린 뒤 다시 시도한다.

자세를 취했다면 다리는 바닥과 거의 직각이고, 몸통은 반구형(둥근 공을 반으로 나눈 모양)이 될 것이다. 이 자세는 이완하는 자세이지, 스트레칭하는 자세가 아님을 명심하라. 다리 뒤쪽이 너무 당기면 이완할 수 없을 것이다. 이 경우에는 도구들을 벽에서 조금 더 떨어뜨려야 한다.

허리가 제대로 받쳐지는지 확인한다. 대다수 사람은 갈비뼈 맨 아래쪽을 볼스터로 받쳐 줄 때 가장 좋은 기분을 느낀다. 볼스터 위에 몸을 올리는 것이 불편하면, 대신 담요를 사용한다. 좁은 너비의 도구를 원하면, 한 번 접기 담요 위에 두 번 접기 담요를 얹는다. 넓은 너비의 도구를 원하면, 한 번 접기 담요 두세 장을 얹으면 될 것이다.

도구의 높이도 개인차가 심한데, 도구가 너무 높거나 너무 낮으면 자세를 즐기지 못할 것이다. 윗몸이 길고 유연한 사람이라면, 볼스터 위에 기본 접기 혹은 한 번 접기 담요를 얹어 높이를 더하는 게 좋을 것이다.

목의 자연스러운 곡선을 유지하려면, 턱을 가슴에 바싹 붙이지 않도록 주의한다. 이렇게 되는 경향을 방지하기 위해 수건을 말아서 어깨 가까이 있는, 목뼈 맨 밑부분(C7)에 받친다. 일반적인 목욕용 수건을 쓰면 되는데, 얇을수록 좋다. 수건을 세로로 반으로 접은 뒤, 한쪽 끝을 잡고 15~20센티 정도 겹치게 접는다. 접힌 부분부터 수건을 돌돌 말아, 목의 맨 밑부분에 어깨선과 평행하도록 둔다. 목의 아치가 가장 높은 목 중앙에는 대지 않는다. 수건 말이의 두께를 다르게 시도해 보면서 가장 편안하게 느껴지는 두께를 찾는다. 언제든지 말린 수건의 두께를 줄이고, 수건의 나머지 부분을 펼쳐 머리 밑에 깔 수 있다.

양팔을 바닥에 내려놓되, 양옆으로 뻗거나 머리 위로 뻗어서 둔다. 팔을 머리 위로 뻗는다면, 양팔을 또 다른 볼스터나 담요 위에 놓아도 된다. 눈베개로 눈 위를 덮는다.

자세 안에서 볼스터와 바닥에 몸을 완전히 내맡긴다. 잠시 바깥세상을 잊는다. '아무것도 하지 않기'라는 중요한 임무를 기억한다. 천천히 안정적으로 호흡한다. **지지된 다리 자세**에서처럼 도구로 받쳐져 가슴이 열려 있으므로 해방되는 느낌을 경험할 수 있다. 피로가 다리를 따라 내려오며 사라지고, 등과 어깨가 열리고, 마음이 차분해지는 느낌을 즐긴다.

돌아오기 **벽에 다리 올려 몸 높인 자세**를 길게는 15분까지 한다. 자세에서 나올 때는 눈베개를 내려놓고, 무릎을 굽힌다. 발바닥으로 벽을 밀면서 골반을 살짝 들어 올린다. 손으로 볼스터를 벽 쪽으로 밀고, 발바닥으로 벽을 밀면서 몸을 벽에서 점점 멀리 밀어낸다. 아랫다리를 볼스터에 올린 채로 바닥에 누워 몇 분간 휴식한다. 옆으로 돌아누워 천천히 일어난다.

이로운 점 **벽에 다리 올려 몸 높인 자세**는 스트레스의 악영향을 줄여 준다. 마음을 차분하게 하고, 심장과 허파를 새롭게 회복시킨다. 하지 정맥류를 앓고 있거나, 장시간 서 있는 사람, 다리가 잘 붓는 사람들에게 특히 유익하다. 또한 이 자세는 혈압을 낮추는 효과가 있으므로 가벼운 고혈압 증세로 약물 치료 중인 사람들에게 추천한다.

몸은 나의 제단이며, 아사나는 기도다.
_B. K. S. 아헹가

주의할 점 . . . .

▶ 이 자세는 역자세를 피해야 하는 사람들에게는 권장되지 않는다. 예를 들어, 틈새 탈장, 안압, 망막 문제, 심장 질환, 목 관련 질환이 있거나, 생리 중인 여성들은 이 자세를 하지 않아야 한다. 역자세 관련하여 걱정되는 점이 있다면 의사 등 의료 전문가와 상담해 보기 바란다.

▶ 어떤 사람들은 특히 처음 접할 때 허리 부분에 무리가 간다고 느낄 수도 있다. 이럴 때는 무릎을 구부려 발바닥을 벽에 붙이거나, 발목을 느슨하게 꼬아 다리와 발을 벽에 기댄다.

다음의 경우에는 이 자세를 하지 않는다.

▶ 이 자세로 인한 뇌압 상승이 의심될 때.

▶ 생리 중일 때.

▶ 임신 3개월 이상이거나 유산의 위험이 있을 때.

▶ 척추전방 전위증이나 척추분리증이 있을 때.

▶ 부비동염이 있을 때. 역자세는 염증을 귀의 유스타키오 관으로 밀어내며 증상을 더욱 악화시킬 수 있다. 하지만 단순한 코막힘일 때는 이 자세가 막힌 곳을 뚫는 데 도움이 될 수 있다.

볼스터 위에 엎드린 비틀기 자세

도구

▶ 볼스터

선택 도구

▶ 한 번 접기 담요
▶ 체온 유지를 위해 덮을 담요
▶ 시계 또는 타이머

언뜻 보기에, 요가의 비틀기 자세는 우리가 자신을 스스로 매듭처럼 꼬려 하는 것처럼 보입니다. 안 그래도 삶은 이미 우리를 충분히 꼬이게 하는 것 같은데 말입니다. 하지만 사실, **볼스터 위에 엎드린 비틀기 자세**는 빠른 속도로 돌아가는 세상에서 살아가는 동안 우리에게 생긴 신체적, 감정적, 정신적 매듭을 풀어낼 좋은 기회입니다.

이 자세에서 우리는 바닥에 앉아 몸을 비틀고, 볼스터 위에 윗몸을 완전히 기댑니다. **볼스터 위에 엎드린 비틀기 자세**는 등 근육 전체를 이완해 주고, 후굴 자세에서 전굴 자세로 무리 없이 자연스럽게 전환하도록 도와줍니다.

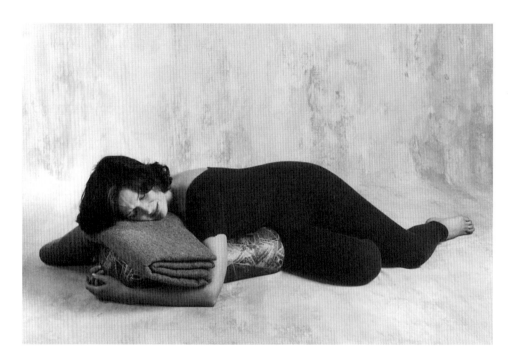

사진 5.6
볼스터 위에 엎드린
비틀기 자세

준비하기 바닥에 앉고, 볼스터를 오른쪽 엉덩이 옆에 가까이 둔다. 무릎을 구부리고 양발을 왼쪽으로 미끄러지듯이 보내, 오른 다리의 바깥쪽이 바닥에 놓이게 한다. 왼 다리를 오른 다리 위에 올려놓을 수도 있고, 양다리 사이를 벌릴 수도 있는데, 어느 쪽이든 더 편안한 방식을 선택하면 된다. 윗몸을 오른쪽으로 돌려, 양손을 볼스터 양쪽 바깥 바닥에 놓는다. 양손으로 바닥을 부드럽게 누르면서 윗몸 앞부분을 늘인다. 팔꿈치를 굽히며 윗몸을 내려 볼스터 위에 올린다. 양팔은 편한 자세로 바닥에 놓는다.

이 자세에서 윗등은 오른쪽을 향하게 하고, 무릎은 반대편을 가리키게 하여 척추를 가볍게 비튼다. 더 많이 비틀려면 얼굴을 오른쪽으로 돌려 무릎에서 멀어지게 한다. 이게 너무 강하게 느껴지면, 이마를 볼스터 위에 얹거나, 얼굴을 무릎 쪽으로 돌린다. 얼굴 아래에 한 번 접기 담요를 받쳐도 좋다.

자세 안에서 볼스터에 기대 휴식한다. 양 어깨뼈(견갑골) 사이 공간을 이완한다. 숨을 내쉴 때마다 몸과 마음을 볼스터 위로, 비튼 자세로 내려놓는다. 볼스터 위로 몸이 점점 더 길어지는 듯함을 느끼고, 이 느낌과 함께 비틀기 자세가 더 깊어지도록 허용한다. 차분히 호흡한다.

돌아오기 볼스터 위에 엎드린 비틀기 자세를 좌우로 같은 시간 동안 하되, 편안함과 숙련 수준에 따라 1~2분간 한다. 등에 무리가 가지 않도록 주의하면서 자세에서 나온다. 먼저, 고개를 무릎 쪽으로 돌리고, 한두 호흡 동안 머무른다. 양손을 어깨 아래의 바닥에 짚는다. 손바닥으로 바닥을 누르면서 천천히 윗몸을 일으켜 앉는다. 도구를 반대쪽으로 옮긴 뒤 자세를 반복한다.

이로운 점 볼스터 위에 엎드린 비틀기 자세는 등 근육과 몸 옆면 근육의 긴장을 이완하고, 갈비사이근(늑간근, 갈비뼈 사이사이의 근육)도 스트레칭해 준다. 이 근육들이 이완되면 호흡이 더욱 깊어질 것이다.

주의할 점 . . . .

▶ 이 자세는 대다수 사람이 할 수 있고, 심지어 심한 허리 문제가 있는 사람도 할 수 있다. 하지만 척추전방 전위증, 척추분리증, 디스크 질환, 혹은 만성적인 엉치엉덩관절(천장관절) 질환이 있는 경우에는 매우 조심스럽게 진행한다.

내 가슴은
감사 인사를 전한다.
꿈들에게 바쳐진
텅 빈 순간들에게.
_윌리엄 S. 브레이스웨이트

앞으로 기댄 **앉은 각 자세**

도구

▶ 볼스터

선택 도구

▶ 의자
▶ 한 번 접기 담요 1장 이상
▶ 수건
▶ 체온 유지를 위해 덮을 담요
▶ 시계 또는 타이머

이 앉은 자세는 전통적으로 다리를 스트레칭하는 데 이용됩니다. 나는 아주 유연한 사람들이라도 더 깊이 이완하도록 이 변형 자세를 권합니다. 이 자세의 생리학적 이로움을 얻기 위해 공격적으로 자세를 취할 필요는 없습니다.

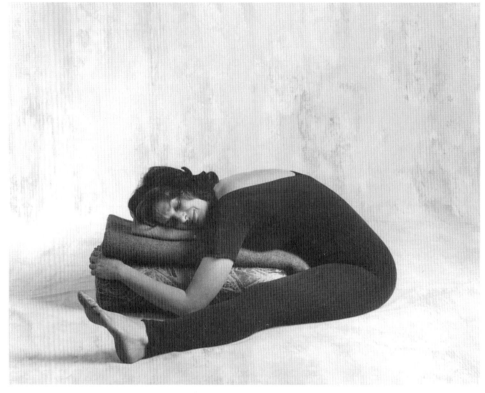

사진 5.7 앞으로 기댄 앉은 각 자세

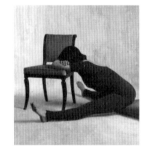

사진 5.8
앞으로 기댄 앉은 각 자세,
변형 1

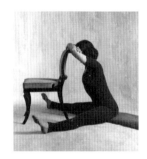

사진 5.9
앞으로 기댄 앉은 각 자세,
변형 2

준비하기 바닥에 앉아서, 다리를 벌리고, 다리 사이에 볼스터를 놓는다. 무릎 안쪽이 심하게 당길 정도로 다리를 너무 넓게 벌리지는 않는다. 무릎 안쪽에 불편함이 느껴지면, 불편함이 가라앉고 넓적다리 안쪽에서만 늘어나는 느낌이 들 때까지 다리 사이를 좁힌다. 한쪽 무릎 안쪽에서 불편함을 느끼든 양쪽에서 느끼든 다리 사이를 좁히되, 양다리가 몸 중간선으로부터 같은 거리에 있게 한다.

만약 안으로 들어간 허리뼈(요추)의 자연스러운 곡선을 유지할 수 있다면, 계속 진행해도 좋다. 하지만 앉았을 때 허리가 뒤로 둥그렇게 굽으면, 한 번 접기 담요를 바닥에 깔고 그 모서리 위에 앉는다. 이렇게 하면 골반이 들리고 앞으로 기울어져서 허리뼈(요추)의 곡선을 유지할 수 있다. 담요의 높이를 더 높이면 윗몸을 무리 없이 앞으로 기울일 수 있다.

앉은 자세가 편안해졌다면, 몸을 앞으로 기울여 윗몸, 팔, 머리를 볼스터 위에 기댄다.

팔과 머리를 둘 수 있는 위치는 세 가지가 있다. 늘 그렇듯이, 세 가지를 실험해 보면서 가장 좋게 느껴지는 방식을 선택한다.

▶ 양팔을 접어 포갠 뒤 그 위에 이마를 얹거나, 고개를 돌려 한쪽 뺨을 얹는다.
▶ 양팔을 포개거나 따로따로 볼스터 위에 얹되, 머리에 닿지 않게 한다.
▶ 머리는 볼스터 위에 얹고, 양팔은 볼스터 옆 바닥에 내려놓는다.

목과 목구멍을 이완한다. 턱을 가슴 쪽으로 조금 당겨 목 뒷부분이 길어지게 한다.

이 자세의 포인트는 스트레칭이 아니라 열어 내는 것임을 기억하라. 만약 몸이 유연하지 않아서 볼스터 위에서 편히 휴식하기가 어렵다면, 윗몸을 일으킨 뒤 한 번 접기 담요를 한 장 이상 더 얹어 볼스터에 높이를 추가한다. 머리 밑에 접은 수건을 놓아도 된다. 아니면, 의자를 이용한다. 몸을 앞으로 기울여 의자의 앉는 부분에 기댄다. 불편함이 느껴지면 편안해질 때까지 의자의 앉는 부분에 한 번 접기 담요를 한 장 이상 더 얹는다. 이렇게 해도 여전히 많이 불편하면, 의자를 반대 방향으로 돌려 등받이에 몸을 기댄다.

모든 전굴 자세와 마찬가지로, **앞으로 기댄 앉은 각 자세**(앞으로 기댄 박쥐 자세)도 허리에 무리가 갈 수도 있다. 이럴 때는 엉덩이 밑에 담요를 받쳐서, 앉는 높이를 충분히 올려 주어 골반이 앞으로 기울어지게 하면 대개 완화된다. 하지만 그래도 여전히 엉치엉덩관절(천장관절)에 문제가 있는 사람들이 있다. 엉치엉덩관절 문제는 보통 엉치뼈(천골) 옆 오른쪽이나 왼쪽에서 동전만 한 크기의 부위에 통증이 느껴지는 것으로 경험된다.

이 자세를 하는 동안 엉치엉덩관절에 통증이 느껴지면, 볼스터나 의자를 향해 몸이 조금 비대칭되도록 자세를 조정하면 통증이 완화될 것이다. 한쪽으로 몸을 살짝 비튼 다음 다시 앞으로 기댄다. 만약 이렇게 해도 통증이 가시지 않거나 더 악화하면, 이번에는 반대편으로 몸을 조금 비틀어 본다. 양쪽 모두 시도해 봐도 통증이나 불편감이 가시지 않으면, 이 자세는 건너뛰고, 엉치엉덩관절의 정렬에 관해 건강관리 전문가의 조언을 구한다. 자세를 유지할 수 있다면, 눈을 감는다.

자세 안에서 자연스럽게 호흡한다. 몸을 도구들에 내맡겨 완전히 지지받게 한다. 외부 세계에 대한 관심을 거두면서 몸의 감각을 느낀다. 인적이 드문 사원에 들어가서, 지고 있던 짐을 내려놓고, 그 고요함 속에서 편안히 휴식한다고 상상해 본다. 지금은 해야 할 일이 전혀 없다. 가볍고 자유롭게 호흡하면서, 배와 가슴이 부드러워지도록 허용한다.

움직임은 절대로
거짓을 말하지 않는다.
_마사 그레이엄

돌아오기 앞으로 기댄 앉은 각 자세에서 3~5분쯤 머무른다. 숙련자는 10분까지 유지해도 좋다. 준비되었다고 느끼면, 눈을 뜨고 두세 번 호흡한다. 양손을 볼스터나 의자에 짚고, 팔 힘을 써서 천천히 윗몸을 세워 똑바로 앉는다. 양손을 등 뒤 바닥에 짚고, 등을 뒤로 젖히면서 등을 펴 준다.

이로운 점 일반적으로 전굴 자세는 위, 장, 간 등 소화와 배설 담당 기관을 안정시킨다. 생리 중이거나 임신 중인 여성들은 이 자세를 하면서 기분이 좋아질 때가 많다. 임신 중인 여성은 의자와 배 사이에 넉넉한 공간을 두어, 자신과 아기 모두 편안함을 느끼게 한다. 또한 이 자세는 후굴 자세로 눌려 있던 척추와 콩팥의 균형을 되찾게 한다. 이 자세는 후굴의 반대 자세로서 허리 부분을 열어 준다. **앞으로 기댄 앉은 각 자세**는 마음의 동요를 가라앉히고, 두통(8장 참고)이나 불면증(9장 참고)을 완화하는 데도 도움이 된다.

주의할 점 ....

▶ 이 자세에서는 목, 허리, 무릎이 편안하도록 최고의 주의를 기울여야 한다. 만약 도구의 높이와 위치를 조정하며 실험해 봐도 이런 부위에서 불편감을 경험하면, 이 자세를 하지 않는다.

▶ 이 자세를 하는 동안이나 마친 뒤 목에서 통증이나 불편함이 느껴지면, 목이 아래로 빠져 있지 않고, 바르게 서 있을 때처럼 정상적인 곡선을 유지하는지 확인해 보아야 한다.

▶ 무릎 안쪽에서 한쪽이라도 통증이나 불편감이 느껴지면, '준비하기'에서 설명한 대로 양 다리의 사이를 조금 좁힌다. 그래도 통증이 계속되면, 며칠간 이 자세를 쉬었다가 다시 시도해 본다. 그래도 통증이나 불편감이 지속되면 의료 전문가와 상담한다.

▶ 허리에 디스크 질환이 있거나 만성적인 엉치엉덩관절(천장관절) 기능 장애가 있다면, 궁둥뼈(좌골) 밑에 깔고 앉는 담요의 높이를 줄이고, 머리와 가슴을 받치고 있는 도구의 높이를 올린다.

▶ 엉치엉덩관절(천장관절)에서 통증이나 불편감이 느껴지지 않아야 한다. 만약 이 부위에 조금이라도 통증이나 불편감이 있다면, '준비하기'에 설명된 대로 자세를 조정한다. 그래도 불편감이 완화되지 않으면, 지금은 이 자세를 건너뛴다.

앞으로 기댄 **책상다리 자세**

이 자세는 앞의 자세와 마찬가지로 앉아서 이완하는 자세입니다. 다른 점이 있다면, 이 자세에서는 발목을 교차하여 편안한 책상다리 자세로 앉는다는 점입니다. 요가에서 우리는 몸의 좌우 대칭을 최대한 맞추는 것이 신경계에 이롭다고 배웁니다. 그러므로 우리는 먼저 오른쪽 발목을 왼쪽 위에 두고 한 뒤, 발목 위치를 반대로 바꾸어 같은 시간 동안 유지할 것입니다. 이렇게 하면 뇌의 양쪽 반구가, 우리의 공간적 위치를 해석하는 신경으로부터 같은 양의 정보를 받게 됩니다. 뇌는 이런 피드백을 평온함으로 이해합니다.

도구

▸ 의자

선택 도구

▸ 한 번 접기 담요 1장 이상
▸ 미끄럽지 않은 매트
▸ 체온 유지를 위해 덮을 담요
▸ 시계 또는 타이머

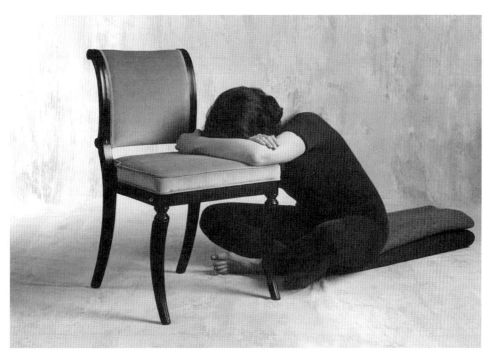

사진 5.10 앞으로 기댄 책상다리 자세

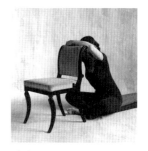

사진 5.11
앞으로 기댄 책상다리 자세,
변형

준비하기 의자를 앞에 두고 바닥에 앉는다. 의자가 바닥에서 미끄러지지 않는지 확인하고, 미끄러지면 의자 밑에 미끄럽지 않은 매트를 깐다. 발목에서 다리를 교차하여 앉는다. 허리 부근 척추의 자연스러운 곡선을 유지할 수 있다면, 그대로 진행한다. 하지만 허리가 구부정해지면, 한 번 접기 담요를 한 장이나 그 이상 바닥에 깔고 그 위 모서리 위에 앉는다. 이렇게 하면 골반이 들리고 앞으로 기울어, 자연스러운 허리 곡선을 되찾을 것이다.

몸을 쉽게 앞으로 굽힐 수 있다면, 의자의 앉는 부분을 마주 보고 앉는다. 몸을 앞으로 굽히기가 쉽지 않으면, 한 번 접기 담요를 한 장이나 그 이상 의자 앉는 부분에 얹어서 높이를 높인다. 아니면, 의자를 돌려서 등받이를 마주 보고 앉는다. 이런 변형 자세들은 척추의 자연스러운 곡선을 유지한 채로 몸이 앞으로 굽히게 해 줄 것이다.

윗몸을 앞으로 기울이며, 팔을 접어 의자 위에 올려놓는다. 의자 위에 편히 기댈 수 있도록 의자 위치를 조정한다. 앞으로 쉽게 굽힐 수 있으면, 의자를 몸에서 좀 더 떨어뜨려도 된다. 의자와의 거리가 어떻든 허리는 늘인 상태여야 한다.

이제 팔 위에 이마를 얹거나, 고개를 돌려 한쪽 뺨을 얹는다. 포갠 팔 위에 이마를 얹었을 때 목이 아래로 빠져 있지 않아야 한다. 목이 아래로 빠진다면, 그것은 턱이 앞으로 위로 움직인다는 뜻이다. 이런 상태를 교정하려면 턱을 살짝 안으로 당기거나, 이마 아래에 다른 도구를 깔아서 높이를 더한다. 눈을 감는다.

자세 안에서 호흡하면서 안과 밖에서 느껴지는 고요함을 즐긴다. 머리의 무게를 완전히 내려놓는다. 들이쉬는 숨을 등으로 보내, 등이 부드럽게 부풀도록 허용한다. 마치 자기의 모든 문제가 정수리에서 등을 타고 내려가 사라지는 것처럼 느껴 본다. 지금 여기에 현존한다.

돌아오기 앞으로 기댄 책상다리 자세를 3~5분간 한다. 시간이 절반쯤 지났을 때, 윗몸을 세우고 발목을 반대로 교차한 뒤 다시 같은 시간 동안 한다. 자세를 마무리하기 위해, 윗몸을 천천히 일으키고, 양손을 등 뒤 바닥에 짚고, 양손에 기대어 허리의 긴장을 풀어 준다. 등에 불편함이 느껴지면 바닥에 눕되, 종아리를 의자의 앉는 부분에 올리고 몇 분간 휴식한다.

새를 그리고 싶다면
새가 되어야 한다.
_가츠시카 호쿠사이

이로운 점 앞으로 기댄 책상다리 자세는 앞으로 기댄 앉은 각 자세와 비슷하지만, 아랫배에 더 이롭다. 앞으로 기댄 앉은 각 자세에서는 호흡이 허파의 윗부분에서 더 많이 느껴진다. 앞으로 기댄 책상다리 자세에서는 호흡이 더 아래쪽까지 내려가고, 의식이 아랫배로 향하게 된다. 대다수 사람이 배에 긴장을 쌓아 두는데, 이 자세는 배꼽 아랫부분의 긴장을 풀어 주는 데 도움이 된다. 게다가 이 자세는 소화 기관과 생식 기관, 콩팥, 간을 식혀 주며 이완해 준다.

주의할 점 ....

▶ 언제든지 허리를 포함한 등 전체에서 불편함이나 통증이 느껴지면 안 된다. 불편함이나 통증이 느껴지면, 자세에서 나와 도구의 높이를 높여서 다시 시도한다. 이렇게 조정해도 불편함이 해소되지 않으면, 지금은 이 자세를 건너뛴다.
▶ 엉덩엉치관절(천장관절) 기능 장애, 디스크 질환, 척추전방 전위증, 척추분리증을 진단받았다면, 이 자세를 하지 않는다.

다리 올린 기본 이완 자세

Relax and Renew 시리즈의 마지막 자세는 **다리 올린 기본 이완 자세**입니다. 이 자세는 허리의 긴장을 풀어 주기 위해 **기본 이완 자세**를 변형한 것입니다. **기본 이완 자세**는 그 자체로도 이롭지만, 더 긴 회복 요가 시리즈를 마무리하는 자세로 이용하면 더욱 깊이 이완할 수 있습니다.

도구

▶ 기본 접기 담요
▶ 한 번 접기 담요 2장 이상
▶ 눈베개

선택 도구

▶ 모래주머니
▶ 체온 유지를 위해 덮을 담요
▶ 시계 또는 타이머

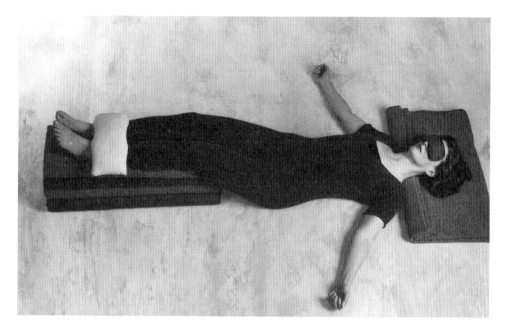

사진 5.12
다리 올린 기본 이완 자세

준비하기 **기본 이완 자세**의 전체 설명은 43쪽을 참고한다. **기본 이완 자세**와 마찬가지로, 뒤로 눕기 전에 기본 접기 담요를 머리와 목 아래를 받칠 자리에 놓는다. 이 변형 자세에서는 아랫다리 전체를 적어도 25~30센티 정도 높이에 올려놓을 수 있도록, 한 번 접기 담요를 두 장 이상 쌓는다.

바닥에 앉아서, 쌓은 담요 위에 아랫다리를 올려놓는 것으로 시작한다. 양 발목 위에 모래주머니를 올려서, 다리가 미끄러지지 않게 담요 위에 고정해 주면 좋다. 한기를 잘 느끼는 사람이라면 담요 하나를 펼쳐 다리를 덮는다. 팔의 힘과 지지를 이용하여 뒤로 눕는다.

목의 부드러운 곡선을 지지하기 위해 기본 접기 담요의 긴 모서리를 살짝 만다. 목과 머리가 편안하도록 그 아래에 베고 있는 담요의 위치를 조정한다. 턱은 이마보다 조금 아래에 있어야 한다. 이렇게 하면 뇌의 전두엽이 조용해진다. 체온 유지를 위해 담요를 덮고 있다면, 담요를 끌어올려 윗몸과 팔까지 덮는다. 눈베개로 눈 위를 덮는다. 양팔을 몸 옆에 편안히 둔다.

자세 안에서 **기본 이완 자세**의 유지에 관한 설명은 44쪽을 참고한다. 이 변형 자세에서는 허리에 각별한 주의를 기울인다. 허리가 아래로 착 가라앉아서, 허리에 있던 긴장이 바닥에 스며들어 사라지도록 허용한다. 허리 근육의 긴장이 풀리는 것을 느끼며, 다 놓아 보내도 된다는 메시지를 허리에 전달한다.

숨을 쉴 때마다 편안히 오르내리는 배의 움직임에 주의를 둔다. 준비되었다고 느끼면, **센터링 호흡**(42쪽과 44쪽 참고)을 시작하여 최대 10회까지 반복한다. 자세에서 나오기 전에 정상 호흡으로 마무리할 시간을 조금 남겨 두는 것을 잊지 않는다.

돌아오기 **기본 이완 자세**를 5~20분간 한다. 모래주머니를 사용하고 있다면, 자세에서 나오기 위해, 모래주머니 아래 있는 다리를 빼낸다. 천천히 한쪽 무릎을 구부리고, 반대쪽 무릎도 구부린 뒤 옆으로 돌아눕는다. 눈베개는 저절로 미끄러져 내리도록 놓아둔다. 서서히 눈을 뜬다. 이 자세로 머물면서 몇 번 호흡한다. 팔꿈치와 손바닥으로 바닥을 누르며 일어나 앉는다. 몇 번 호흡한 뒤 일어나서 생활을 재개한다.

이로운 점 오래 앉아서 생활하거나 배 근육이 약하면 허리가 약해지기 쉽다. **기본 이완 자세**의 이 변형 자세를 하면, 배에 쌓인 긴장과 후굴 자세에서 쌓인 허리의 긴장을 해소하는 데 도움이 된다. 다리 위치를 높이면 장시간 서 있거나 앉아 있을 때 오는 다리의 피로가 풀린다.

주의할 점 ·

▶ 임신 3개월 이상일 때는 **옆으로 누운 이완 자세**(13장 참고)를 한다.

지혜란 삶을 보고 싶은 대로가
아닌, 있는 그대로 보는 능력이다.
_샬럿 조코 벡

실습 요약

참고하기 쉽도록 아래에 Relax and Renew 시리즈를 요약했습니다. 전체 수련 시간은 60~90분 정도 소요됩니다. 시간을 그렇게 많이 내기 힘들면 6장을 참고하세요. 집, 사무실, 심지어는 이동 중에도 할 수 있는 더 짧은 프로그램들을 소개합니다.

60~90분

자세	시간
단순한 기댄 후굴 자세	1~5분
뒤로 기댄 묶은 각 자세	10~15분
산 개울 자세	5~7분
지지된 다리 자세	15분
벽에 다리 올려 몸 높인 자세	15분
볼스터 위에 엎드린 비틀기 자세	3분
앞으로 기댄 앉은 각 자세	3~5분
앞으로 기댄 책상다리 자세	3~5분
다리 올린 기본 이완 자세	5~20분

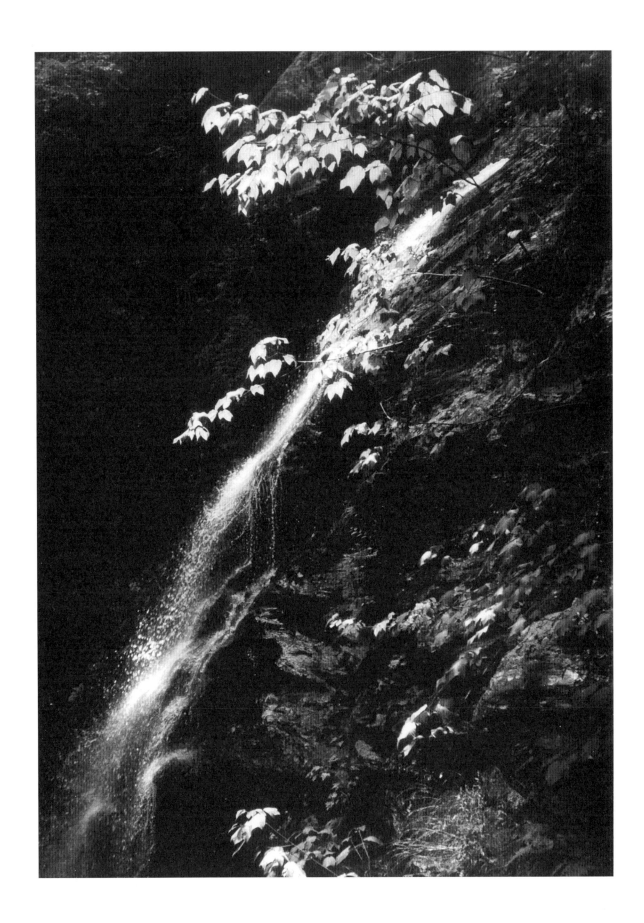

6장

바쁜 날

시간이 없을 때를 위한 자세

• • •

완벽한 세상이라면 우리 모두 회복 요가 시리즈를 날마다 길게 할 시간이 있을 것입니다. 하지만 직장과 가족, 친구, 공동체에 관한 의무와 책임을 다하다 보면 우리 자신을 돌볼 시간은 얼마 남지 않게 됩니다. 그런데 우리가 가장 스트레스를 받을 때야말로 긴장을 풀고 새롭게 충전해야 할 시간입니다. 이 장에서는 바쁘게 생활하면서도 회복 요가를 할 수 있는 세 가지 시리즈를 소개합니다. 첫 번째 시리즈는 집에 있을 때나 휴가 중에, 두 번째 시리즈는 사무실에서, 세 번째는 활동 중에 할 수 있습니다.

15분 이완 이 정도 시간에 깊이 이완하려면 조용한 방이 꼭 필요하지만 최소한의 도구로도 할 수 있습니다. 이 시리즈는 세 가지 자세만 있습니다. **벽에 다리 올린 자세, 앞으로 기댄 아기 자세, 기본 이완 자세**입니다. 제시된 순서대로 해 보세요. 다른 자세들에서 그랬듯이 선택할 수 있는 도구들을 제시했습니다. 요가 할 시간을 15분도 낼 수 없다면, **기본 이완 자세**를 5분간 하세요.

커피 휴식 시간보다 나은 이완 가장 심한 스트레스를 받는 환경 중 하나는 일터입니다. 이 시리즈의 두 가지 회복 요가 자세는 의자와 책상(또는 탁자)만 있으면 되고, 다 합쳐도 5분이면 충분합니다.

남의 눈에 띄지 않는 이완 이 이완 기법은 아주 유용합니다. 나는 이 기법을 택시나 비행기에서, 극장에서, 심지어 파티에서도 이용했습니다. 필요할 때마다 바로 그 자리에서 이용해 보세요.

벽에 다리 올린 자세

도구

▶ 벽

선택 도구

▶ 기본 접기 담요

▶ 눈베개

▶ 시계 또는 타이머

이 자세는 간단하게 할 수 있고, 심지어 여행 중에도 할 수 있습니다. 그저 등을 대고 누워서 가까운 벽에 다리를 올려 기대기만 하면 됩니다. 이 자세는 다리에 있던 혈액과 림프액을 복부로 모이게 해, 다리 근육의 피로를 풀어 주고 순환계를 더욱 건강하게 해 줍니다. 또한, 평상시에 아래로 흘러내려 발로 빠져나가던 에너지의 흐름을 반대로 뒤집어, 발끝에서부터 흘러내려 골반으로 돌아가게 합니다. 발과 다리의 피로를 푸는 데는 다리를 높이 올려 기대는 것보다 좋은 방법이 없습니다.

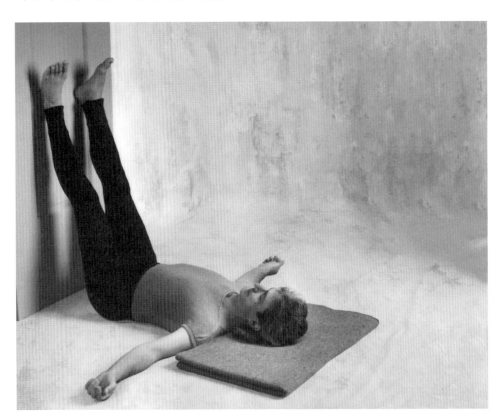

사진 6.1
벽에 다리 올린 자세

준비하기 바닥에 앉되, 한쪽 어깨가 벽과 가깝고 넓적다리가 벽과 평행하게 앉는다. 몸을 돌려 뒤로 누우면서 양다리를 돌려 벽에 올린다. 자세를 취한 뒤, 허리가 뒤로 둥글게 굽지 않고, 꼬리뼈와 엉덩이가 바닥에서 들리지 않게 한다. 바닥에서 들려 있다면, 벽에서 조금 멀어져 허리가 바닥에 편안히 놓이게 한다.

턱이 천장을 향해 들리면, 기본 접기 담요를 머리와 목 아래에 대어 목뼈의 만곡을 받쳐 준다. 턱은 이마보다 조금 아래에 있게 하되, 턱을 억지로 당겨 목 뒤가 평평해지게 하지 않는다.

　다리를 쭉 펴되, 이완되어 있게 한다. 양팔을 벌리고, 손바닥은 위를 향하게 한다. 눈을 감는다. 눈베개를 눈 위에 얹는다.

자세 안에서　몇 차례 길고 느리게 호흡한다. 그러면서 다리에 있던 체액이 복부로 흘러내린다고 상상한다. 동시에 다리에서 모든 긴장감이 빠져나가면서 다리가 더 가볍고 부드러워지는 것을 느낀다. 뇌가 점점 작아지면서 이마에서 멀어져 뒤통수와 바닥 쪽으로 내려간다고 상상한다. 척추 전체가 바닥에 지지받고 있음을 느낀다. 활짝 벌린 팔은 열려 있고 자유로운 기분을 느끼게 한다.

천천히 서둘러라.
_아우구스투스 황제

돌아오기　벽에 다리 올린 자세를 5분간 한다. 준비되면 눈베개를 내리고 눈을 뜬다. 몇 번 호흡한 뒤, 무릎을 가슴 쪽으로 접은 뒤 옆으로 돌아눕는다. 그 자세로 다시 몇 번 호흡한 뒤, 팔로 바닥을 누르며 천천히 일어나 앉는다.

이로운 점　**벽에 다리 올린 자세**는 다리의 부기를 빼 주고 피로를 풀어 준다.

주의할 점 ....

▶ 이 자세를 할 때 무릎 뒤가 너무 당기면, 다음과 같은 변형 자세를 시도해 본다. 벽 쪽으로 더 가까이 가서 다리가 바닥과 더 수직을 이루게 한다. 이미 벽 가까이 있는데도 무릎 뒤가 계속 당기면, 무릎을 약간 구부린다. 그래도 여전히 당기면, 벽에서 30센티쯤 떨어져서 무릎을 구부리고 발바닥을 벽에 댄다.

▶ 이 자세를 하는 동안 허리에 통증이 발생하면, 벽에서 30센티쯤 떨어진 뒤, 무릎을 구부리고 발바닥을 벽에 댄다.

▶ 혈압을 낮추는 효과가 있으므로 가벼운 고혈압 증세로 약물 치료 중인 사람들에게 추천한다.

▶ 역자세 관련하여 걱정되는 점이 있다면 의료 전문가와 상담해 보기 바란다.

다음의 경우에는 이 역자세를 하지 않는다.

▶ 틈새 탈장이 있을 때.

▶ 생리 중일 때.

▶ 임신 3개월 이상이거나 유산의 위험이 있을 때.

▶ 궁둥뼈(좌골) 신경통이 있을 때.

앞으로 기댄 **아기 자세**

앞으로 기댄 아기 자세는 아기들과 어린아이들이 휴식하고 잠을 잘 때 종종 취하는 자세입니다. 이 자세는 허리의 긴장을 풀어 줄 뿐만 아니라, 우리가 아주 어렸을 적 경험했던 보호받는 느낌을 불러일으킵니다. 이 자세는 내면을 향하는 자세이며, 자궁 안의 태아처럼 웅크린 자세로서 안전하고 편안하게 보호받는 느낌과 다시 연결되게 해 줍니다.

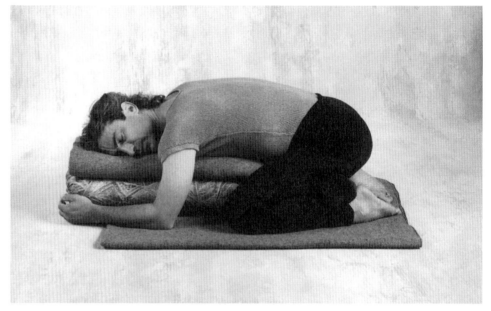

사진 6.2
앞으로 기댄 아기 자세

준비하기 먼저, 바닥에 깔린 카펫이나 담요 위에 무릎을 꿇고 앉는다. 무릎 간격을 골반너비로 벌리고, 볼스터를 앞에 놓는다. 필요하면 무릎과 정강이 아래에 담요를 더 깔아 준다. 발목 바깥쪽 인대에 무리가 가지 않도록, 양발의 발가락이 마주 보지 않고 똑바로 뒤쪽을 향하게 한다. 발뒤꿈치 위에 앉는다.

무릎이나 발목, 발등에 불편함이 느껴지면, 일어나서 다음 중 한 가지 또는 둘 다 해 본다. 수건 하나를 세로로 길게 접어서, 무릎이 접히는 부분 사이에 넣어, 무릎 관절에 공간을 더 만들어 준다. 다른 수건을 세로 방향으로 돌돌 말아서 발목 밑에 대어 발목을 받쳐 준다. 접거나 돌돌 만 수건의 두께를 시험해 보며 알맞은 두께를 찾아본다.

다시 발뒤꿈치 위에 앉는다. 무릎을 넓게 벌려 볼스터를 넓적다리 사이에 놓는다. 더 깊이 이완하려면 몸을 앞으로 숙이면서 모래주머니를 허리 위에 올린다. 모래주머니의 무게가 허리 근육이 이완하도록 도와준다.

볼스터와 넓적다리가 몸통을 완전히 지지해야 한다. 가슴은 볼스터 위에 편안히 놓여야 한다. 꼬리뼈는 뒤꿈치를 향해 떨어뜨린다. 그러면 당신이 이완하는 동안 허리가 길어질 것이다. 엉덩이는 뒤꿈치에 닿지 않아도 된다.

더 많은 지지가 필요하면 다음과 같은 변형 중 하나를 시도해 보라. 무릎 꿇고 앉은 자세로 돌아와, 길게 말기 담요를 뒤꿈치 위에 올리고 다시 앉는다. 또는, 무릎 꿇고 앉은 자세로 돌아와, 한 번 접기 담요를 한 장 이상 볼스터 위에 쌓아서 윗몸을 받쳐 주는 지지물을 더 높여 준다. 숨 쉬는 데 어려움이 느껴지면 볼스터를 앞쪽으로 밀어 가슴뼈(흉골)만 받치고 배는 받치지 않게 한다.

고개를 한쪽으로 돌리고, 턱을 가슴 쪽으로 조금 가져온다. 이 자세에 할당한 시간이 절반쯤 지나면 고개를 반대 방향으로 돌린다. 고개를 한쪽으로 돌린 자세가 불편하면, 이마를 볼스터 위에 얹고 턱을 가슴 쪽으로 조금 당긴다. 머리의 방향에 관계없이 편안히 숨 쉴 수 있어야 한다.

양팔은 뒤로 돌려 발을 향하게 내려놓거나, 앞으로 내밀어 볼스터의 양 가장자리에 둔다. 팔의 위치는 중요하지 않다. 편안함을 느끼는 것이 중요하다. 눈을 감는다.

자세 안에서 몇 번 느리게 호흡한다. 그러는 동안 어깨는 귀에서 멀어지게 하고, 배가 이완되며 지지받음을 느낀다. 배에 전해지는 볼스터의 부드러운 압박은 생리통을 앓고 있을 때 특히 기분 좋게 느껴질 것이다.

돌아오기 앞으로 기댄 아기 자세를 3분 동안 한다. 고개를 한 방향씩 돌려서 하며, 양쪽에서 같은 시간 동안 한다. 눈을 뜬다. 한 손을 뒤로 뻗어 등에 놓인 모래주머니를 밀어서 한쪽으로 떨어뜨린다. 숨을 들이쉬면서 양손으로 바닥을 밀며, 천천히 윗몸을 일으켜 뒤꿈치 위에 앉는다. 그 자세로 잠시 머무른다. 엉덩이를 들어 무릎으로 서면서, 한쪽 다리를 앞으로 내밀어 발바닥을 바닥에 댄다. 앞쪽에 있는 넓적다리를 양손으로 누르면서, 숨을 깊이 들이쉬며 자리에서 일어선다. 이렇게 자세에서 나오면 무릎에 무리가 가지 않는다.

서두를 때 조심하라.
_자메이카 속담

이로운 점 앞으로 기댄 아기 자세는 허리를 부드럽게 스트레칭해 주고, 어깨의 긴장을 풀어 주며, 마음을 고요히 가라앉힌다.

주의할 점 ·

▶ 무릎과 발목, 발을 보호하기 위해서 '준비하기'와 '돌아오기'에 제시된 안내를 따른다.
다음의 경우에는 이 자세를 하지 않는다.
▶ 척추전방 전위증, 척추분리증, 척추관 협착증, 디스크 질환 등 만성적 허리 질환이 있거

나, (방사통이나 무감각, 장이나 방광 기능 문제 등) 신경 관련 증상이 있을 때.

▶ 임신 3개월 이상일 때.

기본 이완 자세

도구

▶ 기본 접기 담요

선택 도구

▶ 눈베개
▶ 길게 말기 담요 또는 볼스터
▶ 발밑에 놓기 위한 담요
또는 베개
▶ 체온 유지를 위해 덮을 담요
▶ 시계 또는 타이머

4장에서 설명한 대로, 이 자세는 회복 요가의 중심입니다. 단 5분이라도 완전히 이완하는 능력은 우리가 배울 수 있는 가장 중요한 기술 가운데 하나입니다. 언제 어디서든 필요할 때마다 이완하는 법을 배우면, 다양한 상황에서 스트레스와 그에 따르는 피로를 줄일 수 있습니다.

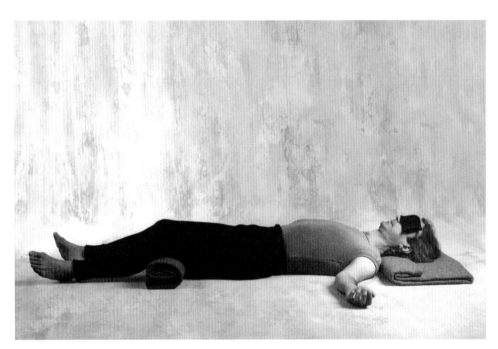

사진 6.3
기본 이완 자세

준비하기, 자세 안에서, 돌아오기 43쪽의 설명을 참고한다. **기본 이완 자세**를 7분 동안 한다.

이로운 점 깊이 이완하는 동안, 스트레스를 나타내는 모든 생리학적 수치가 감소한다. 충분히 이완하면 피로가 줄어들고 삶에서 부닥치는 일을 더 쉽게 다룰 수 있다.

주의할 점 ....

▶ 임신 3개월 이상일 때는 **옆으로 누운 이완 자세**(13장 참고)를 한다.

책상 앞 전굴 자세

학창 시절, 책상 위에 팔을 포개고 그 위에 머리를 올려놓고 있으면 얼마나 평온하게 느껴졌는지 기억합니다. 사무실이나 학교의 책상, 또는 회사 구내식당의 식탁 앞에서 이 자세를 취해 보세요.

도구

▶ 책상 또는 테이블
▶ 의자

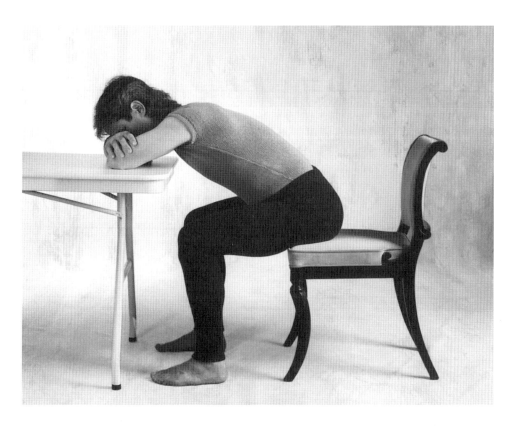

사진 6.4
책상 앞 전굴 자세

준비하기 책상 앞에 편안히 기댈 수 있도록 (바퀴가 달리지 않은) 의자를 책상 앞에 놓는다. 의자의 앞쪽 가장자리에 앉되, 발바닥을 바닥에 완전히 붙인다. 윗몸을 앞으로 숙이면서, 양팔을 접으며 책상 위에서 포개, 안전하게 지지받는 느낌이 들게 한다. 이마를 팔 위에 올려놓는다. 턱은 가슴 쪽으로 살짝 당긴다. 눈을 감는다.

자세 안에서 천천히 깊게 몇 번 호흡한 뒤, 정상 호흡으로 돌아간다. 책상에 팔과 머리, 걱정거리를 맡긴다. 다음 몇 분간 이완이 자신을 채우도록 허용한다.

돌아오기 책상 앞 전굴 자세를 3분간 한다. 머리를 들면서 양팔을 푼다. 숨을 들이쉬며 양손으로 책상을 밀면서 윗몸을 일으킨다. 다음 동작으로 넘어가거나 남은 일상으로 돌아가기 전, 의자에 앉아서 한 번 더 길고 느리게 숨을 쉰다.

주의할 점 ....

▶ 이 자세에서는 목과 허리에 주의를 기울여야 한다. 앞으로 기댔을 때, 턱이 몸 가까이 당겨 있게 한다. 허리를 보호하기 위해 천천히 일어난다.

의자 위 **전굴 자세**

도구

▶ 의자

이 자세도 앞으로 기댄 전굴 자세이지만, 이번에는 책상 대신 넓적다리에 윗몸을 얹습니다. 이 자세는 전굴 자세의 이점뿐 아니라 가벼운 역자세의 이점까지 얻을 수 있는 자세입니다.

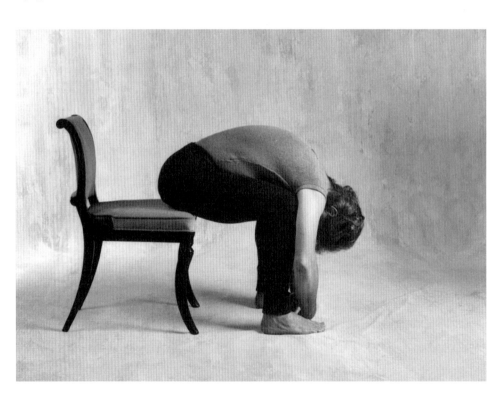

사진 6.5
의자 위 전굴 자세

준비하기 바퀴가 달리지 않은 안정된 의자를 골라, 책상에서 떨어진 곳에 놓는다. 의자의 앞쪽 가장자리에 앉되, 발바닥을 바닥에 완전히 닿게 한 뒤, 양발을 15~25센티쯤 벌린다. 천천히 윗몸을 앞으로 기울여, 가슴을 넓적다리 위에 올려놓는다. 머리를 자연스럽게 늘어뜨린다. 양팔도 자연스럽게 드리운다. 눈을 감는다.

자세 안에서 조용히 호흡한다. 중력이 등을 늘이도록 허용한다. 어깨의 모든 긴장이 녹아 없어지는 것을 느낀다. 휴식한다.

돌아오기 의자 위 전굴 자세를 2분간 한다. 양손을 의자 양옆에 짚고, 숨을 들이쉬면서 손으로 누르며 윗몸을 들어 올린다. 똑바로 앉아서 두 번 느린 호흡을 한 뒤, 일상으로 돌아온다.

이로운 점 의자 위 전굴 자세는 허리를 스트레칭하고, 어깨의 긴장을 풀어 주며, 마음을 고요하게 한다.

주의할 점 ·

다음의 경우에는 이 자세를 하지 않는다.

▶ 임신 3개월 이상일 때.

▶ 틈새 탈장, 망막 질환, 안압 문제, 부비동염이 있을 때.

▶ 디스크 질환을 진단받았을 때는 매우 조심스럽게 진행한다. 이 자세를 해도 괜찮은지 조금이라도 의문이 있을 때는 의료 전문가와 상담한다.

:: 실습 남의 눈에 띄지 않는 이완

회복 요가를 하고 싶지만 상황이 허락하지 않을 때가 있습니다. 길게 이어지는 비즈니스 회의에 참여하고 있거나 가정을 위해 할 일이 많기 때문일 수도 있습니다. 이럴 때 '남의 눈에 띄지 않는 이완'을 하면, 서 있든 앉아 있든 바로 그 자리에서 실제로 이완할 수 있습니다. 이 방법의 첫 단계는 이완이 필요함을 인정하는 것입니다. 회복 요가를 이전부터 해왔다면, 이완 상태로 수월하게 들어갈 것입니다. 그렇지 않더라도 계속 시도하다 보면 점점 더 쉽게 이완할 것입니다.

준비하기 몸의 자세, 특히 척추의 상태에 주의를 둔다. 앉아 있든 서 있든 척추를 길게 편다. 앉아 있을 때는 허리를 뒤로 둥글게 구부리지 말고, 서 있을 때는 구부정한 자세를 하지 않는다. 이상적으로는 허리에 부드러운 아치형 곡선이 있어야 한다. (올바른 자세는 16장을, 건강하게 앉는 방법은 17장을 참고하라.)

선택 도구

▶ 의자

척추가 길고 부드럽게 정상적인 곡선을 이루게 되었다면, 이제 머리와 목이 척추와 일직선을 이루게 한다. 마치 정수리가 자신을 부드럽게 들어 올리는 것처럼 느껴 본다. 상황이 허락하면 눈을 감고, 아니면 눈을 뜬 채 부드럽게 아래를 내려다본다.

자세 안에서 호흡에 부드럽게 주의를 가져온다. 길고 조용히 몇 번 호흡한다. 호흡이 어딘가에서 막혀 있는 느낌이 든다면, 아마 척추가 들려 있지 않기 때문일 것이다. 척추가 제대로 들려 있으면 가로막(횡격막)이 최대의 효율로 기능할 수 있으며 호흡이 편해질 것이다.

숨을 내쉬면서, 어깨를 귀에서 멀어지도록 떨어뜨리고, 팔은 길고 자연스럽게 늘어지게 한다. 팔과 손은 무릎이나 탁자 위에 얹어 놓거나, 어깨로부터 편안히 늘어뜨린다. 복부의 긴장을 풀고, 호흡에 따라 배가 움직이는 모습을 바라본다. 눈 주위나 턱 근육의 긴장을 풀어 준다. 만약 당신이 앉아 있다면, 의자가 넓적다리를 받쳐 준다. 서 있다면, 발이 바닥에 뿌리내리는 느낌으로 서 있되, 다리가 피곤해질 때까지 오래 서 있지는 않는다.

지금 이 순간에 머물며 편안히 휴식한다. 숨을 들이쉬고 내쉴 때, 지금 있는 그 자리에서 당신 자신으로 존재하라. 주위에서 일어나는 일로부터 자신을 분리하려 하지 말라. 그러는 대신, 지금 있는 것과 함께 존재하되, 외부 세계뿐만 아니라 내적인 감각도 똑같이 알아차린다. 방 안의 소리와 방 밖의 소리를 알아차린다. 몸에 걸친 옷의 질감과 무게를 느낀다. 당신 주위에 있는 것, 당신 안에 있는 것은 이 완벽한 순간의 일부다. 그것과 함께 현존하여 편안히 이완하라.

몸을 만들고 단련하고 존중하면, 시간이 지나 몸을 신뢰할 수 있게 된다.
_마사 그레이엄

돌아오기 자세를 마치면 길고 느리고 조용한 호흡을 몇 번 반복한다. 천천히 눈을 뜨고 시야가 눈에 들어오도록 허용한다. 상쾌하고 낙관적이고 현존하는 상태로 지금 할 일을 한다.

이로운 점 '남의 눈에 띄지 않는 이완'은 일하는 능력, 창조하는 능력, 사람 및 상황과 더 능숙하게 상호 작용하는 능력을 향상시킬 것이다.

주의할 점 ....

▶ 저혈압일 때는 서 있는 자세로 2분 이상 지속하지 않는다.

아래에 바쁜 날을 위한 회복 요가의 선택지들이 요약되어 있습니다. 늘 그렇듯이, 할 수 있는 만큼 하되 알아차리면서 합니다.

15분 이완

자세	시간
벽에 다리 올린 자세	5분
앞으로 기댄 아기 자세	3분
기본 이완 자세	7분

커피 휴식 시간보다 나은 이완

자세	시간
책상 앞 전굴 자세	3분
의자 위 전굴 자세	2분

남의 눈에 띄지 않는 이완

자세	시간
앉거나 서서	필요한 만큼

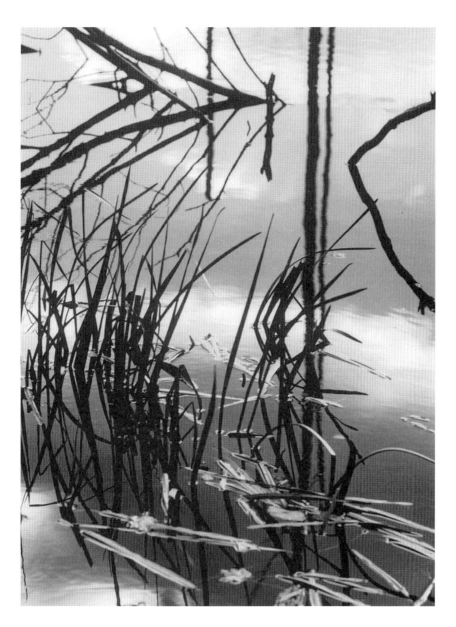

2부: 21세기 세상에서 살아가기

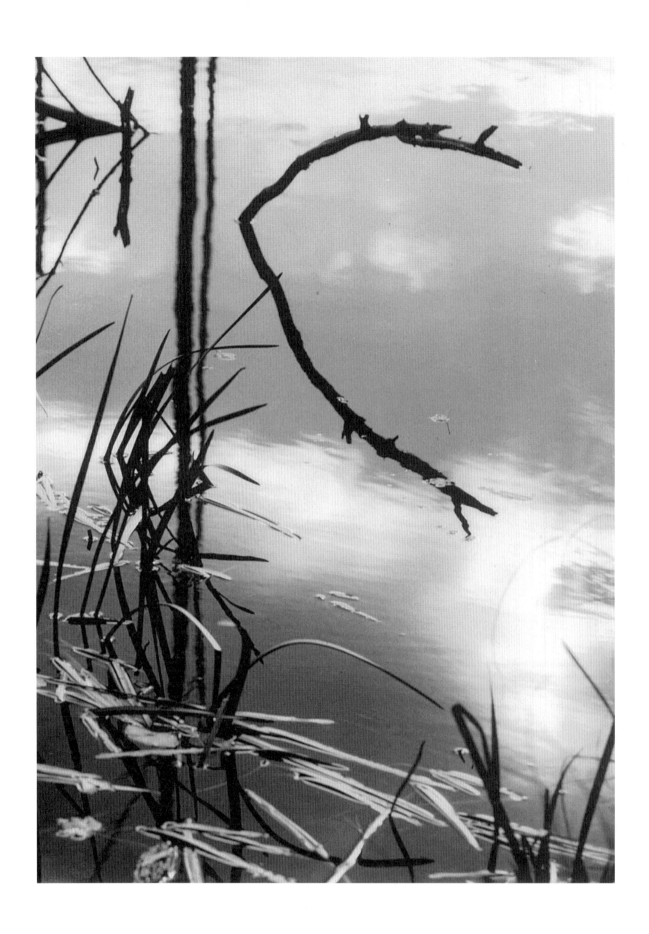

7장

허리 건강을 위하여

허리 통증을 위한 자세

· · ·

허리 통증은 인간이 똑바로 서서 걷기 위해 치러야 하는 대가인지도 모릅니다. 오늘날 주요한 건강 문제인 허리 통증은 사람들이 감기에 이어 두 번째로 가장 많이 의사를 찾는 이유입니다.[1] 허리 통증은 근육의 혹사와 남용으로 일어나는 근육 경련인 경우가 많습니다. 이 경련이 아주 심하면 척추의 정렬이 어그러질 수 있습니다. 허리 통증과 연관된 근육 경련의 원인으로는 안 좋은 자세, 반복되는 동작, 약한 복근, 스트레스 등 여러 요인이 있습니다.

허리 통증의 가장 흔한 원인은 안 좋은 자세입니다. 많은 사람이 척추의 정상적인 곡선을 유지하지 않는 방식으로 앉고 서고 움직입니다. 그러면 몸을 똑바로 세우기 위해 척추의 근육이 혹사당하고, 근육에 긴장이 쌓여 결국 허리 통증으로 이어집니다. (바르게 서고 앉는 방법은 16장과 17장을 참고하세요.)

척추의 근육들이 스트레스를 받는 또 하나의 원인은 반복적인 동작입니다. 예를 들어, 현미경 앞에서 하루 종일 등을 구부리고 서 있는 과학자, 반복적으로 물품을 들어 올려야 하는 택배원, 계속 서브 연습을 하는 테니스 선수를 생각해 보세요. 이렇게 특정 근육을 지나치게 사용하고 다른 근육들은 제대로 활용하지 않는 동작이 습관적으로 반복되면 허리에 통증이 생길 수 있습니다.

복근과 허리 근육이 약하면 척추의 정렬과 신체 역학에 악영향을 미치게 됩니다. 복근은 마치 등나무로 짠 바구니의 패턴처럼 몸통을 감싸고 있습니다. 이 근육들은 우리가 몸을 움직이는 동안 척추의 디스크가 제자리에 있게 하고, 척추의 자연스러운 곡선을 유지해 주어, 물건을 들어 올리거나 몸을 굽히거나 비틀 때 척추에 가해지는 스트레스를 줄여 줍니다.

마지막으로, 스트레스도 허리 통증에 악영향을 미칩니다. 우리가 스트레스를 받으면 근육이 더욱 긴장되고, 건강한 방식으로 앉고 서고 걷고 들어 올리는 일에 주의를 덜 기울이게 됩니다. 이런 부주의는 부상으로 이어질 수 있습니다.

나쁜 소식은, 약 80퍼센트의 성인이 일생에 한 번 이상 극심한 허리 통증을 경험할 것이라는 점입니다. 좋은 소식은, 그들 중 약 90퍼센트가 한 달 안에 저절로 회복된다는 것입니다.[2] 과거에는 극심한 허리 통증을 겪는 환자들이 외과적인 방식을 포함한 다양한 치료 방식을 시도했습니다. 하지만 최근 연구 결과들에 따르면, 허리 통증에 가장 유용한 접근법은 침대에 오래 누워 있거나 근육 이완제를 맞고 수술하는 것이 아닙니다. 전문가들은 이제 약국에서도 쉽게 구할 수 있는 아세트아미노펜, 비스테로이드성 항염증제(NSAIDs) 같은 진통제와 카이로프랙틱 치료, 수영이나 걷기 등의 저강도 운동을 권합니다.[3] 나라면 이런 저강도 운동 가운데 하나로 회복 요가를 포함하겠습니다.

허리 건강을 위한 시리즈

허리 건강을 위한 시리즈는 허리 통증을 완화하고 재발을 방지하기 위한 것입니다. 여섯 가지 회복 요가 자세로 이루어진 이 시리즈는 다리와 배, 허리를 이완하는 두 가지 자세로 시작합니다. 다음에 나오는 '뒤로 기댄 후굴 자세'는 몸 앞면을 스트레칭하고 가슴을 열어 줍니다. 다음에는 허리에 있는 작은 근육들의 긴장을 풀어 주는 '뒤로 기댄 비틀기 자세'가 이어지고, 배를 이완하고 허리의 긴 근육들을 스트레칭해 주는 **앞으로 기댄 아기 자세**가 이어집니다. 이 시리즈는 아랫다리를 의자의 앉는 부분에 올려놓아 배에 가벼운 압력이 가해지는 **기본 이완 자세**의 변형으로 마무리됩니다. 이 시리즈는 25분에서 35분쯤 걸립니다.

먼저, 자신의 증상이 어느 정도인지 상식적으로 판단합니다. 신체적, 감정적으로 어떤 느낌인지, 어떤 동작까지 할 수 있는지를 정직하게 평가해야 합니다. 증상이 갑작스럽게 도진 상태라면 여러 자세를 하기 어려울 테니, 이 장 마지막 부분에 제시된 더 짧은 수련을 권합니다. 시작하기 전에 3장과 4장, 이번 7장의 내용을 숙지하되, 특히 주의 사항을 잘 숙지해야 합니다.

중요한 고려 사항들

허리 통증이 있을 때는 이 시리즈나 다른 운동 프로그램을 시작하기 전에 다음과 같은 사항을 고려해 보세요.

허리 통증의 원인을 파악하세요. 이 장에서 소개하는 회복 요가 자세들은 의료 전문가의 치료를 대체하는 것이 아닙니다. 허리 통증이 있을 때는 허리의 상태에 관해 의료 전문가의 진단을 받기 전에는 이 시리즈나 이 책에 나오는 다른 시리즈, 혹은 다른 운동 프로그램을 시작하지 마세요.

허리의 해부학적 구조를 숙지하세요. 허리는 갈비뼈와 엉치뼈(천골) 사이에 있으며, 허리뼈(요추)라고 불리는 척추와 그 주위를 둘러싸고 있는 근육과 인대로 이루어집니다. 16장은 척추에 관해 자세히 다루고 있으므로 이 부위의 해부학적 구조를 이해하는 데 도움이 될 것입니다.

통증을 줄이는 방법을 찾아보세요. 허리 통증의 원인이 근육과 인대의 긴장과 당김이라면, 이 시리즈를 해도 됩니다. 하지만 척추전방 전위증, 척추분리증, 척추관 협착증, 디스크 질환, 신경 관련 증상(방사통 및 마비 증세, 장 기능 및 방광 기능 문제 등)과 같은 만성적 허리 질환이 있다면, 회복 요가를 해도 괜찮은지 의료 전문가와 상담해 보세요.

의료 전문가와 상담해 보세요. 만약 이 책의 이 시리즈나 다른 시리즈를 시작한 뒤 허리 통증이 심해지거나 통증이 더 오래 지속되면, 의료 전문가와 상담해 보세요. 허리 혹은 다리 한쪽이나 양쪽 옆, 혹은 사타구니에 급작스럽게 심한 통증이 일어날 때, 다리나 팔에 힘이 없어지거나 감각이 없어질 때, 장이나 방광에 문제가 생길 때도 마찬가지입니다.

유머 감각이 전혀 없으면 삶이 불가능해진다.
_콜레트

주의하며 요가를 하세요. 자세로 들어가고 나올 때 허리 상태가 악화하지 않도록 천천히, 알아차리면서 움직이세요. 편안하게 느껴질 때까지 몸의 위치와 도구들을 조정해 보세요. 조정한 뒤에도 어떤 자세가 불편하게 느껴지면, 이 시리즈의 다음 동작으로 넘어가거나, **기본 이완 자세**의 변형 중 하나를 하세요. 그래도 여전히 불편하면, 어떤 자세든지 통증이 없는 자세(예를 들어, 밤에 잠자는 자세)를 찾아서, 그 자세로 길게는 15분간 이완합니다. 이 시리즈는 다음 날에 다시 시도합니다.

기억하세요. 허리 통증이 있을 때 어떤 날은 괜찮을 것이고, 어떤 날은 힘들 것입니다. 어떤 자세가 하루는 괜찮게 느껴졌다가, 다음 날에는 불편하게 느껴질 수 있습니다. 알아차리면서 요가를 하고, 발전은 종종 2보 전진과 1보 후퇴의 패턴으로 이루어진다는 것을 아세요. 이 수련을 자기의 허리와 한계에 관해 배우는 기회로 삼고, 한 걸음 물러나는 것도 배우는 과정의 일부로 받아들이세요.

허리와 배의 근력을 키우세요. 허리에 문제가 생기지 않도록 예방하려면 이 근력을 키워야 합니다. 6주간 통증이 없으면 5장의 Relax and Renew 시리즈를 시도해 보세요. 각 자세를 시작하기 전에 '주의할 점'을 읽으세요. 당장은 통증이 없더라도 허리 상태를 고려하여 자세를 알맞게 변형해 보세요.

서서히 건강을 되찾아 감에 따라 배와 허리의 근력을 훈련할 준비가 되면, 더 활동적인 스타일의 요가를 시도해 보는 것도 좋습니다. 이때는 허리 통증을 위해 완화된 자세에서 활동적인 자세로 넘어가는 과정을 돕도록 잘 훈련된 선생님에게 개인 교습이나 수업을 받는 것이 좋습니다. (알맞은 요가 강사를 찾는 팁은 1장과 참고 자료를 참고하세요.) 규칙적으로 걷는 프로그램도 근력을 향상하는 방법입니다. 걸을 때는 올바른 신체 역학을 적용하고, 평평한 땅에서 걷고, 잘 맞는 신발을 신고, 걷는 시간과 속도를 서서히 늘리는 등 상식적으로 올바른 접근법을 적용해야 합니다.

요가 자세뿐 아니라 모든 신체 자세를 실험 삼아 관찰해 보세요. 앉고 서고 굽히고 눕고 걷고 나르고 들어 올릴 때, 신체 역학이 어떻게 이루어지는지 주의를 기울여 보세요. 올바르게 앉고 서는 법은 16장과 17장을 참고하세요.

주의할 점 ···

다음의 경우에는 이 시리즈를 하지 않는다.

▶ 생리 중에 허리가 아플 때. 12장의 달 클럽 시리즈를 한다.
▶ 임신 중에 허리가 아플 때. 13장의 임산부를 위한 시리즈를 한다.

:: 실습

매달린 개 자세

다운독 자세(아래를 바라보는 개 자세)는 가장 다양하게 활용되는 요가 자세 중 하나이며, 강아지가 잠에서 깨어 기지개를 펴듯이 몸으로 뒤집힌 V 자 모양을 만드는 자세입니다. 지지받는 다운독 자세인 **매달린 개 자세**는 문손잡이에 감은 벨트를 골반 주위에 두른 뒤, 이 도구들이 몸무게를 지지해 주게 합니다. 이렇게 매달리면 복부가 이완됩니다. 이런 놓아버리는 느낌은 허리 통증이 있을 때 통증을 완화해 줍니다.

도구

▶ 미끄럽지 않은 매트
▶ 벨트
▶ 손잡이가 달린 문

선택 도구

▶ 의자
▶ 시계 또는 타이머

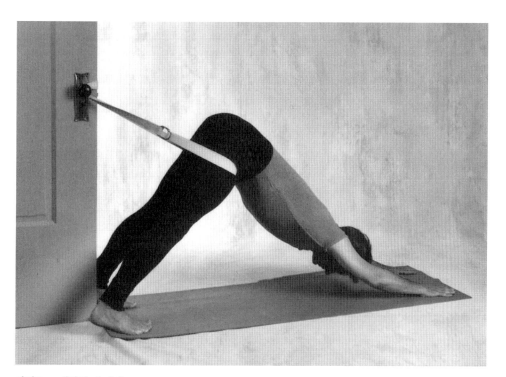

사진 7.1 매달린 개 자세

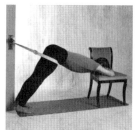

사진 7.2
매달린 개 자세, 변형

준비하기 미끄럽지 않은 매트를 깔고, 열린 문의 모서리가 매트의 좁은 쪽 중앙에 오게 한다. 벨트로 넓은 고리를 만들어 문손잡이 양쪽에 단단하게 고정한 뒤, 벨트를 늘어뜨려 둔다. 그 고리 안으로 들어가 문을 등지고 선다. 벨트를 잡은 채 앞으로 걸어가되, 몸통과 넓적다리가 만나는 지점에서 벨트가 몸을 압박할 때까지 걸어간다.

무릎을 구부리고 몸을 앞으로 숙여 양손을 바닥에 짚는다. 양발은 문을 향해 뒤로 걸어가고, 양손은 앞쪽으로 걸어가, 몸이 뒤집힌 V 자 모양이 되게 한다. 벨트에 몸의 무게를 맡긴다. 벨트는 문 양쪽에서 균등한 힘으로 당기게 한다. 만약 뒤넙다리근(햄스트링)이 너

91

무 뻣뻣해서 손이 바닥에 편안히 닿지 않으면, 의자를 앞에 두고 손을 의자의 앉는 부분에 올린다.

양손과 양발은 45센티쯤 벌려야 하고, 손과 발은 서로 멀리 떨어져 있어야 한다. 손과 발이 너무 가까운 채로 수련하는 사람이 종종 있는데, 그러면 척추와 배의 긴장을 풀어 주는 기분 좋은 스트레칭의 감각을 느끼기 어렵다.

자세 안에서 벨트가 몸무게를 고르게 지지하도록 하면서 머리를 중력에 맡긴다. 등 근육이 길어지는 동안, 천천히 고르게 호흡한다. 숨을 내쉬는 동안 배를 골반 쪽으로 당겨서 배 모양이 오목해지게 한다. 건강을 되찾고 있다고 확신하며, 이완한다.

돌아오기 매달린 개 자세를 처음에는 1분 동안 하고, 서서히 3분까지 늘린다. 자세에서 나올 때는 무릎을 굽힌 채, 양손으로 발을 향해 걸어간 뒤 일어선다. 잠시 가만히 있다가, 눈을 뜨고 몇 번 호흡한 뒤, 벨트 밖으로 걸어 나와 다음 동작을 이어 간다.

이로운 점 매달린 개 자세는 허리의 긴 근육들을 당겨 늘여 준다. 중력의 도움으로 긴 근육들만이 아니라 허리의 다른 근육들도 부드럽게 스트레칭되어 긴장을 풀어 줄 수 있다. 또한 이 자세는 역자세로서, 평상시 척추에 가해지는 중력을 반대 방향으로 뒤바꿔, 똑바로 선 자세로 생활하는 습관이 미치는 악영향을 완화해 준다.

주의할 점 . . . .

▶ 이 자세를 할 때는 양말을 벗는 것이 좋다.

▶ 벨트 고리 안으로 들어갈 때와 나올 때 균형을 잃지 않도록 조심한다. 이 움직임에 자신이 없으면, 안정된 의자를 앞에 두고 한 손을 의자에 의지하며 진행한다.

앞으로 기댄 반 개 자세

앞으로 기댄 반(半) **개 자세**는 견고한 테이블을 이용하여, 앞으로 굽힌 윗몸을 지지해 줍니다. 이 자세는 허리를 아래로 끌어당겨 등의 긴 근육이 부드럽게 스트레칭되게 합니다. 윗몸이 테이블 위에 놓여 있어, 등 근육을 아래로 당기는 중력이 완화됩니다.

도구

▶ 견고한 테이블

선택 도구

▶ 한 번 접기 담요 1장 이상

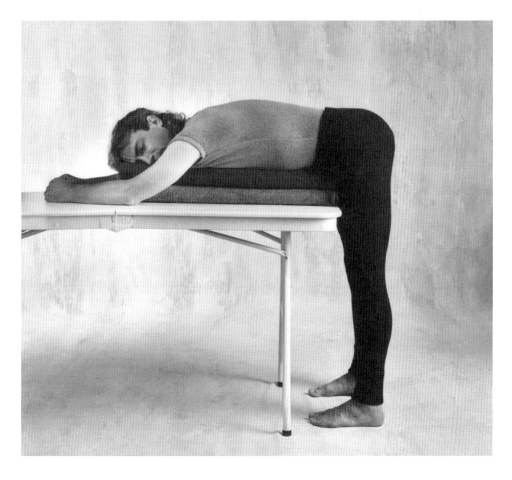

사진 7.3
앞으로 기댄 반 개 자세

준비하기 양발을 골반너비로 벌리고 테이블 앞에 선다. 몸통과 넓적다리가 만나는 지점에서 몸을 앞으로 굽혀, 윗몸을 테이블 위에 올려놓는다. 윗몸과 다리는 90도를 이루게 하며, 다리는 곧게 펴고 발바닥은 바닥에 가볍게 닿게 한다. 90도가 되지 않으면, 다시 일어나서 한 번 접기 담요를 테이블 위에 1장 이상 쌓는다. 다시 몸을 앞으로 굽혀 윗몸을 담요 위에 얹는다. 팔은 앞으로 뻗어 테이블의 양쪽 가장자리를 잡거나 테이블 위에 얹는다. 혹은 팔꿈치를 구부려 테이블 위에 둔다. 이마를 테이블 위나 포갠 팔 위에 얹는다. 고개를 한쪽으로 돌려서 한쪽 뺨을 얹어도 되는데, 이때는 양쪽 방향에서 같은 시간만큼 유지한다.

자세 안에서 천천히 편안하게 호흡한다. 윗몸과 팔이 테이블 위에서 완전히 휴식하게 한다. 무릎을 살짝 구부려서, 다리의 무게가 바닥을 향해 내려가게 해도 좋다. 숨을 내쉴 때마다 등과 목이 길어지도록 허용한다.

이렇게 테이블에 기대고 있는 상태에서 스트레칭을 해 본다. 즉, 몇 발자국 뒤로 물러나거나, 양팔을 앞으로 뻗어서 스트레칭해 본다. 하지만 조금이라도 불편감이 느껴지면, 지금은 이 스트레칭을 건너뛴다.

돌아오기 앞으로 기댄 반 개 자세를 2~3분간 한다. 무릎을 굽힌 채로 팔 힘을 써서 선 자세로 돌아온다. 조용히 서서 몇 번 호흡한 뒤 다음 자세로 넘어간다.

이로운 점 앞으로 기댄 반 개 자세는 척추를 따라 있는 근육들을 늘여 주어, 허리의 긴장과 뻣뻣함을 줄여 준다.

주의할 점 ....

▶ 이 자세를 할 때는 양말을 벗는다.

▶ 이 자세로 들어가고 나올 때 허리의 증세가 악화하지 않게 조심한다. 윗몸을 앞으로 굽혀 테이블에 올려놓을 때 통증이 느껴지면, 지금은 이 자세를 건너뛴다. 허리 상태가 좋아지면 다시 시도한다.

▶ 자세로 들어가고 나올 때 어지러움을 느끼면, 몸을 굽히고 세울 때 숨을 참고 있는 것은 아닌지 확인한다. 호흡을 제대로 해도 어지러움이 계속되면 의료 전문가와 상담해 본다.

▶ 임신 3개월 이상일 때는 이 자세를 하지 않는다.

인내가 성공을 가져온다.
_아프리카계 미국인
백과사전, 1869

단순한 기댄 **후굴 자세**

허리가 아플 때 어떤 사람들은 허리를 둥글게 말아서 스트레칭하는 동작을 선호하는 반면, 어떤 사람들은 허리를 활처럼 뒤로 젖히는 동작을 선호합니다. 나는 척추를 앞뒤 양방향으로 움직여 요가와 몸의 균형을 찾는 것을 추천합니다. 일상생활에서도 건강한 허리를 유지하려면 이러한 균형 잡힌 움직임이 필요합니다. **단순한 기댄 후굴 자세**는 허리가 민감한 사람이 후굴 자세를 처음 접하기에 좋은 자세입니다. 이 자세는 부드럽고, 유연성을 길러 주며, 거의 모든 사람이 할 수 있습니다.

도구

▶ 볼스터
▶ 길게 말기 담요

선택 도구

▶ 눈베개
▶ 블럭
▶ 두 번 접기 담요
▶ 체온 유지를 위해 덮을 담요
▶ 시계 또는 타이머

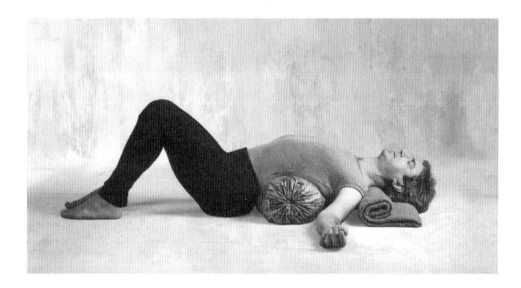

사진 7.4
단순한 기댄 후굴 자세

준비하기 이 자세를 준비하는 자세한 방법은 49쪽을 참고한다.

자세 안에서 천천히 고르게 호흡한다. 숨을 들이쉴 때마다 몸 앞면이 열리고, 내쉴 때마다 배와 장기들이 부드러워지며 마음이 차분해진다. 이완이 깊어지면서 모든 긴장이 풀리고 허리가 부드럽게 이완되도록 허용한다.

돌아오기 이 자세를 처음에는 1분 동안 하고, 점차 4분까지 시간을 늘린다. 자세에서 나올 때는 발로 바닥을 밀면서 몸을 머리 쪽으로 부드럽게 밀어 올린다. 허리는 완전히 바닥에 닿고 다리는 볼스터 위에 올려놓은 채로 몇 번 호흡한다. 그다음 옆으로 돌아누운 뒤 천천히 일어나 앉는다.

이로운 점 이 자세는 등이 굽고 어깨가 앞으로 말린 구부정한 자세 습관을 바로잡아 준다.

▶ 이 후굴 자세에 관한 더 많은 조언은 51쪽을 참고한다.

볼스터 위에서 **비틀기 자세**

도구

▶ 볼스터

▶ 미끄럽지 않은 매트

선택 도구

▶ 베개 또는 수건

▶ 체온 유지를 위해 덮을 담요

▶ 시계 또는 타이머

볼스터 위에서 비틀기 자세는 엉덩이 양쪽 깊숙한 곳에 있는 엉덩관절의 바깥돌림근(외회전근)들을 기분 좋게 스트레칭해 주는 자세입니다. 이 자세는 갈비뼈 바깥쪽에 있는 넓은 등근(광배근) 같은 근육들도 스트레칭해 줍니다. 이런 근육군이 스트레칭되면 허리뼈와 엉치뼈의 기능이 향상됩니다.

짧지만 강한 힘이 있는 바깥돌림근(외회전근)들은 몸이 움직이는 동안 골반을 안정시킵니다. 이 근육들은 한 다리로 서 있을 때 주로 강화됩니다. 바깥돌림근을 사용하는 활동으로는 테니스공 서브, 야구공 던지기, 축구공 차기 등이 있습니다. 이 근육들은 지나치게 많이 사용되기도 합니다. 매일 조깅이나 달리기를 하는 사람들은 바깥돌림근을 너무 자주, 억지로 사용해서 이 근육이 굳어집니다. 이 근육들이 너무 굳어지면 엉덩관절(고관절) 위 골반의 움직임이 제한되어, 허리가 움직이는 리듬에 지장이 생깁니다. 이러한 불균형은 주변 조직들에 근육 손상을 일으킬 수 있습니다.

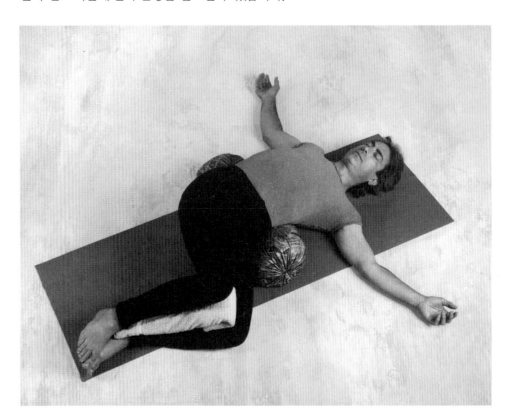

사진 7.5
볼스터 위에서 비틀기

준비하기 매트 위에 볼스터를 놓는다. 볼스터의 긴 쪽 중앙에 앉는다. 무릎을 굽혀 발바닥이 바닥에 닿게 한다. 앞으로 조금 미끄러져 내려오면서 양손으로 뒤쪽 바닥을 짚는다. 부드럽게 뒤로 누워, 엉덩이가 볼스터 중앙에 놓이고 양어깨는 바닥에 가볍게 닿게 한다.

발로 바닥을 누르면서 엉덩이를 볼스터의 왼쪽 끝으로 보낸다. 그런 다음 두 발도 왼쪽으로 가져가 엉덩이와 정렬시킨다. 이때 등 양쪽 갈비뼈의 맨 아랫부분까지 볼스터 위에 놓여야 한다. 양팔을 바닥에 얹되, 손바닥이 하늘을 향하게 하고 팔과 몸이 T 자가 되게 한다.

무릎을 한 번에 하나씩 가슴 쪽으로 가져와, 넓적다리가 윗몸과 90도를 이루게 한다. 무릎을 서로 붙인 채로 양다리를 한꺼번에 오른쪽으로 내려 볼스터에 지지받게 한다. 바깥돌림근(외회전근)이 굳어 있으면, 양 무릎을 서로 붙이고 있기가 힘들 수 있다. 이럴 때는 무릎 사이에 베개나 접은 수건을 끼워 윗다리를 지지해 준다. 골반도 다리를 따라 돌아가게 두어, 하체가 오른쪽으로 눕게 한다. 왼쪽 어깨가 바닥에서 뜨면, 그대로 둔다. 왼쪽 팔과 손을 쭉 뻗는다.

통증이 없다면, 그 자세에서 양다리를 곧게 펴서 더 비틀어지도록 당길 수 있다. 이때 양 무릎과 발은 서로 붙어 있어야 한다. 이 자세에서 넓적다리는 볼스터에 지지받고, 아랫다리는 바닥에 놓여 있다. 이렇게 하면 더 깊은 비틀기 자세가 되고, 몸 아래쪽은 완전히 옆으로 돌아누운 자세가 된다. 하지만 다리를 쭉 뻗을 때 허리에 무리가 가면 무릎을 구부려 허리를 보호한다.

이 자세에서 등은 조금 아치 형태를 이룬다. 가슴이 안으로 꺼지지 않고, 윗등은 아치를 이루며 가슴이 열리도록 자세를 잡는다. 가슴이 아치를 이루게 하려면 꼬리뼈는 내리고 가슴뼈(흉골)는 들어 올린다.

자세 안에서 깊이 호흡한다. 비틀기 자세가 만들어 낸 부드러운 스트레칭의 느낌에 집중한다. 옆으로 떨어뜨리는 무릎의 움직임에 따른 스트레칭과 어깨에서 느끼는 스트레칭 사이에서 균형을 찾는다. 가슴 위쪽의 가슴근(흉근) 부위와 몸 옆선이 스트레칭되는 느낌을 즐긴다. 엉덩관절의 바깥돌림근(외회전근)이 스트레칭되는 느낌을 느껴 본다. 이 근육들을 유연하게 하는 것이 허리 건강에 중요하다.

돌아오기 볼스터 위에서 **비틀기 자세**를 한쪽에서 1분간 한다. 다리를 쭉 편 채로 한다면, 무릎을 굽힌다. 자세에서 나올 때는 몸을 돌려 등이 바닥을 향하게 누우면서, 다리를 하나씩 들어 올려 발을 바닥에 내린다. 그 자세로 몇 번 호흡한다.

인생의 진정한 기쁨은 놀이에 있다.
_월터 라우센부시

준비되었다고 느끼면, 반대쪽에서 자세를 반복한다. 왼쪽과 오른쪽의 느낌이 다르더라도 놀랄 것 없다. 볼스터를 타고 머리 쪽으로 미끄러져 내려와, 편한 방향으로 돌아눕는다. 일어날 준비가 되었다고 느낄 때까지 이 자세에 머무른다.

볼스터 위에서 비틀기 자세는 허리에 좋은 강장제다. 이 자세를 하면 비틀기 자세와 역자세, 후굴 자세의 이로운 효과를 함께 볼 수 있다. 비틀기 자세는 척추의 작은 근육들을 늘여 주고, 역자세는 허리를 당겨 늘여 주며, 후굴 자세는 척추 마디 사이의 디스크에 고여 있는 긴장을 풀어 준다. 그리고 넓은등근(광배근)처럼 골반과 몸통을 결합해 주는 근육들과 바깥돌림근(외회전근)을 늘여 준다. 허파와 가로막(횡격막)도 열어 주어 호흡 기능을 개선하고 전반적인 건강과 행복을 증진한다. 신장도 자극한다.

주의할 점 ··

다음과 같은 경우에는 이 자세를 하지 않는다.

▶ 틈새 탈장이나 심장 질환이 있을 때.

▶ 임신 3개월 이상일 때.

▶ 생리 중일 때.

당신이 하려는 일은
중요하다.
그 일을 실제로
하기만 하면 된다.
_주디 그랜

앞으로 기댄 아기 자세

도구들로 몸을 잘 지지해 주면, **앞으로 기댄 아기 자세**는 거의 모든 사람이 좋아할 자세입니다. 특히, 오래 서 있거나 앉아 있어서 허리에 통증이 생긴 사람들이라면 더 그렇습니다. 이 자세가 너무 간단해 보인다고 해서 건너뛰면 안 됩니다. 이 자세는 매우 효과적이며, 특히 척추를 뒤로 구부리는 앞의 두 자세를 마친 뒤에 하면 좋은 효과를 볼 수 있습니다. 후굴 자세는 많은 사람에게 낯선 움직임일 때가 많습니다. **앞으로 기댄 아기 자세**에서 허리뼈(요추)를 앞으로 구부려 주면, 후굴 자세와 반대되는 움직임으로 인해 균형이 잡힙니다.

도구

▶ 볼스터

선택 도구

▶ 한 번 접기 담요 1장 이상
▶ 수건 2장
▶ 모래주머니
▶ 길게 말기 담요
▶ 체온 유지를 위해 덮을 담요
▶ 시계 또는 타이머

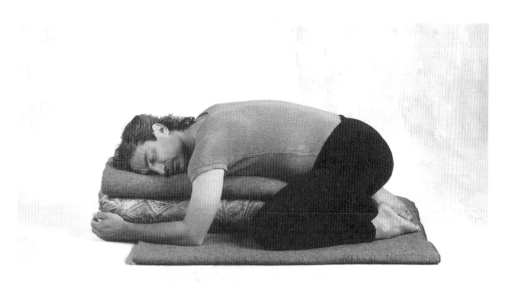

사진 7.6
앞으로 기댄 아기 자세

준비하기 앞으로 기댄 아기 자세를 준비하는 방법은 76쪽을 참고한다.

자세 안에서 몇 번 느리게 호흡한다. 그러면서 몸이 아래로 내려가며 볼스터의 지지를 받도록 허용한다. 계속 호흡하면서, 어깨가 귀에서 멀어지게 한다.

꼬리뼈가 바닥을 향하게 하고, 허리 부위 전체가 부드러워지며 펼쳐지는 느낌이 들게 한다. 길고 느리게 숨을 들이쉬면서, 허리에 쌓인 긴장을 모두 풀어 준다. 이 이완이 척추와 복부를 타고 골반 부위 전체에 스며들도록 한다.

돌아오기 앞으로 기댄 아기 자세를 2~3분간 한다. 고개를 한 방향씩 돌려서 하며, 양쪽에서 같은 시간 동안 유지한다. 눈을 뜬다. 한 손을 뒤로 뻗어 등에 놓인 모래주머니를 옆으로 내린다. 손바닥을 어깨 아래 바닥에 둔다. 양손으로 바닥을 누르고, 숨을 들이쉬면서,

천천히 윗몸을 일으켜 발꿈치 위에 앉는다. 잠시 그대로 머무른 뒤, 엉덩이를 들고 무릎으로 선다. 곧바로 한쪽 발을 바닥에 대고, 양손을 그 넓적다리에 올리고, 깊이 숨을 들이쉬면서 선 자세로 돌아온다.

이로운 점 앞으로 기댄 아기 자세는 허리를 부드럽게 스트레칭해 주고, 어깨의 긴장을 풀어 주며, 마음을 차분하게 해 준다.

주의할 점 ·

▶ 이 자세에 관한 자세한 주의 사항은 77쪽과 78쪽을 참고한다.

의자에 다리 올린 **기본 이완 자세**

도구
- ▶ 의자
- ▶ 한 번 접기 담요
- ▶ 눈베개

선택 도구
- ▶ 모래주머니
- ▶ 한 번 접기 담요 1장 이상
- ▶ 체온 유지를 위해 덮을 담요
- ▶ 시계 또는 타이머

이 시리즈는 **기본 이완 자세**의 변형으로 마무리됩니다. 이 변형 자세에서는 다리를 의자의 앉는 부분에 올리고, 아랫배 위에 모래주머니를 얹습니다. 배 위에 묵직한 것을 처음 올리면 호흡이 원활하지 않은 느낌이 들 수 있습니다. 하지만 겹겹이 쌓여 있던 긴장이 녹아내리고 배 위의 무게에 익숙해지면, 모래주머니가 점점 가볍게 느껴지면서 호흡이 점점 쉬워진다는 것을 알아차릴 것입니다. 복부가 이완되면 허리도 따라서 이완됩니다.

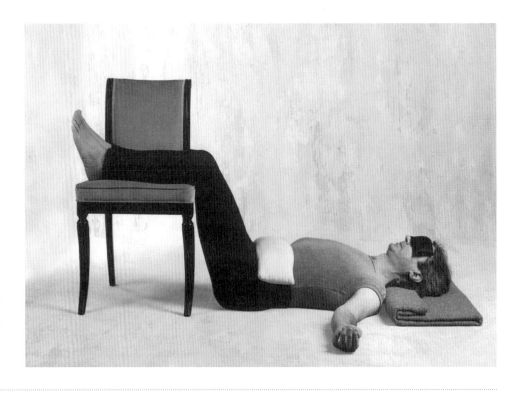

사진 7.7
의자에 다리 올린
기본 이완 자세

준비하기 의자를 자기 앞에, 기본 접기 담요를 뒤에 놓고 바닥에 앉는다. 팔의 힘과 지지를 이용하여 뒤로 눕는다. 아랫다리를 의자의 앉는 부분 위에 올려 무릎과 엉덩관절(고관절)이 구부러지게 한다. 체온 유지를 위해 여분의 담요가 필요하면, 펼친 담요로 다리를 덮는다.

의자 위에 올린 아랫다리가 편안하지 않으면, 의자의 다리 길이에 비해 넓적다리 길이가 짧아서일지 모른다. 이럴 때는 무릎을 구부려 가슴 쪽으로 가져온 뒤, 옆으로 부드럽게 돌아눕고, 팔의 힘을 이용해 일어나 앉는다. 한 번 접기 담요를 한 장 이상 밑에 깔고 누우면 의자 높이에 맞게 몸통을 올려 줄 수 있다.

다음에는 기본 접기 담요의 긴 모서리를 살짝 말아서 목의 완만한 곡선을 받쳐 준다. 머리와 목 밑에 받친 도구를 조정하여 편안해지게 한다. 턱의 위치는 이마보다 조금 낮아야 한다.

편안하게 자리 잡았다면, 이제 아랫배 위에 모래주머니를 얹는다. 만약 체온 유지를 위해 여분의 담요를 사용하고 있다면, 담요 윗부분을 끌어당겨 몸통과 팔까지 덮는다. 눈을 감으면서 윗 눈꺼풀이 아래 눈꺼풀을 향해 부드럽게 내려가도록 허용한다. 눈베개로 눈을 덮는다.

위팔이 갈비뼈와 닿지 않도록 양팔을 옆으로 벌린 채로 휴식한다. 대다수 사람은 손바닥이 위를 향하게 두지만, 이것이 불편하면 손바닥이 바닥을 향하게 두고 팔꿈치를 이완한다.

자세 안에서 기본 이완 자세에 익숙하지 않으면 44쪽의 '자세 안에서' 부분을 읽어 본다.

허리가 아래로 착 가라앉으며 모든 긴장이 녹아 없어지면서 바닥으로 흡수되도록 허용한다. 허리 근육이 이완됨을 느끼면서, 이 부위에 이제 내려놓아도 좋다는, 통증에서 해방되어도 좋다는 메시지를 전한다.

준비되었다고 느끼면 **센터링 호흡**을 시작한다. 길고 느리고 부드럽게 숨을 들이쉬고, 같은 길이로 한 차례 내쉰 뒤, 정상 호흡을 여러 번 한다. (전체 설명은 42쪽과 44쪽을 참고한다.) 이 과정을 최대 10회까지 반복한다. 자세에서 나오기 전에 정상 호흡을 할 시간을 얼마간 남겨 둔다.

돌아오기 만약 배 위에 모래주머니를 올려놓고 하는 중이라면, 모래주머니의 무게가 거의 혹은 완전히 사라진 것 같은 느낌이 들 때 자세에서 나온다. 모래주머니 없이 하는 중이라면, 이 자세를 15~20분 동안 한다. 자세에서 나올 때는 눈베개를 내려놓고, 모래주머니

보이는 그대로다.
_플립 윌슨

를 옆으로 밀어서 내린다. 그 상태로 머물면서 몇 번 호흡한다. 그 뒤 옆으로 돌아누운 뒤, 팔을 써서 일어나 앉는다.

이로운 점 이 변형된 **기본 이완 자세**는 허리의 근육, 복부의 근육과 장기를 이완해 주고, 다리를 가뿐하게 해 준다.

주의할 점 ·

▶ 임신 3개월 이상일 때는 **옆으로 누운 이완 자세**(13장 참고)를 한다.

▶ 생리 중일 때는 모래주머니를 사용하지 않는다.

▶ 자세에서 나올 때 주의를 기울인다. 허리가 편안한지 시험해 보기 위해 방 안을 몇 바퀴 걸어본다. 일상생활을 재개할 때는 허리를 구부리고 비트는 동작을 동시에 하지 않도록 주의한다.

우리 수련의 질은 언제나
우리 삶의 질에 반영된다.
_샬럿 조코 벡

요가를 하는 시간은 얼마나 시간을 낼 수 있는지, 자신의 상태가 어떠한지에 달려 있습니다. 다음은 허리 건강을 위한 시리즈의 요약과 더 짧은 시간에 할 수 있는 시퀀스의 제안입니다.

25~35분

자세	시간
매달린 개 자세	2~3분
앞으로 기댄 반 개 자세	2분
단순한 기댄 후굴 자세	2~4분
볼스터 위에서 비틀기 자세	2~3분
앞으로 기댄 아기 자세	2~3분
의자에 다리 올린 기본 이완 자세	15~20분

5분

자세	시간
의자에 다리 올린 기본 이완 자세	5분

15분

자세	시간
매달린 개 자세	2분
앞으로 기댄 아기 자세	3분
의자에 다리 올린 기본 이완 자세	10분

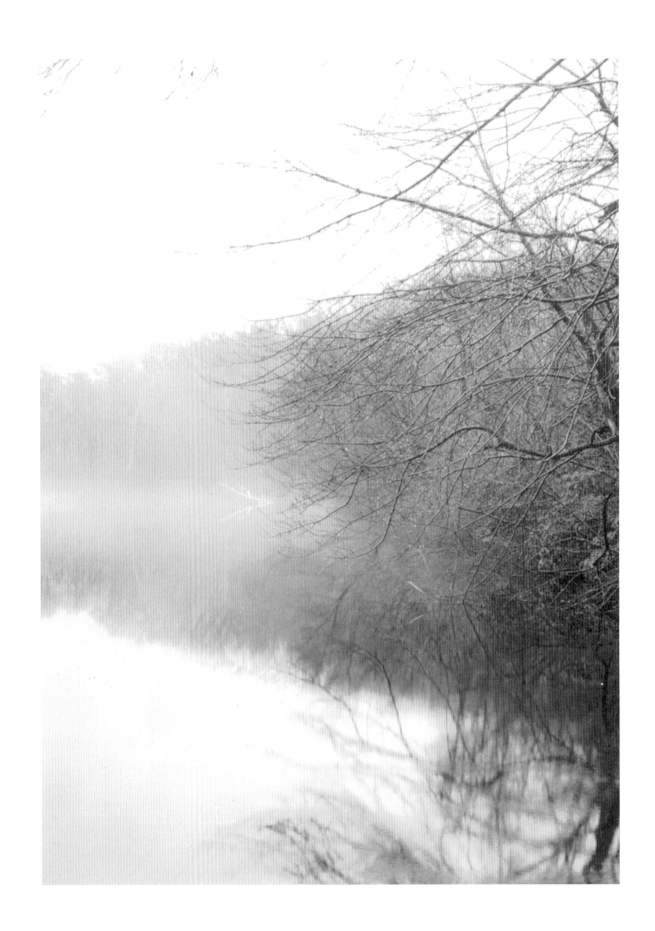

8장

골치 아픈 두통

두통을 위한 자세

• • •

오지 말아야 할 때만 찾아오는 것 같은 두통의 원인은 다양합니다. 배고픔 때문일 수도 있고, 카페인, 숙취, 흡연, 꽉 끼는 안경, 치아나 부비강(콧구멍이 인접해 있는 머리뼈 속 공간) 문제, 찬 기온이나 찬 음식, 장시간 TV 시청이나 독서 때문일 수도 있습니다. 병원을 찾는 두통 환자들은 대부분 긴장성 두통이나 근수축성 두통, 또는 편두통 때문에 옵니다.[1]

이름에서 알 수 있듯이, 긴장성 두통은 근육의 긴장으로 발생하는데, 우울함이나 불안함을 느낄 때 더 악화합니다. 온종일 지속될 때가 많으며, 꽉 조이는 느낌이나 머리에 전반적으로 압력이 가해지는 느낌이 들 때가 많습니다. 이런 두통은 보통 약물이나 별도의 치료 없이 이완하는 것만으로 완화되곤 합니다.

근수축성 두통은 주로 잘못된 자세로 긴 시간 서 있거나 앉아 있을 때 발생합니다. 원리는 단순합니다. 오랫동안 서 있거나 앉아 있으면 대개 척추의 정렬이 어긋나기 때문에 척추의 자연스러운 곡선이 압력을 받게 됩니다. 그러면 이렇게 어긋난 정렬에 대응하기 위해 등 위쪽, 어깨, 목의 근육들이 계속해서 수축됩니다. 이런 근육의 긴장은 사실 힘들고 틀어진 자세에서 몸이 자기를 똑바로 세우려고 시도하면서 일어나는 현상입니다. 목과 어깨의 근육들은 중력에 저항하여 몸을 세우느라 애쓰면서 뭉치고 피로해집니다.

편두통은 두뇌 혈관의 변화가 혈액순환에 악영향을 미쳐서 일어난다는 점이 앞의 두통들과 다른 점입니다. 만약 자신의 두통이 편두통으로 의심되거나, 구토와 소화 장애, 시각 장애를 동반한 두통으로 일상생활을 하기 힘들거나, 심하거나 지속적인 두통을 경험하고 있다면, 의사를 찾아가세요. 이 장에 제시된 자세들은 편두통을 위한 것이 아닙니다.

여기에 있는 회복 요가 자세들은 긴장성 두통과 근수축성 두통으로 인한 불편함을 완화해줄 수 있습니다. 그뿐 아니라 미래의 두통을 예방하는 습관인 이완하는 습관을 갖도록 도와줄 것입니다.

두통 완화를 위한 시리즈

이 시리즈는 네 가지 회복 요가 자세로 이루어집니다. 그 가운데 세 가지는 부드러운 역자세로서 다리, 등, 어깨를 이완해 주고, 나머지 하나는 **기본 이완 자세**의 변형으로서 다리를 볼스터 위에 올려놓아 몸의 전반적인 이완을 촉진합니다. 이 자세들은 두통 자체로 인한 긴장뿐만 아니라, 두통에 대처하느라 몸에 생긴 긴장까지도 다룹니다.

이 시리즈는 30~60분쯤 걸립니다. 늘 그렇듯이, 어느 정도 시간을 낼 수 있는지 현실적으로 판단하여, 가능하면 시리즈 전체를 여유 있게 수련하세요. 목과 어깨를 움츠리거나 긴장하는 패턴은 오랜 시간에 걸쳐 형성되었으니, 다시 되돌리는 데도 적지 않은 시간이 걸릴 것입니다. 이 장 마지막의 '실습 요약' 부분에는 더 짧은 시간 동안 할 수 있는 시퀀스가 제시되어 있습니다.

이런 회복 요가 자세를 하는 것 외에 나는 다음 두 가지를 더 제안합니다. 첫째, 두통을 예방하는 자세로 생활하세요. 좋은 신체 역학이 중요합니다. 자세에 주의를 기울이기만 해도 목과 어깨의 긴장이 풀어질 때가 많습니다. 안 좋은 자세로 앉아 있거나 서서 생활하면 목과 어깨만이 아니라 호흡, 소화, 배설에도 악영향을 준다는 것을 명심하세요. (앉는 자세와 서 있는 자세를 개선하려면 16장과 17장을 참고하세요.) 둘째, 이 시리즈를 하는 것만으로도 유익하지만, 온종일 이완된 상태를 유지할 수 있으면 그 효과가 더 오래 지속됩니다. 6장에 제시된, 집과 직장에서 할 수 있는 더 짧은 시퀀스를 해 보세요.

> 영원한 것은 아무것도 없다.
> 변한다는 사실 말고는.
> _헤라클레이토스

머리 감싸기

두통 완화를 위한 시리즈의 특징은 머리를 탄력 붕대로 감싼 채로 한다는 것입니다. 이 기법은 아헹가 선생이 개발한 것으로, 탄력 붕대를 알맞은 위치에 감으면 이마의 이마근(눈썹을 올리거나 이마에 주름을 나타내는 작용을 하는 근육)과 관자놀이, 부비강(콧구멍이 인접해 있는 머리뼈 속 공간)을 적절히 압박해 줍니다. 그리고 종종 두통을 자극하는 빛도 차단합니다. 탄력 붕대는 휴대하기도 편리하여 여행 중에 두통이 생기면 유용하게 쓸 수 있습니다. 탄력 붕대는 가방에 쏙 들어가는 요가 용품입니다.

〈두통(Headache)〉(1993년 1월)이라는 저널에 실린 연구 결과는 아헹가 선생이 경험적으로 발견한 결과와 일치합니다. 총 23명의 환자를 대상으로 '두통 밴드'(벨크로 찍찍이가 달린 탄력 붕대)를 이용해 두통을 완화해 주는 지점들을 계속 압박해 준 결과, 69차례의 두통 중

60차례에서 두통 완화 효과가 있었다고 합니다.[1]

탄력 붕대 사용법

두통 완화를 위한 시리즈의 모든 자세는 머리를 탄력 붕대로 감싼 채 할 수 있습니다. 탄력 붕대는 주로 이마를 감싸기 위한 것이지만, 눈을 가볍게 덮어 주려는 의도도 있습니다. 눈을 압박하지 않게 해야 하고, 먼저 안경이나 콘택트렌즈를 벗은 뒤 두릅니다.

붕대를 15~20센티 정도 풉니다. 머리뼈(두개골) 밑부분에서 시작하여 머리를 감싸기 시작합니다. 한 손으로는 붕대 뭉치를 잡고, 다른 손으로는 풀려 있는 끝부분을 부드럽게 잡고 귀 뒤쪽 머리에 댑니다. 눈을 감습니다. 천천히 두르되 확실히 머리를 감쌉니다. 머리뼈 밑부분에서 시작해 반대쪽 귀를 덮고, 붕대를 위로 보내며 한쪽 눈을 덮습니다. 다음에는 붕대를 아래쪽으로 보내며 다른 쪽 눈을 덮습니다. 계속해서 머리를 감싼 뒤, 편한 곳에서 붕대 끝부분을 집어넣어 고정합니다. 머리 뒤쪽에는 집어넣지 않는 편이 좋습니

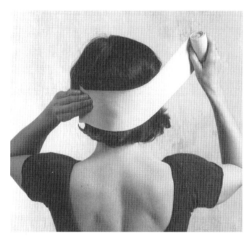
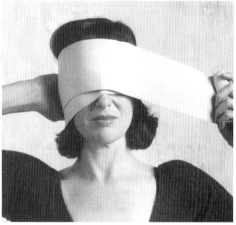

사진 8.1
머리 감싸기 시작

사진 8.2
계속 머리 감싸기

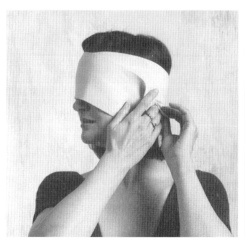
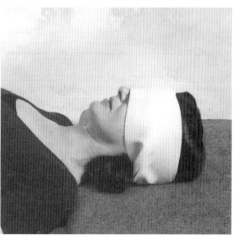

사진 8.3
붕대 끝부분 집어넣기

사진 8.4
머리 감싸기 완성

다. 누웠을 때 마무리한 부분이 툭 튀어나와 불편할 수 있기 때문입니다.

자세를 전환할 때는 눈을 덮고 있는 부분의 붕대를 접어 올려 앞을 보면서 다음 자세를 준비합니다. 모든 자세가 끝나고 머리에 감은 붕대를 풀 때는 붕대로 가해지던 부드러운 압력이 서서히 풀리도록 천천히 풀어 줍니다.

붕대로 머리를 감싼 채로 회복 요가를 실습해 보기 전에, 붕대를 감아 보고 풀어 보는 연습을 몇 번 해 보기를 권합니다. 또한 붕대를 감지 않은 채로 각 자세를 몇 번씩 연습해 보는 것도 권합니다. 그러면 문자 그대로 눈 감고도 할 수 있을 만큼 자세에 익숙해지고 자신감이 생길 것입니다.

탄력 붕대 대체재

붕대가 머리를 감싸는 느낌이 좋다면 이 시리즈의 모든 자세에서 붕대를 이용하면 됩니다. 그런데 만약 답답한 느낌이 들고 오히려 두통이 악화하는 것 같다면, 붕대를 풀어 버리세요. 그럴 때는 누운 자세(수파인 자세)에서 해 볼 만한 세 가지 대안이 있습니다. 변형 1은 수건, 책, 눈베개가 필요합니다. 변형 2는 책, 모래주머니, 눈베개가 필요합니다. 변형 3은 눈베개만 있으면 됩니다. 이 세 가지 변형 모두 눈썹을 위로 당길 때 쓰는 근육인 이마근의 긴장을 완화합니다.

변형 1 수건을 이마에 올려 눈썹 바로 위쪽까지 덮는다. 수건의 나머지 부분이 정수리와 머리 양옆을 덮으며 바닥에 늘어지게 한다. 머리 양옆의 수건 위에 책을 두 권 이상씩 쌓아 양쪽 귀 가까이 붙이고, 머리 위쪽에 펼쳐진 수건 위에도 그런 식으로 책을 얹는다. 책 무게로 인해 수건이 이마를 누르게 될 것이다. 눈 위에 눈베개를 얹어도 좋다.

변형 2 바닥에 책을 쌓아 정수리 가까이 둔다. 조심스럽게 모래주머니를 책 위에 얹고 1/3

사진 8.5
머리 감싸기, 변형 1

사진 8.6
머리 감싸기, 변형 2

사진 8.7
머리 감싸기, 변형 3

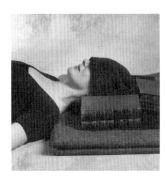
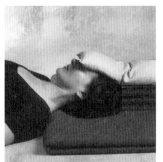
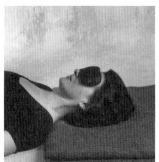

쯤은 앞으로 끌어와서 이마에 놓이게 한다. 눈 위에 눈베개를 얹어도 좋다.

변형 3 눈베개를 눈 위나 이마 위에 얹는다.

어떤 변형 방법을 사용하든지 먼저 각 자세에 관한 지시 사항을 읽고 머리가 놓일 위치를 결정한다. 그 뒤 자세를 방해하지 않으면서 손을 뻗어 쉽게 잡을 수 있는 곳에 도구들을 놓아둔다.

목과 어깨 관리

회복 요가를 하면서, 하루 중 활동하고 자는 시간에도 목과 어깨를 잘 관리해 주어야 합니다. 아래의 몇 가지 방법은 성가신 두통을 예방하는 데 도움이 될 것입니다.

▶ 의자에 구부정한 자세로 앉지 않는다. 올바른 자세로 앉는 방법은 17장을 참고한다.

▶ 통화할 때 전화기를 든 어깨가 앞으로 말리지 않게 한다. 전화기 든 손을 교대하면서 통화하거나, 헤드셋을 이용한다.

▶ 머리를 앞으로 숙인 채로 독서를 하거나 컴퓨터 작업을 하지 않는다. 이 습관은 목 뒤쪽 근육에 무리를 준다. 독서대를 이용해 읽을거리를 눈높이에 맞추고, 컴퓨터 화면은 눈높이보다 살짝 아래에 오게 한다.

▶ 한쪽 어깨로만 가방을 메고 다니지 않는다. 짐의 무게를 줄인다. 어차피 그 짐이 다 필요하진 않을 것이다. 어깨를 바꾸면서 메거나, 무게를 양쪽에 고르게 분산하는 배낭을 사용한다. 배낭을 사용할 때는 가방끈을 조절해 어깨 근처로 높게 멘다. 가방이 허리 근처까지 처지면 허리에 통증이 생길 수 있다.

▶ 운전할 때 목을 앞으로 빼지 않는다. 귀가 어깨 바로 위에 오는 자세를 유지한다.

당신의 수면은 얼마나 편안합니까? 밤에 잠을 잘 때도 척추가 올바른 정렬 상태에 있고, 목과 어깨의 근육이 긴장되지 않도록 목을 잘 받쳐 주어야 합니다. 좋은 베개를 마련하거나, 돌돌 만 수건을 목 아래에 받쳐 베개와 함께 사용해 보세요.

자기 자신을 사랑하는 것은 평생에 걸친 로맨스의 서막이다.
_오스카 와일드

앞으로 기댄 **반 개 자세**

도구

▶ 테이블

선택 도구

▶ 한 번 접기 담요 1장 이상
▶ 탄력 붕대
▶ 시계 또는 타이머

앞으로 기댄 반(半) **개 자세**는 다른 많은 회복 요가 자세보다 더 다양한 상황에서 할 수 있습니다. 많은 소품이 필요하지도 않고 바닥에 누울 필요도 없기 때문입니다. 주방 식탁이나 사무실 책상, 회사의 점심 식탁, 피크닉 테이블에서도 할 수 있습니다.

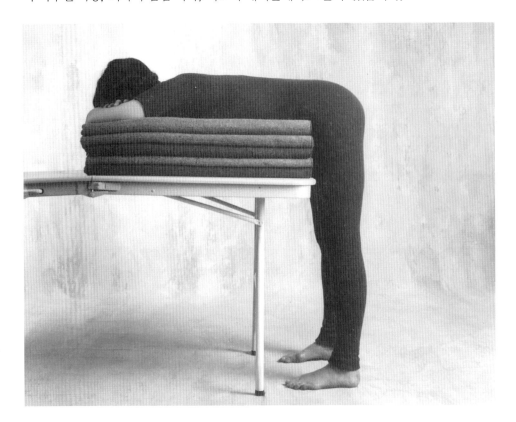

사진 8.8
기댄 반 개 자세

준비하기 앞으로 기댄 반 개 자세의 전체 설명이 나와 있는 93쪽을 참고한다. 탄력 붕대를 사용하려 한다면, 몸을 앞으로 숙이기 전에 머리를 감싼다.

자세 안에서 앞으로 기댄 반 개 자세로 스트레칭해 본다. 괜찮으면 몇 발자국 뒤로 걸어가거나, 팔을 앞으로 쭉 뻗으며 스트레칭해 본다. 가벼운 스트레칭은 등 위쪽, 어깨, 목에 쌓여 있는 긴장을 풀어 줄 것이다. 하지만 무리하지 않도록 조심한다. 스트레칭으로 인해 두통이 더 심해지면 이 부분은 생략한다.

돌아오기 앞으로 기댄 반 개 자세를 5분까지 해 본다. 무릎을 살짝 구부리고 팔 힘을 이용하면서 몸을 일으켜 세운다. 붕대를 머리에 감고 있다면, 다음 자세로 넘어가기 위해 눈을 덮고 있는 부분을 접어 올려 시야를 확보한다. 천천히 눈을 뜬다. 다음 자세로 넘어가기 전에, 서 있는 자세로 조용히 몇 번 호흡한다.

이로운 점 **앞으로 기댄 반 개 자세**는 허리의 긴 근육들을 부드럽게 늘이고, 등 윗부분, 목, 어깨의 근육들이 편히 쉬게 한다. 테이블의 도움으로 등에 있는 근육들이 부드럽게 당겨진다.

주의할 점 ···

▶ 이 자세에서 주의할 점은 94쪽을 참고한다.

지지된 **다리 자세**

지지된 다리 자세는 등의 근육과 목의 양옆 근육을 스트레칭해 줍니다. 이렇게 하면 이미 있는 두통은 완화해 주고, 앞으로 올지 모를 두통은 예방해 줄 수 있습니다. 목의 긴장은 머리를 윗몸보다 앞으로 내밀고 생활하는 자세 습관에서 생깁니다. 똑바로 선 자세에서 머리를 2센티만 앞으로 내밀고 있어도 목 뒤쪽의 근육 긴장도가 훨씬 높아질 수 있습니다. 이 부위가 이렇게 긴장되면 근육들, 그리고 관절 부위의 인대, 힘줄 등 기타 결합 조직들이 점점 짧아집니다.

도구

▶ 볼스터 2개

선택 도구

▶ 한 번 접기 담요 2장 이상
▶ 탄력 붕대 또는 그 대체재
▶ 수건
▶ 체온 유지를 위해 덮을 담요
▶ 시계 또는 타이머

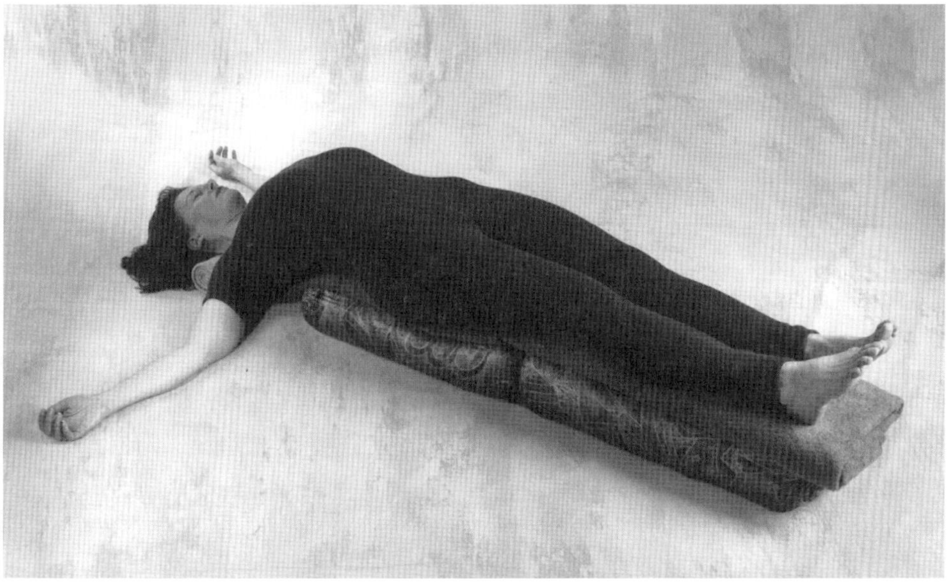

사진 8.9
지지된 다리 자세

111

준비하기 지지된 다리 자세를 준비하는 자세한 방법은 57쪽을 참고한다.

도구들이 준비되면 볼스터 위에 걸터앉은 뒤, 볼스터 뒤쪽으로 조금 더 이동한다. 붕대로 머리를 감싸고 있다면 붕대를 내려 눈을 가린다.

팔에 기대며 뒤로 눕는다. 어깨가 바닥에 닿고 얼굴은 천장을 향하도록 조심스럽게 머리 방향으로 몸을 밀어 올린다. 목 아래에 받친, 돌돌 만 수건의 위치를 조정하여 목이 완전히 편안해지게 한다.

만약 탄력 붕대 대신에 머리 감싸기 변형 방법을 사용하고 싶다면, 지금 한다. 양팔을 편안한 각도로 벌려 양옆에 둔다.

자세 안에서 더 깊이 이완하도록 시선을 아래로 향한다. 이마가 넓게 펴지는 느낌이 들게 한다.

침을 삼켜 턱과 혀가 이완되게 한다. 목근육이 길어지고 풀어진 느낌이 들게 한다. 어깨에서부터 머리뼈 아래까지 이어지는 목의 완만한 굴곡에 주의를 기울인다. 머리뼈 아래에 쌓여 있는 모든 긴장을 풀어 준다.

호흡으로 부드럽게 주의를 가져온다. 들숨과 날숨에 따라 허파와 갈비뼈가 양옆으로 늘어났다 줄어드는 것을 느낀다. 내면으로 끌어당기는 생각의 에너지와, 열리고 확장되는 몸의 에너지 사이에서 균형을 이루며, 편히 휴식한다.

돌아오기 지지된 다리 자세를 5~15분간 한다. 탄력 붕대 대신에 변형 방법을 사용하고 있다면, 지금 벗는다. 자세에서 나올 때는 볼스터를 타고 머리 방향으로 몸을 밀어 올린다. 다리 아랫부분은 볼스터 위에 얹고, 등은 바닥에 댄다. 이 상태로 몇 분간 머무른다. 옆으로 돌아눕고, 손으로 바닥을 누르면서 천천히 일어나 앉는다. 탄력 붕대를 사용하고 있다면, 다음 자세로 넘어가기 위해 눈앞 부분을 접어 올려 시야를 확보한다. 천천히 눈을 뜬다.

우리의 단점을 바로잡으려 할 때는 의지가 아니라 관심으로 해야 한다.
_시몬 베유

이로운 점 지지된 다리 자세는 목근육을 스트레칭해 주고, 가슴을 열어 호흡을 개선한다. 스트레스를 받을 때는 숨을 참기도 하는데, 그러면 더 스트레스를 받게 되고 두통까지 생길 수 있다.

주의할 점 . . . .

▶ 이 역자세에서 주의할 점은 58쪽을 참고한다.

벽에 다리 올려 몸 높인 자세

벽에 다리 올려 몸 높인 자세는 두통에 종종 따라오는 전신 통증을 완화하는 가장 효과적인 방법 중 하나입니다. 이 회복 요가 자세에서 다리는 휴식하고, 가슴은 열리며, 뇌의 열기가 식고, 온몸의 긴장이 풀립니다.

도구

▶ 볼스터
▶ 한 번 접기 담요

선택 도구

▶ 탄력 붕대 또는 그 대체재
▶ 두 번 접기 담요
▶ 한 번 접기 담요 1장 이상
▶ 기본 접기 담요
▶ 수건
▶ 체온 유지를 위해 덮을 담요
▶ 시계 또는 타이머

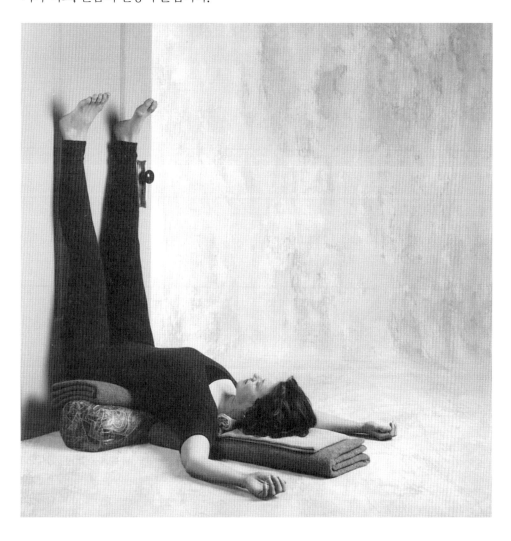

사진 8.10
벽에 다리 올려 몸 높인 자세

준비하기 이 자세를 준비할 때는 60쪽의 설명을 참고한다. 탄력 붕대를 감고 있다면 조금 내려 눈을 가린다. 변형 방법을 사용한다면 자리를 잡은 뒤 머리를 감싼다.

자세 안에서 호흡과 신체 감각을 알아차리며 지금 여기에 현존한다. 각 신체 감각(예를 들어, 압박받는 느낌, 욱신거리는 느낌, 쑤시는 느낌 등)을 알아차릴 때 그 감각을 마음속으로 묘사해 본다. 그런 감각들에 관한 생각에 빠지지 말고, 두통이 가시지 않는다고 자신을 탓하는 생각에도 빠지지 않는다. 그저 하나하나의 감각을 알아차리며 짧게 묘사한다.

자기의 경험에 마음을 열면 처음에는 통증이 더 심해질 수도 있다. 하지만 감각들에 계속 마음을 열면 심해지던 두통이 점점 잦아들 것이다.

돌아오기 벽에 다리 올려 몸 높인 자세를 10~15분간 한다. 머리 감싸기의 변형 방법을 사용하고 있었다면, 지금 벗는다. 눈을 뜨기 전에 가만히 누워서 몇 차례 호흡한다.

무릎을 구부리고, 발바닥으로 벽을 밀면서 골반을 살짝 들어 올린다. 손으로 볼스터를 벽 쪽으로 밀고, 발로 벽을 밀면서 몸이 벽에서 멀어지도록 미끄러져 내려온다. 다리 아랫부분을 볼스터 위에 올린 채로 잠시 바닥에 누워 있다. 그 뒤 옆으로 돌아누워 천천히 일어난다. 탄력 붕대로 머리를 감고 있었다면, 앞을 볼 수 있게 앞부분을 접어 올린다. 천천히 눈을 뜬다.

이로운 점 벽에 다리 올려 몸 높인 자세는 목의 근육들을 스트레칭해 준다. 가슴 부위를 열어 주어 깊이 호흡하고 이완하게 해 준다.

주의할 점 ....

▶ 이 역자세에서 주의할 점은 61쪽을 참고한다.

모든 상처에는 약이 있다.
–아프리카계 미국인 백과사전,
1969

볼스터 이용한 **기본 이완 자세**

긴장성 두통은 만성적 스트레스를 받으며 생활할 때 흔히 경험하게 됩니다. 목과 등, 어깨를 스트레칭하여 긴장을 풀어 주는 다른 회복 요가 자세들도 있지만, 두통 해소에 가장 중요한 자세는 **기본 이완 자세**입니다. 이 자세는 목과 어깨를 이완해 줄 뿐만 아니라, 전반적인 혈액순환에도 도움을 주어 편두통 완화에도 도움이 되기 때문입니다.

도구

▸ 기본 접기 담요
▸ 볼스터

선택 도구

▸ 탄력 붕대 또는 그 대체재
▸ 체온 유지를 위해 덮을 담요
▸ 시계 또는 타이머

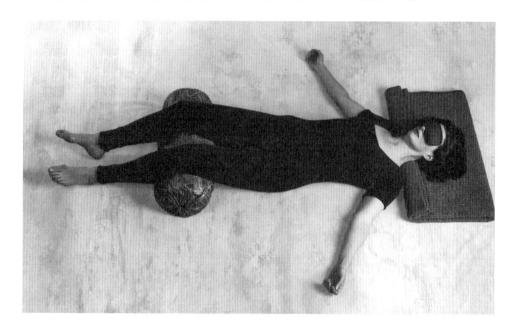

사진 8.11
볼스터 이용한
기본 이완 자세

준비하기 **기본 이완 자세**에 관한 전체 설명은 43쪽의 '준비하기' 부분을 참고한다. 이 자세에서 늘 그렇듯이 기본 접기 담요를 머리와 목 아래에 둔다. 무릎 아래에 볼스터를 넣어 받친다. 추위를 잘 타면 담요를 한 장 펴서 몸 위를 덮는다. 머리 감싸기를 하고 있다면, 눈 위를 다시 덮는다. 팔 힘에 기대면서 뒤로 눕는다. 머리 감싸기 변형을 하고 있다면, 자리를 잡고 누운 뒤 머리를 감싼다.

자세 안에서 뇌가 점점 작아지면서 머리뼈에서 멀어진다고 상상해 본다. 눈알과 이마를 이완한다. 허리가 아래로 가라앉게 하고, 조금이라도 남아 있는 긴장이 녹아내리며 바닥에 흡수되도록 한다. 허리 근육의 긴장이 해소되는 것을 느낀다.

숨 쉴 때마다 가볍게 오르내리는 배의 움직임에 주의를 둔다. 준비되면 44쪽에 설명된 **센터링 호흡**을 시작한다. 억지로 호흡하면 절대 안 된다는 것을 기억한다. **센터링 호흡**을 최대 10회까지 반복한다. 자세에서 나오기 전에 정상 호흡을 할 시간을 조금 남겨 두는 것을 잊지 말라. 자신이 지금 여기에서 쉬도록 허용한다.

돌아오기 볼스터 이용한 기본 이완 자세를 5~25분간 한다. 머리 감싸기의 변형 방법 중 하나를 사용하고 있다면, 지금 벗는다. 자세에서 나올 때는 숨을 한 번 들이쉬고, 내쉬면서 무릎을 한 번에 하나씩 가슴 앞으로 가져온 뒤, 자연스러운 리듬에 따라 옆으로 돌아눕는다.

그 자세로 쉬면서 몇 번 호흡한다. 일어나 앉을 때는 팔꿈치와 손바닥으로 바닥을 밀면서 일어나 앉는다. 붕대로 머리를 감고 있었다면, 이제 붕대를 푼다. 일어나서 일상생활을 다시 시작하기 전에 조용히 앉아서 몇 차례 호흡한다.

이로운 점 볼스터 이용한 기본 이완 자세는 근육의 긴장을 해소하고 혈압과 심장박동수를 낮춘다. 두통으로 인한 수면 부족으로 발생하는 피로를 줄여 준다.

주의할 점 ....

▶ 임신 3개월 이상일 때는 13장의 **옆으로 누운 이완 자세**를 한다.

단순함은 이 세상에서
가장 얻기 힘든 것이다.
경험의 마지막 한계이자
천재의 마지막 노력이다.
_조르주 상드

요가를 하는 시간은 얼마나 시간을 낼 수 있는지, 자신의 상태가 어떠한지에 달려 있습니다. 다음은 두통 완화를 위한 시리즈의 요약과 더 짧은 시간에 할 수 있는 시퀀스의 제안입니다.

30~60분

자세	시간
앞으로 기댄 반 개 자세	5분
지지된 다리 자세	5~15분
벽에 다리 올려 몸 높인 자세	10~15분
볼스터 이용한 기본 이완 자세	10~25분

10분

자세	시간
볼스터 이용한 기본 이완 자세	10분

20분

자세	시간
벽에 다리 올려 몸 높인 자세	5분
지지된 다리 자세	5분
볼스터 이용한 기본 이완 자세	10분

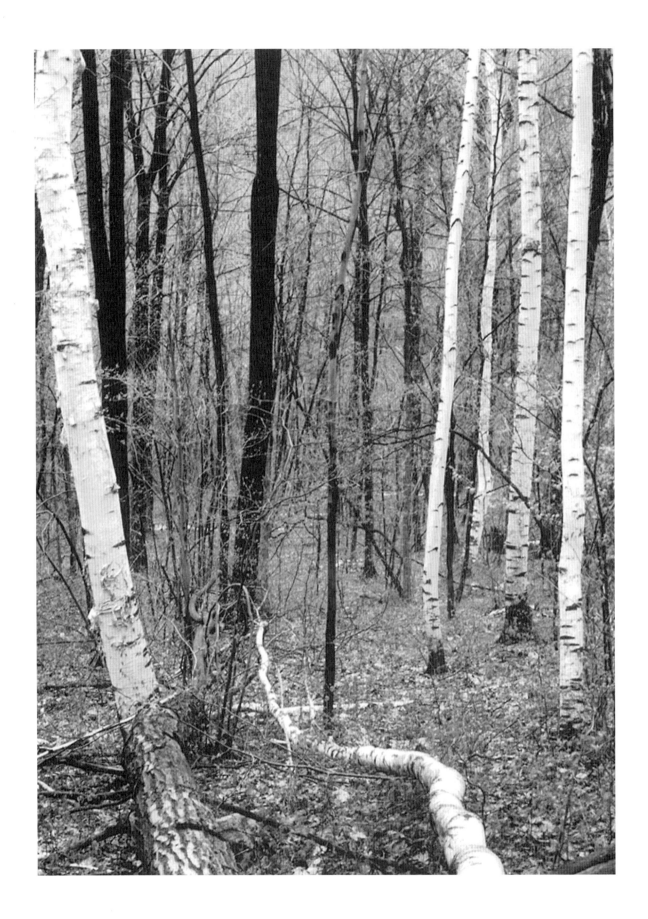

9장

불면의 밤

불면증을 위한 자세

- - -

혹시 새벽까지 잠들지 못하고 몸을 이리저리 뒤척이며 보낸 적이 있나요? 베개를 두드려 더 편한 모양으로 바꿔 보고, 이불을 걷어찼다가 다시 끌어당기고, 아침이 머지않았기를 바라며 계속 시간을 확인한 적이 있나요? 그렇다면 당신은 잠들려 애쓰는 일보다 피곤한 일이 없음을 이미 알고 있습니다. 그리고 당신은 혼자가 아닙니다. 수면 장애로 의사를 찾는 사람이 매년 수백만 명에 이르기 때문입니다.

불면증, 즉 만성적 수면 부족은 스트레스에 기인할 때가 많습니다. 스트레스로 지나치게 자극을 받으면 마음이 동요하여 잠드는 데 어려움을 느끼게 됩니다. 그리고 밤에 숙면하지 못하면, 균형이 무너지면서 애초에 문제의 원인이었던 스트레스에 더 취약해집니다. 이렇게 잠 못 드는 밤이 하루하루 쌓이다 보면 이런 악순환이 더 심해집니다.

불면증은 내가 요가를 시작하게 된 이유 중 하나였습니다. 그때 나는 잠드는 데 꼭 한두 시간씩 걸리게 하던 불면증에서 벗어나기 위해 약물을 쓰지 않는 해결책을 찾고 있었습니다. 그러던 중 몸과 마음을 이완하지 못하는 습관이 수면에 직접적인 악영향을 준다는 것을 알게 되었습니다. 나는 요가를 통해 몸과 마음을 이완하는 새로운 습관을 익혔습니다. 당신도 할 수 있습니다.

숙면을 위한 시리즈

숙면을 위한 시리즈는 잠자리에 들기 전에 오감을 평온하게 가라앉혀 쉽게 잠들도록 고안되었습니다. 이 시리즈는 여섯 가지 회복 요가 자세로 이루어지며, 먼저 뒤로 편히 기댄 자세 두 가지로 시작합니다. 다음에는 뒤로 기댄 후굴 자세로 더 깊이 이완한 뒤, 변형된 역자세로 전반적인 피로를 풀어 줍니다. 그 뒤 앞으로 기댄 앉은 자세로 마음을 차분히 가라앉힙니다. 이 시리즈는 **기본 이완 자세**의 변형으로 마무리하는데, 다리의 위치를 조금 높여서 허리, 배, 다리를 이완해 줍니다.

날마다 잠자리에 들기 전 일과에 40~60분쯤 숙면을 위한 시리즈를 포함해 보세요. 그 정도 시간을 내기 어렵다면, 이 장의 마지막 '실습 요약'에 있는 더 짧은 방식 두 가지를 참고하세요.

만약 한밤중에 깨서 다시 잠이 오지 않을 때는 일단 잠자리에서 빠져나오세요. 잠자리를 불면이 아닌 수면과 연관시키는 것이 중요합니다.[1] 침대에서 빠져나온 뒤, 숙면을 위한 시리즈 전체 혹은 일부를 하세요. 설령 다시 잠들지 못하더라도, 더 깊이 이완할수록 불면의 악순환을 더 성공적으로 깨뜨리게 될 것입니다.

숙면을 위한 시리즈로 몸을 이완하다 보면, 마음을 이완하는 법도 배우게 될 것입니다. 요가에는 프라티아하라(pratyahara)라는 수행이 있습니다. 이 산스크리트어 단어는 '감각으로부터 에너지를 의식적으로 거두어들임'이라는 뜻입니다. 외부 세계로부터 자신을 완전히 차단하는 것으로 자주 오해되지만, 프라티아하라의 더 정확한 뜻은 감각 정보들이 마음에 인식되는 동안 그 정보들이 마음을 어지럽히지 않는 것을 말합니다. 의식하면서 이완하는 동안 이렇게 되는 것이 이상적인 상태입니다. 우리는 신체 감각과 생각을 알아차리면서도 그것들에 휩쓸리지 않는 법을 배울 수 있습니다. 이것은 숙달해야 할 중요한 기술입니다. 과거의 일을 자꾸 곱씹어 생각하고, 미래 즉 일어날지 모를 일을 자꾸 걱정하느라 잠들지 못하고 깨어 있다면 특히 그렇습니다.

숙면을 위한 시리즈를 하면서, 생각이 오고 가는 것을 알아차리세요. 생각을 밀어내지 말고, 생각에 집착하지도 마세요. 그저 생각의 일어남과 사라짐이 계속 반복되는 것만을 알아차리세요. 피아노에서 나는 소리는 피아노가 아니듯, 그 생각들은 당신 자신이 아니라는 것을 이해하세요.

마음이 뭐지?
그건 중요하지 않아.
무슨 일이야?
마음 쓰지 마.
_무명씨

120

머리 감싸기

앞 장에서처럼 여기서도 더 깊은 이완을 위해 탄력 붕대를 사용할 것입니다. 탄력 붕대를 머리에 감는 방법과 그 대안 방법들은 107쪽을 참고하세요. 이 시리즈의 모든 자세에서 탄력 붕대를 사용할 수 있습니다. 자세마다 도구 사용법을 자세히 설명합니다.

수면을 돕는 간단한 방법들

숙면을 위한 시리즈에 더해, 밤에 숙면할 수 있는 계획을 세워 보시기 바랍니다. 아래의 방법을 참고하세요.

▶ 저녁에 하는 숙면을 위한 시리즈에 더해, 낮에 한두 번 **기본 이완 자세**를 5~10분간 한다.

▶ 낮의 활동을 마친 뒤 늦은 오후나 초저녁에 마사지를 받으며 긴장을 풀어 준다.

▶ 매일 저녁 **숙면을 위한 시리즈**를 하기 전에 따뜻한 물로 목욕을 한다.

▶ 잠자리에 들기 직전 따뜻한 우유를 한 컵 마신다.

▶ 저녁 7시 이후에는 운동이나 TV 시청, 시끄러운 음악 감상, 과식 등 지나치게 자극하는 활동을 피한다.

뒤로 기대 누운 자세

도구

▸ 볼스터
▸ 한 번 접기 담요 1장 이상
▸ 기본 접기 담요 1장 이상
▸ 길게 말기 담요 3장

선택 도구

▸ 탄력 붕대 또는 눈베개
▸ 체온 유지를 위해 덮을 담요
▸ 시계 또는 타이머

뒤로 기대 누운 자세는 신경계를 새롭게 프로그래밍하여 불면의 습관을 없애는 데 도움이 됩니다. 이 자세는 체이스 라운지 리클라이너에 누워서 편안히 이완하는 것과 비슷합니다. 10분간만 온갖 걱정을 내려놓으세요. 모든 일이 괜찮다는 것을 믿으면서, 흰 모래가 깔린 열대섬의 따뜻한 해변 의자에 누워 편안히 휴식하는 모습을 상상해 보세요.

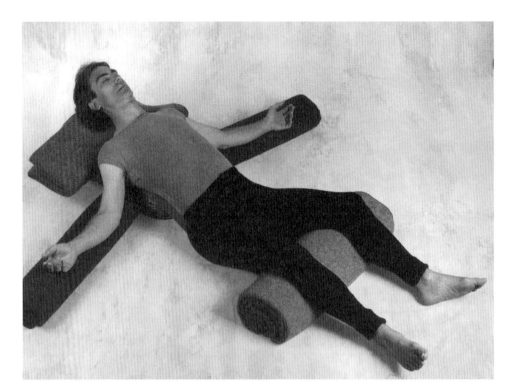

사진 9.1
뒤로 기대 누운 자세

준비하기 바닥에 볼스터를 놓고, 한쪽 끝에 머리를 받칠 한 번 접기 담요를 얹는다. 그리고 적어도 하나의 길게 말기 담요에 기본 접기 담요를 둘러 말되, 자기에게 편안한 두께가 되게 한다. (무릎 밑에 받칠) 이 크게 만 담요를 볼스터 옆 가까운 곳에 둔다. 그리고 팔을 올려놓을 길게 말기 담요를 볼스터 양쪽에 하나씩 둔다. 자세를 취해 보며 어느 정도 높이가 가장 편안한지 실험해 본다. 이렇게 추가로 팔을 받쳐 주면 더 깊게 이완될 것이다. 특히 손목터널 증후군이나 목뼈 손상 등 목에 문제가 있을 때는 이렇게 해 주는 것이 좋다.

볼스터 짧은 부분의 앞쪽에 꼬리뼈를 대고 앉는다. 무릎을 구부리고, 크게 만 담요를 무릎 아래에 받친다. 머리 감싸기를 사용하려 한다면, 지금 착용한다. 볼스터 위에 등을 대고 누우면서, 머리를 한 번 접기 담요 위에 얹는다. 다리와 발은 편안히 내려놓고, 발뒤꿈치는 바닥에 놓아둔다. 눈베개를 사용하려 한다면, 지금 눈 위에 얹는다.

아래팔을 담요 위에 얹고 손바닥은 하늘을 향하게 한다. 손바닥이 아래를 향하게 두고 싶다면, 손바닥의 오목한 부분을 담요로 받쳐 준다.

등이 조금이라도 불편하면, '돌아오기'에 설명된 대로 일어나 앉는다. 도구들 위에 한 번 접기 담요를 하나 이상 얹어 보면서 실험해 본다. 예를 들어, 볼스터 위에 하나를 얹은 뒤 앉아 보고, 다시 하나를 더 얹어 실험해 본다. 머리 아래에도 한 번 접기 담요나 기본 접기 담요를 더 얹어 본다. 다시 누워 보고, 도구 위에서 위치를 조정해 보면서 편안한지 확인 해 본다.

자세 안에서 볼스터와 담요들 위에 자리 잡고, 이마를 이완하여 넓게 퍼지는 느낌이 들게 한다. 침을 삼켜 목과 턱이 이완되게 한다. 아래턱이 위턱에서 자연스레 멀어지며 입이 살짝 벌어지게 놓아두고, 광대뼈 아래 볼이 홀쭉해지게 한다.

길고 느린 호흡을 몇 차례 한다. 숨을 내쉴 때 한숨 소리를 내며 배가 골반을 향해 내려가도록 허용한다. 몇 차례 반복한다. 모든 긴장이 빠져나가도록 허용한다. 몸이 풀어지고 부드러워진 느낌이 들면, 몇 차례 길고 느리고 편안하게 호흡한다.

이완되면서 몸은 더 편안하지만 마음은 더 동요할 수 있다. 이완은 양파 껍질을 벗기는 것과 같다. 바깥 층을 까면 그 아래에 있는 층이 드러난다. 마음이 충분히 동요하도록 공간을 허용한다. 올라오는 감정들을 밀어내지 않고, 좋다 나쁘다 판단하지도 않는다. 겹겹이 쌓여 있던 긴장의 층들이 하나씩 드러나고 풀려 갈 때, 몸과 마음에 떠오르는 것들을 그저 알아차린다.

돌아오기 **뒤로 기대 누운 자세**를 10분 이상 하되, 편안한지 보면서 시간을 조절한다. 사실, 이 자세는 충분히 오래 해도 괜찮다. 눈베개를 사용하고 있다면 지금 내려놓고, 눈을 감은 상태로 외부의 빛에 천천히 적응한 뒤 눈을 뜬다. 무릎을 구부리고, 무릎 밑에 있던 담요를 발로 밀어낸다. 옆으로 돌아누워 몇 차례 호흡한 뒤, 일어나 앉는다. 머리에 붕대를 감고 있다면, 다음 자세를 준비할 수 있도록 눈앞 부분을 접어 올려 시야를 확보한다. 천천히 눈을 뜬다.

이로운 점 **뒤로 기대 누운 자세**는 폐울혈이 있는 사람들의 기침을 완화하고, 어깨뼈(견갑골) 사이의 긴장을 풀어 준다. 신장에 이롭다. 머리를 감싸고 하면 더 깊게 이완할 수 있다.

마음을 있는 그대로 놓아두면 잠잠해질 것입니다. 이 마음을 큰마음이라고 합니다.
_순류 스즈키

▶ **뒤로 기대 누운 자세**에서는 머리와 가슴이 배보다 높은 위치에 있는 것이 중요하다. 또한 가슴이 꺼지지 않고 들려 있어야 한다.

▶ 허리에서 조금이라도 불편함이 느껴지면 자세에서 즉시 빠져나온다. 통증이 없도록 도구들을 조정한다. 그래도 개선되지 않으면 이 자세를 당분간 건너뛴다. 자세를 하는 동안은 괜찮지만 하고 난 뒤 불편함이 느껴지면, 다음번에는 도구들은 그대로 두고 시간만 줄여 본다.

뒤로 기댄 묶은 각 자세

도구

▶ 볼스터
▶ 길게 말기 담요 4장
▶ 두 번 접기 담요
▶ 벨트 또는 모래주머니

선택 도구

▶ 탄력 붕대 또는 눈베개
▶ 한 번 접기 담요
▶ 체온 유지를 위해 덮을 담요
▶ 시계 혹은 타이머

이완을 위한 방법으로는 좀 극단적인 것 같지만, 감각 차단 탱크[*]는 한 가지 전제를 바탕으로 운영됩니다. 즉, 우리의 신경계가 많은 자극을 계속해서 받으면 이완하고 이완을 유지하기가 불가능하다는 것입니다. **뒤로 기댄 묶은 각 자세**(뒤로 기댄 나비 자세)를 규칙적으로 수련하면, 들어오는 감각이 줄어서 (감각 차단 탱크를 쓸 때와 같은) 진정 효과를 경험할 수 있고, 지나친 자극을 따뜻함, 어두움, 조용함으로 대체할 수 있습니다. 이 자세는 볼스터, 담요, 머리 감싸개를 이용하여 깊은 수준의 이완에 이를 수 있습니다.

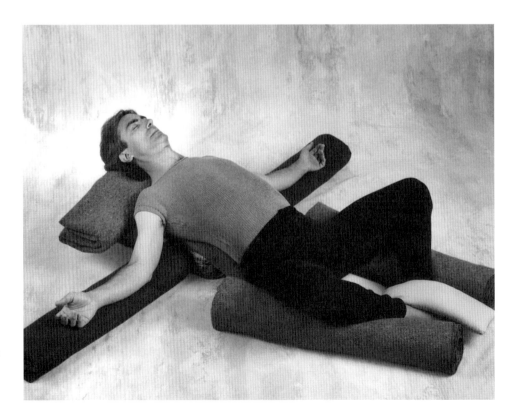

사진 9.2
뒤로 기댄 묶은 각 자세

준비하기 52쪽의 설명에 따라 이 자세를 준비한다. 탄력 붕대로 머리를 감싸고 있다면, 발바닥을 맞대고 발 위치를 잡은 뒤 눈을 다시 가린다. 눈베개를 쓰려면 누운 뒤에 얹는다.

자세 안에서 자리를 잡으면, 도구들에 나머지 일을 맡긴다. 이완하려고 노력하지 않는다. 걱정들과 너무 열심히 하려는 성향을 문밖에 내놓았다고 상상한다. 편안히 휴식한다.

준비되면 **센터링 호흡**을 시작한다. 느리고 부드럽게 들이쉬고, 느리고 부드럽게 내쉰 뒤, 기분이 상쾌해지고 **센터링 호흡**을 다시 시작할 준비가 될 때까지 정상 호흡을 여러 번 한다. (센터링 호흡에 관한 전체 설명은 42쪽과 44쪽을 참고한다.) 숨을 들이쉬면서, 좋은 수면 습관을 익힐 수 있음을 믿는다. 숨을 내쉬면서, 모든 긴장과 걱정을 놓아 버린다. 자세에서 나오기 전에 정상 호흡을 몇 차례 할 시간을 남겨둔다.

가장 위대한 아이디어들,
가장 심오한 생각들,
가장 아름다운 시들은
침묵이라는 자궁에서
태어난다.
_윌리엄 A. 워드

돌아오기 뒤로 기댄 묶은 각 자세를 10분간 한다. 편안하면 더 오래 하고, 더 짧게 할 수밖에 없다면 짧게 한다. 아주 깊이 이완한 뒤, 외부 세계가 의식 안으로 천천히 들어오도록 허용한다. 주변의 소리를 받아들인다. 몸의 감각들에 주의를 기울인다.

눈베개를 사용하고 있다면, 내려놓고 서서히 눈을 뜬다. 양팔로 바닥을 누르며 천천히 일어나 앉는다. 탄력 붕대를 사용하고 있다면, 눈 앞부분을 접어 올려 시야를 확보하고, 다리에 감겨 있는 벨트나 발 위에 올려놓은 모래주머니를 치운다. 다리를 앞으로 천천히 쭉 뻗어, 무릎에 쌓였을지도 모르는 긴장을 해소한다. 조용히 다음 자세로 넘어간다.

이로운 점 뒤로 기댄 묶은 각 자세는 피로를 줄여 주는데, 불면증의 악순환에 빠져 있는 사람에게는 이것이 특히 중요하다. 또한 이 자세는 호흡을 원활하게 하고 두통을 완화한다. 간과 위에 긍정적인 효과가 있어, 소화 장애 특히 소화불량을 겪는 사람들에게 유용하다. 생리 중이거나(12장 참고) 갱년기(14장 참고)를 겪는 여성들에게도 유익하다.

주의할 점 ....

▶ 이 자세에서 주의할 점은 54쪽을 참고한다.

산 개울 자세

도구

▶ 볼스터

▶ 한 번 접기 담요 2장

▶ 길게 말기 담요

선택 도구

▶ 기본 접기 담요

▶ 탄력 붕대 혹은 그 대체재

▶ 체온 유지를 위해 덮을 담요

▶ 시계 또는 타이머

우리가 일상생활을 하면서 얼마나 자주 호흡을 멈추는지 알면 놀랄지 모릅니다. 대다수 사람은 하루에 수십 번이나 호흡을 멈춥니다! 호흡을 멈추는 것은 스트레스와 피로에 대한 반응이자 그 원인입니다. **산 개울 자세**는 가슴을 도구로 받쳐 올려, 더 완전하고 원활하게 호흡하게 해 주는 탁월한 방법입니다.

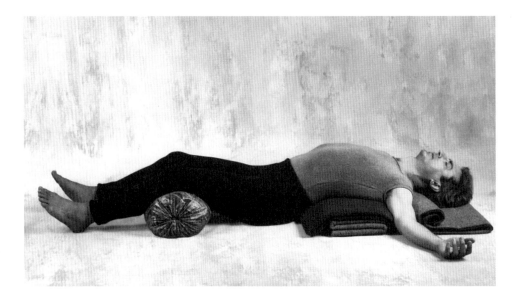

사진 9.3
산 개울 자세

준비하기 55쪽의 설명에 따라 이 자세를 준비한다. 탄력 붕대로 머리를 감고 있다면, 눈 앞부분을 다시 내리고 자리에 눕는다. 다른 대체제를 쓰려 한다면 자리에 누운 뒤 착용한다.

자세 안에서 눈을 감은 채, 귀 뒤쪽에서 시작해 양쪽 턱선을 따라 아래턱까지 이어지는 근육들을 이완한다. 입이 살짝 벌어지도록 놓아둔다. 혀가 입 안에서 편안히 풀어지게 한다. 침을 한 번 삼켜 목구멍 안쪽의 긴장을 풀어 준다. 입 밖에 내지 않은 말들, 특히 왜 잠들지 못하는지, 어떻게 해야 잠들 수 있는지에 관한 말들을 포기한다.

도구들이 받쳐 줌을 느끼며 계속 호흡하는 동안, 활짝 펼쳐져 있는 팔과 가슴에 주의를 둔다. 쉽게 잠들지 못하게 가로막는 모든 저항이 사라졌다고 상상한다.

숨을 내쉴 때마다 배가 척추 쪽으로 떨어지게 한다. 몸이 부드러워지며 넓게 펴진다고 상상하고, 수면을 방해하는 모든 장애가 사라졌다고 상상한다. 계속 이완하면서 자연스럽게 호흡하고, 목구멍, 가슴, 배에서 느껴지는 자유로움을 즐긴다.

돌아오기 산 개울 자세를 4분간 한다. 아주 편안하게 느껴지거나 숙련된 요가 수련자라면

15분까지 시간을 늘려도 좋다. 등이나 허리가 굳어 있는 사람은 1분에서 시작해 천천히 시간을 늘린다.

머리 감싸개 대체제를 사용하고 있다면 지금 벗는다. 머리를 양손으로 부드럽게 받쳐 든 뒤, 손을 사용해 도구들을 머리 쪽으로 빼낸다. 다리는 볼스터 위에서 쉬게 한다. 바닥에 몇 분간 누워 있는다. 옆으로 돌아누워 일어나 앉는다. 탄력 붕대를 사용하고 있다면, 다음 자세로 전환하기 위해 눈 앞쪽 부분을 접어 올려 시야를 확보한다.

이로운 점 **산 개울 자세**는 불면증에 동반되는 피로와 마음의 동요를 완화한다. 구부정한 자세로 오래 앉아 있을 때 생기는 문제를 교정해 주며, 가슴을 열어 더 완전히 호흡하게 해 준다.

주의할 점 ···

▶ 이 자세에서 주의할 점은 56쪽을 참고한다.

우리의 영원한 고향과
머나먼 운명을 떠올리려면
별들 아래의 고독이
필요하다.
_아치볼드 러틀리지

벽에 다리 올려 몸 높인 자세

파도의 율동적인 움직임을 생각해 보세요. 파도는 해변으로 밀려와 부딪혔다가, 끝없이 펼쳐진 바다로 다시 물러나는 움직임을 반복합니다. 우리의 삶도 파도의 움직임과 같습니다. 우리도 밖으로 나가 활동하면서 많은 시간을 보내다가, 한동안 물러나서 조용히 자신을 돌아봅니다. 이 리듬이 깨졌다면, 아마도 우리가 활동을 위해 혼자만의 조용한 시간을 희생했기 때문일 것입니다. **벽에 다리 올려 몸 높인 자세**는 이 균형을 회복해 주는데, 과잉 활동이 불면증의 원인이라면 이것이 특히 중요합니다.

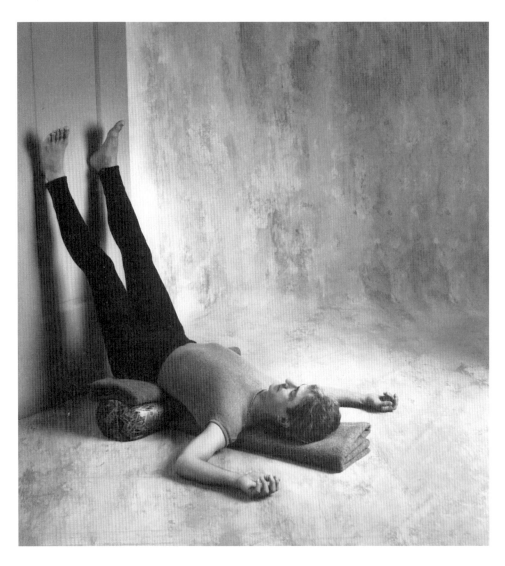

사진 9.4
벽에 다리 올려
몸 높인 자세

준비하기 60쪽의 설명에 따라 이 자세를 준비한다. 탄력 붕대를 사용하고 있다면 앞부분을 조정하여 눈을 가린다. 만약 눈을 가린 채 자세로 들어가기가 어렵다면, 다리를 벽에 올려 자리를 잡은 뒤 탄력 붕대로 눈을 가리거나, 머리 감싸개 대체재를 착용한다. 머리 감싸개 대체제는 누운 뒤 착용한다.

자세 안에서 볼스터와 바닥, 벽이 완전히 지지해 주고 있음을 신뢰하며 편히 쉰다. '아무것도 하지 않기'라는 중요한 임무를 기억한다. 부드럽게 호흡한다. 숨을 들이쉴 때마다 활력을 주는 숨이 몸 안에 들어와 자신을 씻어 준다고 상상한다. 숨을 내쉴 때마다, 파도가 드넓은 바다로 다시 물러나듯이, 자신이 지금 이 순간의 고요 속에 스르르 잠긴다고 상상한다. 이완하고 잠들 수 있음을 믿으며, 자기를 있는 그대로 받아들인다.

돌아오기 벽에 다리 올려 몸 높인 자세를 10분간 한다. 머리 감싸개 대체재를 사용하고 있다면, 지금 벗는다. 자세에서 나올 때는 무릎을 구부려 발바닥으로 벽을 누르며, 골반을 살짝 들어 올린다. 양손으로 볼스터를 벽 쪽으로 밀고, 발로 벽을 밀면서 몸이 벽에서 멀어지도록 밀고 올라온다. 다리 아랫부분을 볼스터 위에 올린 채로 바닥에 잠시 누워 있는다. 옆으로 돌아누워 천천히 일어난다. 탄력 붕대를 사용하고 있다면, 앞을 보면서 다음 자세를 준비할 수 있게 눈 앞부분을 접어 올린다.

이로운 점 벽에 다리 올려 몸 높인 자세는 불면증이 심신에 미치는 전반적인 악영향을 줄여 준다. 피로를 줄여 주고, 마음을 차분하게 하며, 심장과 허파를 회복시킨다. 하지 정맥류를 앓고 있거나 다리가 잘 붓는 사람, 오래 서 있는 사람들에게도 이롭다.

주의할 점 ⋯⋯⋯⋯⋯⋯⋯⋯⋯⋯⋯⋯⋯⋯⋯⋯⋯⋯⋯⋯⋯⋯⋯⋯⋯⋯⋯⋯⋯

▶ 이 역자세에서 주의할 점은 61쪽을 참고한다.

숨을 붙들고 있는 것은
영혼을 붙들고 있는 것이다.
_B. K. S. 아헹가

앞으로 기댄 앉은 각 자세

도구

▶ 볼스터

선택 도구

▶ 의자

▶ 한 번 접기 담요 1장 이상

▶ 수건

▶ 탄력 붕대 혹은 그 대체재

▶ 체온 유지를 위해 덮을 담요

▶ 시계 또는 타이머

전굴 자세인 **앞으로 기댄 앉은 각 자세**(앞으로 기댄 박쥐 자세)는 몸의 모든 체계를 차분하게 식혀 주는 효과가 있습니다. 몸을 앞으로 숙여, 지지해 주는 도구들에 기대 편히 쉴 때, 등 근육의 긴장이 더 쉽게 풀립니다. 이마에 가해지는 압력은 이마근의 수축을 풀어 주는데, 이 근육은 생체자기제어 훈련에서 전반적 스트레스의 지표로 사용됩니다.

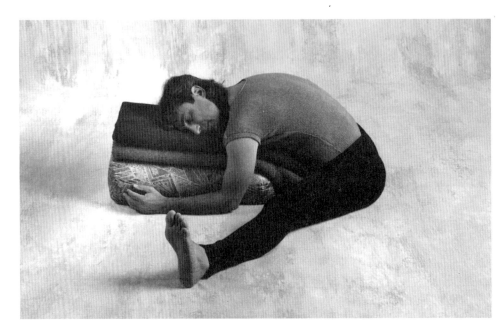

사진 9.5 앞으로 기댄 앉은 각 자세

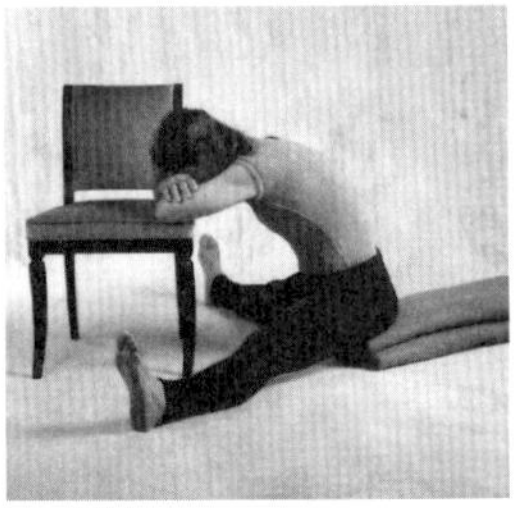

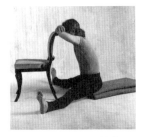

사진 9.6
앞으로 기댄 앉은 각 자세,
변형 1

사진 9.7
앞으로 기댄 앉은 각 자세,
변형 2

준비하기 64쪽의 설명에 따라 이 자세를 준비한다. 탄력 붕대를 감고 있다면, 윗몸을 앞으로 숙이기 전에 눈 위를 다시 덮는다.

자세 안에서 눈을 감은 채 편히 쉬고 호흡하면서, 몸을 도구들에 맡겨 완전히 지지받게 한다. 외부 세계가 점점 희미해지는 동안, 몸의 감각들을 느낀다. 지금 해야 할 일은 없다. 완벽할 필요는 없다, 이 자세에서도…….

계속 숨을 쉬면서, 가슴이 열려 숨을 받아들이고 배가 부드러워지도록 허용한다. 만약 머릿속에서 떠들어 대는 이야기에 주의가 이끌리면, 다시 몸의 감각들과 호흡으로 주의를 부드럽게 데려온다. 이렇게 하면 그날의 걱정거리를 내려놓고 편안히 잠드는 데 도움이 될 것이다.

돌아오기 앞으로 기댄 앉은 각 자세를 1~5분간 한다. 천천히 윗몸을 일으켜 세운다. 탄력 붕대를 감고 있다면, 다음 자세를 준비하기 위해 눈 앞쪽 부분을 접어 올려 시야를 확보한다. 양손을 등 뒤 바닥에 짚고 뒤로 기댄 채, 몇 번 호흡하면서 허리를 풀어 준다.

이로운 점 **앞으로 기댄 앉은 각 자세**는 위, 장, 간 등 소화 기관과 배설 기관이 차분히 진정되게 한다. 또한, 앞의 두 후굴 자세에서 척추와 신장에 가해진 압착 효과를 상쇄하여 균형을 잡아 주고, 허리 부위를 열어 준다.

주의할 점 ․․․

▶ 이 자세에서 주의할 점은 66쪽을 참고한다.

볼스터 이용한 **기본 이완 자세**

숙면을 위한 시리즈는 **기본 이완 자세**의 변형으로 마무리됩니다. 불면증을 겪는 사람들은 잠들지 못할까 봐 걱정하며, 밤이 다가올수록 이 걱정은 점점 심해집니다. 운 좋게 잠들었다가도 새벽 두 시쯤 깨 버리면, 다시 잠들지 못할 것이라는 불안감에 시달리게 됩니다. 어떻게 해야 할까요? 이럴 때는 이 자세로 편안해져 걱정을 잠재우세요. 설령 다시 잠이 오지 않더라도 편안히 이완될 것입니다. 하지만 가장 중요한 효과는, 부정적인 생각으로 점점 더 자기를 괴롭히는 시간을, 긍정적인 행동으로 자기를 돌보는 시간으로 바꿀 수 있다는 점입니다.

도구

▶ 기본 접기 담요
▶ 볼스터

선택 도구

▶ 탄력 붕대 또는 그 대체재
▶ 체온 유지를 위해 덮을 담요
▶ 시계 또는 타이머

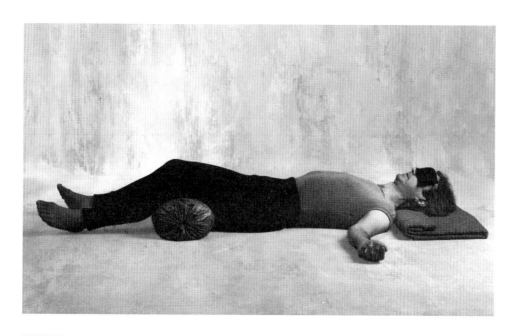

사진 9.8
볼스터 이용한
기본 이완 자세

준비하기 **기본 이완 자세**에 관한 43쪽의 전체 설명을 참고하여 자세를 준비한다. 이 자세에서 늘 그렇듯이, 머리와 목을 눕힐 자리에 기본 접기 담요를 둔다. 무릎 아래에 볼스터를 놓는다. 추위를 잘 타는 체질이면 담요를 하나 펼쳐서 몸을 덮는다. 탄력 붕대를 사용하고 있다면, 다시 내려 눈을 덮는다. 팔의 힘과 지지를 이용하여 천천히 뒤로 눕는다. 머리 감싸개 대체재를 사용하려 한다면, 자리에 누운 다음에 착용한다.

자세 안에서 몸의 각 부분을 이완하는 방법은 44쪽을 참고한다. 호흡에 따라 오르내리는 배에 주의를 둔다. 준비되면 **센터링 호흡**(42쪽과 44쪽 참고)을 시작한다. 최대 10회까지 반복한다. 개운한 느낌이 들 때까지 편히 쉰다.

돌아오기 **기본 이완 자세**를 5~20분간 한다. 머리 감싸개 대체제를 사용하고 있다면, 지금 벗는다. 자세에서 나올 때는 무릎을 가슴 앞으로 하나씩 가져온다. 옆으로 돌아눕는다. 이 자세로 편히 쉬면서 몇 차례 호흡한다. 팔꿈치와 손바닥으로 바닥을 누르며 일어나 앉는다. 탄력 붕대로 머리를 감싸고 있다면, 지금 벗는다. 다시 일상생활을 시작할 준비가 될 때까지 가만히 앉아 있는다.

이로운 점 **볼스터 이용한 기본 이완 자세**는 불면증에 동반되는 피로, 스트레스, 걱정을 줄여 준다. 혈압과 심장박동수를 낮추고, 면역 기능을 향상시킨다. 가장 중요한 이점은 쉽게 잠드는 열쇠인 이완하는 법을 알려 준다는 점이다.

주의할 점 . . . .

▶ 임신 3개월 이상일 때는 13장의 **옆으로 누운 이완 자세**를 한다.

실습 요약

요가를 하는 시간은 얼마나 시간을 낼 수 있는지에 따라 달라집니다. 다음은 숙면을 위한 시리즈의 요약과 더 짧은 시간에 할 수 있는 시퀀스의 제안입니다.

40~60분

자세	시간
뒤로 기대 누운 자세	10분
뒤로 기댄 묶은 각 자세	10분
산 개울 자세	4분
벽에 다리 올려 몸 높인 자세	10분
앞으로 기댄 앉은 각 자세	1~6분
볼스터 이용한 기본 이완 자세	5~20분

10분

자세	시간
볼스터 이용한 기본 이완 자세	10분

20분

자세	시간
벽에 다리 올려 몸 높인 자세	10분
볼스터 이용한 기본 이완 자세	10분

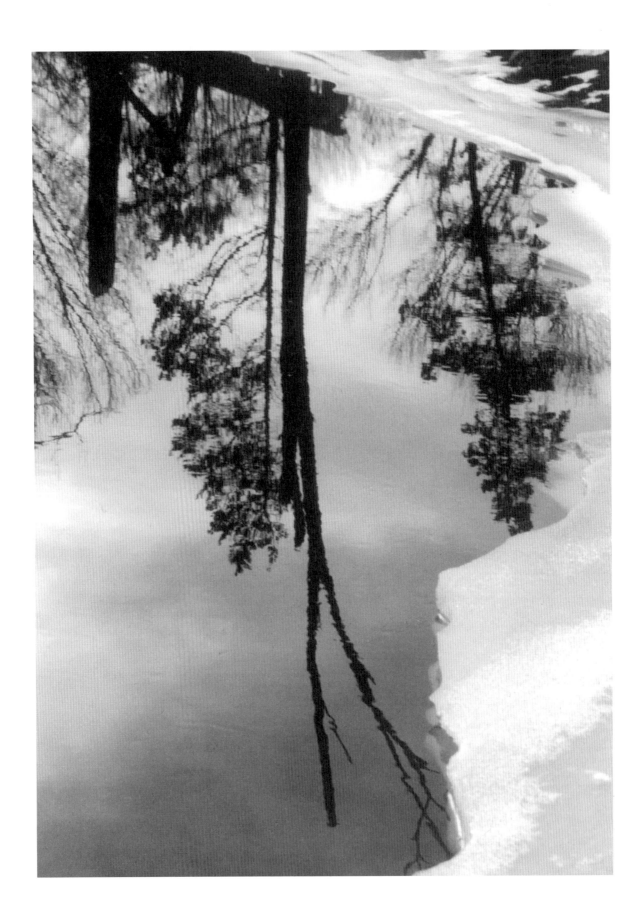

10장

들이쉬고 내쉬고

호흡 개선을 위한 자세

• • •

호흡은 생명 자체와 동의어입니다. 호흡은 태어나서 처음 하는 일이자, 죽기 직전 마지막으로 하는 일입니다. 하지만 이 자연스러운 행위는 호흡에 악영향을 미치는 상태로 인해 방해를 받는데, 감기나 독감, 알레르기, 천식, 폐 공기증, 안 좋은 자세, 불안감 등이 그런 요인입니다.

호흡은 세 가지 수준이 있습니다. 첫째는 가장 익숙한 수준으로서 코나 입으로 공기를 들이쉬고 내쉬는 것입니다. 이 호흡은 몸에 가장 귀중한 영양소인 산소를 공급합니다.

둘째 수준은 공기가 허파 안으로 들어온 뒤 일어납니다. 허파에는 포도송이처럼 생긴 허파꽈리주머니가 무수히 달려 있는데, 이것은 막으로 이루어진 얇고 미세한 구조의 공기주머니입니다. 이 주머니에서는 산소와 이산화탄소라는 두 가지 기체가 춤을 추며 서로 지나갑니다. 숨을 들이쉬는 동안 산소는 산소가 고갈된 혈액과 결합하기 위해 달려가고, 숨을 내쉬는 동안에는 이산화탄소와 다른 산화 생성물이 빠져나갑니다.

호흡의 셋째 수준은 세포 수준에서 일어나며, 산소가 몸의 에너지 생산을 위해 사용됩니다. 이 과정은 영양분들과 산소가 각 세포로 들어가서 특정 효소들을 만날 때 시작됩니다. 그것들의 상호 작용으로, 우리가 성장하고 움직이고 치유되고 생각하는 데 필요한 에너지가 생산됩니다.

호흡은 생명을 유지하는 데 몹시 중요하므로 신체의 많은 에너지가 호흡을 위해 쓰입니다. 평균적인 성인 한 명의 표면 피부는 모두 펼쳐 놓아도 0.7평 수준이지만, 허파꽈리주머니를 모두 펼쳐 놓으면 테니스 경기장의 절반 정도를 덮을 수 있습니다. 이렇게 비교해 보면 호흡이라고 불리는 기체 교환이 우리 몸에 얼마나 중요한 비중을 차지하고 있는지 짐작할 수 있습니다.

편안하게 호흡하려면 몇 가지 조건이 필요합니다. 첫째, 숨을 들이쉬고 내쉴 때 호흡의 주요 근육인 가로막(횡격막)이 원활하게 오르내려야 합니다. 그러려면 갈비뼈들을 잇는 갈비사이근(늑간근)이 원활하게 수축하여 갈비뼈를 들어 올리고, 원활하게 이완하여 갈비뼈를 떨어뜨려야 합니다.

둘째, 척추 중에서 목뼈(경추)와 허리뼈(요추) 사이의 등뼈(흉추)에 약간의 유연성이 필요합니다. 등뼈는 우리가 숨을 쉴 때마다 움직이는데, 들이쉴 때는 조금 뒤로 젖혀지고 내쉴 때는 앞으로 구부러집니다.

셋째, 가슴 위쪽에 있는 가슴 근육(흉근)은 팔이음뼈(견갑대)가 넓게 펼쳐지도록 이완되어야 합니다. 가슴 근육들이 굳어 있으면 어깨가 안으로 말리면서 가슴뼈(흉골)가 등 쪽으로 꺼지게 됩니다. 이로 인해 가슴이 눌리면 등뼈(흉추), 갈비사이근(늑간근), 가로막(횡격막)의 움직임이 제한되어 호흡을 제한하게 됩니다.

왼쪽 아래
사진 10.1
호흡 기관

오른쪽 아래
사진 10.2
가슴우리(흉곽) 앞면

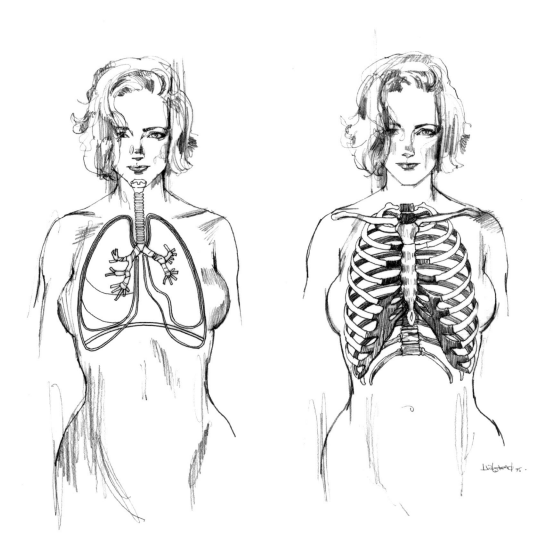

요가와 호흡

현대의 과학자들은 요가 수행자(yogi)들이 수천 년 전부터 알고 있던 것을 재발견하고 있습니다. 바로 요가 동작과 요가 호흡 기법이 (종종 격한 운동보다 더욱) 효과적으로 폐활량과 폐 효율성을 높인다는 사실입니다.[1] 요가의 기법들은 가슴우리(흉곽)의 용적을 변화시켜 더 많은 공기가 허파에 들어오게 할 수 있습니다. 이런 움직임은 나이 들면서 가슴우리의 유연성이 줄어드는 현상을 방지하는 데 도움이 됩니다.

요가의 기법들은 또한 가로막(횡격막) 근육을 더 튼튼하게 만들어 줍니다. 그러면 날숨을 더 완전히 내보낼 수 있게 되어, 이어지는 들숨이 더 깊어집니다.

이렇게 폐활량이 늘어나면 일상생활과 운동 능력이 향상되며, 가슴의 움직임 감소로 인한 폐 질환도 예방할 수 있습니다. 가슴이 자유롭게 움직이면 호흡기 질환에 걸릴 가능성도 적어집니다.

호흡 개선을 위한 시리즈

호흡 개선을 위한 시리즈는 부드러운 스트레칭으로 가슴을 열고, 척추를 더 유연하게 하고, 잘 호흡하는 능력을 방해하는 감정의 긴장을 이완하여 호흡 용량을 증진하도록 고안되었습니다. 일곱 가지 자세로 이루어져 있으며 45~60분가량 소요됩니다. 시간이 부족하면 이 장의 끝부분 '실습 요약'에 소개된 짧은 방식을 하세요.

호흡 개선을 위한 시리즈는 갈비사이근(늑간근)을 늘여 갈비뼈 사이를 열어 주는 '옆으로 누운 자세'로 시작합니다. 이어지는 '뒤로 기댄 후굴 자세'에서는 허파를 열고 가로막(횡격막)과 갈비사이근(늑간근)을 늘여 줍니다. 다음에는 두 가지 변형된 역자세를 통해, 가슴에 쌓인 과잉 체액을 배출하고, 허파를 열어 주며, 가슴우리(흉곽)를 확장합니다. 이어지는 '앞으로 기댄 앉은 자세'에서는 가로막을 복부 내장 기관과 멀어지게 들어 올리고 허파의 에너지를 식혀 줍니다. 마무리 단계로 접어드는 '앞으로 기댄 전굴 자세'는 마음이 차분해지고, 허파와 가로막이 원활하고 자유로이 움직이게 해 줍니다. 늘 그렇듯이 시리즈를 마무리하는 **기본 이완 자세**의 변형은 도구로 등을 받쳐 가슴을 열어 주어 호흡을 개선합니다.

이 시리즈는 감기, 알레르기, 천식, 독감, 안 좋은 자세, 불안 등으로 인한 가벼운 호흡 제한 문제를 겪고 있는 사람들을 위한 것입니다. 감기나 독감에 걸려 고열이 있을 때는 열

잎사귀 하나가 흔들리면
가지 전체가 움직인다.
_중국 속담

137

이 내린 뒤 하세요. 만약 폐 공기증 같은 심각한 호흡 제한, 또는 폐렴이나 가슴우리(흉곽) 수술에서 회복 중일 때는 이 시리즈의 마지막 자세인 **기본 이완 자세**만 하세요.

이 장에 있는 회복 요가 자세들은 의학 치료를 대체하기 위한 것이 아닙니다. 의료 전문가에게 자신의 상태를 충분히 평가받기 전에는 이 책의 다른 프로그램이나 다른 운동 프로그램을 시작하지 않는 것이 좋습니다. 이 책을 의료진에게 보여 주면서, 이런 요가 자세들이 자신의 현재 상태에 적합한지 상담해 보세요.

:: 실습

옆으로 누운 스트레칭 자세

옆으로 누운 스트레칭 자세는 몸 옆면의 갈비사이근(늑간근)을 스트레칭해 줍니다. 갈비사이근은 정상적인 들숨 때는 갈비뼈를 들어 올리고, 강한 날숨 때는 갈비뼈를 끌어내리도록 돕습니다. 이 근육들이 굳어 있으면 가슴우리(흉곽)의 움직임이 제한되어 호흡도 제한됩니다. 그래서 갈비사이근을 스트레칭해 주면 호흡이 개선됩니다. 천식 같은 만성 호흡 질환이 있다면 이 스트레칭이 중요합니다.

준비하기 한 번 접기 담요를 두 장 이상 쌓아(볼스터를 활용해도 된다), 그 위에 왼쪽 옆구리를 대고 옆으로 눕고, 허리가 담요 중앙에 잘 받쳐지게 한다. 골반과 어깨는 바닥에 닿지

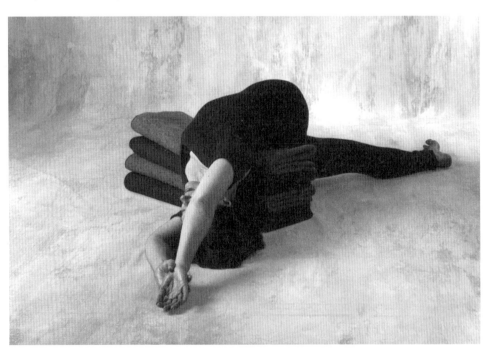

사진 10.3
옆으로 누운 스트레칭 자세

않게 한다. 몸이 앞이나 뒤로 넘어가지 않게 정확히 옆으로 눕는다.

이렇게 자리를 잡으면 오른 옆구리에서 어느 정도 스트레칭이 일어나고 있을 것이다. 만약 그렇지 않다면, 담요 위에 바르게 누워 있는지, 어깨나 골반을 대고 누워 있지 않은지 확인한 뒤 자세를 바로잡는다. 키가 크거나 윗몸이 길다면, 눕기 전에 담요 위에 한 번 접기 담요를 한 장 이상 더 쌓아 올려 알맞은 높이를 만든다.

몸통 옆면의 근육을 더 스트레칭해 주고 갈비뼈를 활짝 열어 주기 위해 양팔을 머리 위로 들어 바닥에 내려놓는다. 머리는 왼팔에 기댄다. 이보다 더 스트레칭해 주려면 왼손으로 오른 손목을 잡고, 오른팔을 부드럽게 당긴다.

다리도 밑으로 쭉 스트레칭해 주어, 위로 당기는 팔의 스트레칭과 균형을 맞춘다. 이 스트레칭을 할 때는 한쪽 다리만 움직여서 다리 간격을 벌리지 말고, 두 다리를 균등하게 움직이되 한쪽 다리는 앞으로, 다른 다리는 뒤로 움직여서 벌려야 한다. 위쪽에 있는 다리(여기에서는 오른 다리)는 원래 있던 자리에서 30~45센티쯤 앞으로 움직여 앞쪽 바닥 위에 둔다. 왼 다리도 뒤로 같은 간격만큼 움직인다. 더 깊이 스트레칭하고 싶다면 오른쪽 어깨뼈(견갑골)를 뒤로 굴려, 오른 다리를 통한 스트레칭과 대각선으로 반대되는 움직임을 만들어 낸다.

자세 안에서 길고 느리게 호흡한다. 왼쪽으로 누워 있으니 호흡이 거의 다 오른쪽에서 일어난다고 느낄 것이다. 호흡의 움직임, 스트레칭이 편안히 이루어지도록 열어 주고, 이 열림으로 일어나는 기분 좋은 느낌을 알아차린다.

이 옆으로 누운 자세는 오른쪽 허파와 갈비사이근을 열어 주며 간 기능을 자극한다. 간은 보통 몸의 스트레칭이나 열림과 연관되는 기관은 아니지만, 이 자세로 얻을 수 있는 효과를 얻게 해 보자. 넓적다리 옆면과 엉덩이 근육에도 건강한 스트레칭이 일어나도록 허용한다.

돌아오기 옆으로 누운 스트레칭 자세를 30초~1분쯤 하며 점차 시간을 늘려 간다. 자세를 마칠 때는 양 무릎을 구부리고, 오른 손바닥을 얼굴 앞 바닥에 댄다. 바닥을 누르며 천천히 일어나 앉는다. 방향을 바꿔 오른쪽으로 돌아누워 자세를 반복한다. 이 방향에서는 윗몸 왼쪽에 위치한 위와 비장의 기능이 자극된다.

이쪽에서도 같은 시간만큼 했으면, 등을 대고 눕는다. 골반은 담요(혹은 볼스터) 위에 두고, 무릎을 구부린다. 이 자세에서는 어깨가 바닥에 놓일 것이다. 머리 쪽으로 미끄러져 올라간다. 종아리가 담요(또는 볼스터) 위에 오고 허리는 바닥에 놓일 때까지. 이 자세로 누

자기를 보고 처음으로 정말 웃어 버리게 된 날, 당신은 성장한다.
_에델 베리모어

워 몇 차례 호흡한다. 옆으로 돌아누워 천천히 일어난다.

이로운 점   갈비사이근(늑간근)과 가로막(횡격막)을 스트레칭해 주고, 간, 위, 비장의 기능을 자극한다.

주의할 점 ....

▶ 이 자세를 하는 동안 허리에 불편함이 느껴지면, 먼저 자세를 점검한다. 옆으로 누워 있고, 담요 가운데에 몸통이 놓여 있으면서, 배 쪽으로도 등 쪽으로도 기울어지지 않았는지 확인한다. 그리고 다음과 같이 조정해 본다. 담요 위에서 몸을 어깨 쪽으로 움직여 올라온다. 이렇게 해도 불편함이 완화되지 않으면, 반대쪽으로 움직여 본다. 그래도 허리가 계속 불편하면 이번엔 이 자세를 건너뛰고 다음 자세로 넘어간다.

다음의 경우에는 이 자세를 하지 않는다.

▶ 임신 3개월 이상이거나, 생리 중이거나, 틈새 탈장이 있을 때.

산 개울 자세

도구

▶ 볼스터
▶ 한 번 접기 담요 2장
▶ 길게 말기 담요

선택 도구

▶ 기본 접기 담요
▶ 눈베개
▶ 체온 유지를 위해 덮을 담요
▶ 시계 또는 타이머

어떤 긴장되는 일을 앞두고 있을 때 숨 한번 깊이 쉬어 보라는 조언을 들어 본 적이 있을 것입니다. 이 말은 행동하기 전에 자기의 중심을 먼저 찾으라는 이야기입니다. 하지만 억

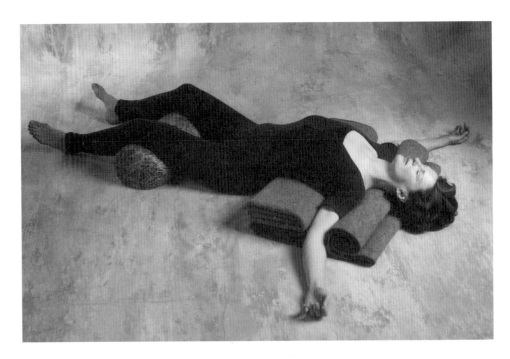

사진 10.4
산 개울 자세

지로 강하게 호흡하면 효율적인 산소 공급이 방해받아 불안감이 커지고 몸에서 공황 반응이 일어날 수 있습니다.[1] 마음을 평온하게 가라앉히는 가장 좋은 방법은 정상적인 속도와 양으로 가로막(횡격막) 호흡을 하는 것입니다. 가로막을 열어 주는 **산 개울 자세**를 수련하면 편안하게 호흡할 수 있다는 자신감이 생길 것입니다.

준비하기 이 자세를 준비하는 법은 55쪽을 참고한다.

자세 안에서 눈을 감고 편안하게 호흡한다. 말하기 위해 사용하는 모든 신체 부위를 내려놓는다. 귀 뒤쪽에서 시작해 턱을 거쳐 턱 밑까지 이어지는 턱선의 근육들이 그 부위다. 입술이 살짝 벌어지도록 허용한다. 혀와 목 안쪽의 긴장을 알아차린다. 이 긴장을 풀기 위해 침을 한 번 삼킨다. 입 밖에 내지 않은 모든 말을 포기한다.

호흡에 따라 가슴과 배가 오르내리는 것을 지켜보면서, 호흡의 흐름이 제한되는 부분이 있는지 살펴본다. 들이쉬는 숨이 서서히 더 깊어지게 하고, 들숨과 같은 양을 내쉰다. 이런 식으로 10회 호흡하면 열 번째는 편안하고 깊게 호흡하고 있을 것이다. 이제 호흡의 깊이를 점차 줄이면서 10회 이하로 반복하여 정상 호흡으로 돌아온다. 길게 호흡하고 나면 어떤 느낌이 드는지 관찰하고, 어떤 차이가 있는지 알아차린다.

숨을 내쉴 때마다 배가 척추 쪽으로 떨어지도록 허용한다. 몸이 부드러워지며 넓게 펴진다고 상상해 본다. 점점 이완되면서 몸 안의 공간의 넓어지고 느슨해짐을 느끼게 될 것이다. 계속 정상 호흡을 하면서 목구멍, 가슴, 심장, 배에서 느껴지는 자유로움을 만끽한다.

돌아오기 산 개울 자세를 5분간 한다. 이 자세가 매우 편안하거나 숙련자라면 15분까지 시간을 늘려도 좋다. 등이 굳어 있으면 1분으로 시작해 점차 시간을 늘려 간다. 자세에서 나오기 위해 눈베개를 내려놓고 양손으로 부드럽게 머리를 들어 올린다. 손을 이용해 도구들을 머리 쪽으로 빼낸다. 다리는 볼스터 위에 편안히 놓아둔다. 몇 분간 바닥에 누워 있다가, 옆으로 돌아누운 뒤 일어나 앉는다.

이로운 점 산 개울 자세는 가로막(횡격막), 갈비사이근(늑간근), 배 근육 등 호흡 관련 근육을 늘여 주며, 특히 숨을 들이쉬는 동안, 가슴우리(흉곽)가 더 쉽게 확장되게 해 준다. 중간 등을 뒤로 젖히는 움직임은 몸 앞쪽 아래의 갈비뼈를 열어 주어, 허파가 더 쉽게 공기를 받아들이게 한다. 또한, 우리는 일상 활동의 많은 부분에서 구부정하게 앉아 생활하는데,

이 자세는 그런 악영향을 없애 주는 반대 자세로서 소화를 개선하며, 피로를 줄여 주고, 처진 기분을 좋게 바꿔 줄 수 있다.

주의할 점 ·

▶ 이 자세에서 주의할 점은 56쪽을 참고한다.

지지된 다리 자세

도구

▶ 볼스터 2개

선택 도구

▶ 한 번 접기 담요 2장 이상
▶ 눈베개
▶ 수건
▶ 체온 유지를 위해 덮을 담요
▶ 시계 또는 타이머

지지된 다리 자세는 회복 요가의 정수를 보여 주는 좋은 예입니다. 이 자세는 수평으로 누워 있기에 편안합니다. 도구들의 지지를 받기에 원기를 회복해 줍니다. 이 자세를 통해 생기를 되찾고, 생각을 조용히 가라앉히세요.

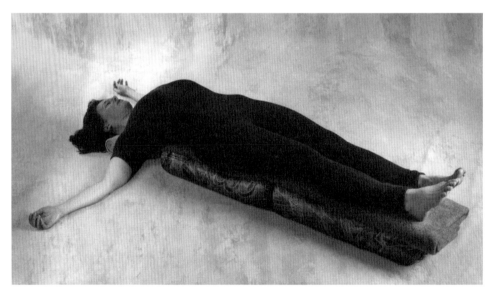

사진 10.5
지지된 다리 자세

준비하기 이 자세를 준비하는 법은 57쪽을 참고한다.

자세 안에서 도구 위에 편안히 자리 잡으면, 호흡에 주의를 둔다. 준비되면 **센터링 호흡**(자세한 설명은 42쪽과 44쪽을 참고한다)을 시작한다. 호흡은 가슴 앞쪽 중앙에서만 이루어지는 게 아님을 기억하는 것이 중요하다. 이 자세에서는 호흡을 받아들이는 다른 부위들(가슴우리, 위쪽 허파, 등)을 살펴볼 것이다.

가슴우리(흉곽)에서 시작한다. 숨을 들이쉬면서, 갈비뼈와 허파가 양옆으로 움직이는 것을 느껴 본다. 날개가 들리면서 옆으로 펼쳐지듯이 갈비뼈가 열리면서 허파가 **센터링 호**

흡을 받아들일 공간이 생긴다. 가슴이 팔 쪽으로 움직이면서 양옆으로 이동하는 것을 느껴 본다. 숨을 내쉬면서, 갈비뼈와 허파가 원래 상태로 돌아오는 것을 느껴 본다. 정상 호흡으로 돌아와 여러 차례 호흡한다. 갈비뼈의 움직임에 주의를 두면서, **센터링 호흡**을 두세 차례 한다.

이제 허파 윗부분에 주의를 둔다. **센터링 호흡**으로 숨을 들이쉴 때 일어나는 자유로운 움직임을 느껴 본다. 위쪽 허파로 점점 더 많은 숨을 받아들이되, 애쓰지는 않는다. 호흡할 때마다 기분 좋게 스트레칭하는 느낌이 들 때까지 한다. **센터링 호흡**으로 천천히 숨을 내쉬고, 정상 호흡으로 돌아와 여러 차례 호흡한다. **센터링 호흡**을 두세 차례 반복하며, 위쪽 허파에서 일어나는 느낌을 알아차리며 현존한다. 실습 도중에 숨이 차면 괜찮아질 때까지 정상 호흡을 한다. 다시 위쪽 허파에 주의를 둔다.

계속 이완하고 호흡하면서, 이번에는 주의를 등으로, 특히 어깨뼈(견갑골)로 가져간다. **센터링 호흡**으로 들이쉬면서, 이 부위가 호흡에 어떻게 반응하는지 알아차린다. 허파는 등의 이 부위로도 팽창한다는 것을 기억하라. **센터링 호흡**으로 깊이 내쉬면서 허파가 완전히 움직이도록 허용한다. 정상 호흡으로 돌아온다. **센터링 호흡**을 두세 차례 하면서, 등과 어깨뼈 부근의 감각을 알아차리며 현존한다.

이제 이 세 부위(가슴우리, 위쪽 허파, 등)를 한꺼번에 알아차리면서 숨을 받아들이고 내보낸다. 이 연습을 두세 차례 반복한다. 정상 호흡으로 돌아와서, **센터링 호흡**이 허파에 미치는 효과를 관찰한다. 뒤따르는 이완을 즐긴다.

돌아오기 지지된 다리 자세를 10~12분간 한다. 자세에서 나오려면 눈베개를 내려놓고, 머리 쪽으로 미끄러져 올라간다. 등은 바닥에 닿고, 종아리는 볼스터 위에 편히 놓이게 한다. 그 상태로 잠시 머무르다가 옆으로 돌아눕는다. 손바닥으로 바닥을 누르며 천천히 일어난다.

이로운 점 지지된 다리 자세는 윗등의 유연성을 길러 준다. 장시간 서 있을 때 하체에 고이는 체액을 배출시켜 피로를 줄여 준다. 운동선수들은 장거리를 달린 뒤 생긴 다리와 엉덩이의 근육통이 줄어드는 효과를 경험한다. 긴장성 두통의 완화에도 효과적이다(8장 참고).

주의할 점 ···

▶ 이 자세에서 주의할 점은 58쪽을 참고한다.

모든 결과에는 원인이 있다.
_자메이카 속담

143

벽에 다리 올려 몸 높인 자세

편안히 이완하고 싶을 때 다리를 위로 올려놓으면 좋다는 것은 널리 알려져 있습니다. **벽에 다리 올려 몸 높인 자세**는 그런 경험적 지혜를 증명해 주는 사례입니다. 한번 해 보세요. 이 자세를 하면 호흡이 더 쉬워지고, 기운을 회복하며 피로감을 줄여 줄 것입니다.

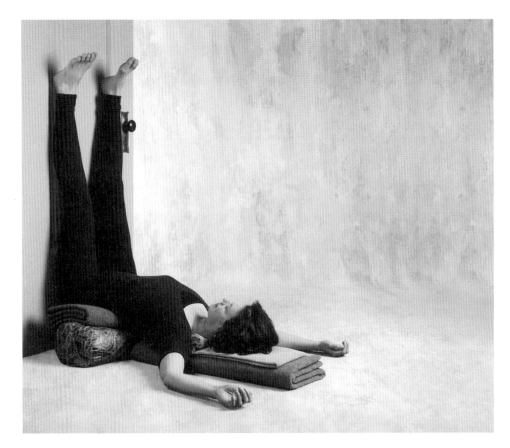

사진 10.6
벽에 다리 올려 몸 높인 자세

준비하기 이 자세를 준비하는 법은 60쪽을 참고한다.

자세 안에서 볼스터와 바닥에 몸을 완전히 내맡긴다. 잠시 바깥세상을 잊는다. '아무것도 하지 않기'라는 중요한 임무를 기억한다.

천천히 안정적으로 호흡한다. 숨이 허파로 깊고 부드럽게 들어오고 다시 나가게 한다. 가슴이 열린 자세로 지지받고 있어 해방감이 느껴질 수 있다. 다리에 쌓여 있던 피로가 빠져나가고, 등과 어깨가 열리며, 마음이 조용해지는 느낌을 즐긴다.

돌아오기 벽에 다리 올려 몸 높인 자세를 10~12분간 한다. 자세에서 나오려면 먼저 눈베개를 내려놓는다. 무릎을 구부려 발로 벽을 밀며, 골반을 살짝 들어 올린다. 손을 써서 볼스터를 벽 쪽으로 밀고, 발로 벽을 밀며 윗몸이 벽에서 멀어지게 한다. 종아리를 볼스터 위에 얹은 채로 바닥에 몇 분간 누워 있는다. 옆으로 돌아누운 뒤, 천천히 일어난다.

이로운 점 **벽에 다리 올려 몸 높인 자세**는 호흡 기관 위쪽에 고여 있는 가래(심하지 않은 경우)를 빼내고, 가슴을 열어 주고, 등 윗부분의 유연성을 향상하며, 호흡 근육들을 스트레칭하여 호흡 능력을 개선한다. 마음도 차분하게 가라앉혀 준다.

이 자세는 스트레스가 심신에 전반적으로 미치는 악영향을 해소하는 데 특히 유용하다. 다리가 잘 붓거나, 하지 정맥류를 앓고 있거나, 장시간 서 있는 사람에게 특히 좋다.

주의할 점 ···

▶ 이 역자세에서 주의할 점은 61쪽을 참고한다.

뒤로 기댄 영웅 자세

호흡을 제대로 할 수 없을 때는 불안감을, 심지어 심한 공포까지 느낄 수 있습니다. **뒤로 기댄 영웅 자세**를 통해 이완되고 허파가 열려 일회호흡량(편안한 상태에서 정상적으로 한 번 들이쉬고 내쉬는 공기의 양)이 증가하면 이런 감정들이 줄어듭니다. 가슴우리(흉곽)의 움직임이 제한되거나, 천식, 기관지염, 혹은 다른 이유로 일회호흡량이 줄어들면, 혈류에 이산화탄소나 호흡 노폐물이 쌓입니다. 이산화탄소는 신경계를 자극하여 불안감을 일으키는 요

도구

▶ 볼스터
▶ 한 번 접기 담요 3장

선택 도구

▶ 한 번 접기 담요 1~2장
▶ 블럭(혹은 책이나 담요)
▶ 수건
▶ 눈베개
▶ 체온 유지를 위해 덮을 담요
▶ 시계 또는 타이머

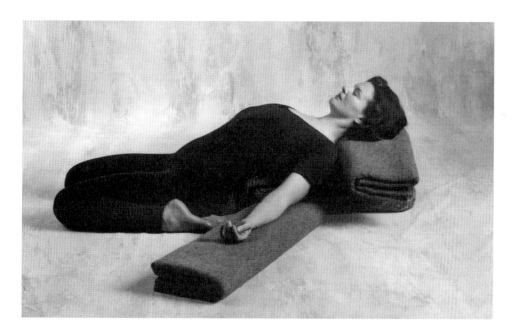

사진 10.7
뒤로 기댄 영웅 자세

인으로 작용합니다. 만약 호흡기관 윗부분에 가래 등 점액이 걸려 있거나, 편안히 쉬면서 정상적으로 호흡하는 능력을 키우고 싶다면, **뒤로 기댄 영웅 자세**를 해 보세요.

준비하기 **뒤로 기댄 영웅 자세**를 시도해 보기 전에, 앉아서 하는 **영웅 자세**를 해 보며 얼마나 편안한지 점검해 본다. 무릎을 골반너비 정도로 벌려 무릎을 꿇고 앉는다. 발끝은 똑바로 뒤쪽을 가리키게 한다. 발의 바른 정렬이 중요하다. 발끝이 바깥을 가리키게 하여 **영웅 자세**로 앉으면 아랫다리의 뼈가 비틀리고 무릎 안쪽에 무리가 간다.

조심스럽게 앉는다. 엉덩이가 양다리 사이에 견고히 놓이게 한다. 만약 이 자세로 편안히 앉을 수 있고 무릎이나 발목, 발에 불편함이 느껴지지 않으면, 그대로 진행해도 좋다. 그렇지 않을 때는 다음과 같이 조정해 본다. 블럭이나 책, 작게 접은 담요를 깔고 그 위에 앉는다. 그래도 무릎에 조금이라도 불편함이 느껴지면, 다시 엉덩이를 들고, 손을 뻗어 종아리 근육을 뒤꿈치 쪽으로 부드럽게 쓸어내린 뒤 붙잡은 채로 다시 앉는다. 이 단순한 동작은 굽힌 무릎에 공간을 더 만들어 무릎 관절에 부담을 일부 덜어 준다. 발목이나 발에 불편함이 느껴지면, 수건을 말아 발목 아래에 받친다.

필요한 도구를 결정했다면 볼스터의 먼 쪽 끝, 머리를 올릴 수 있는 위치에 한 번 접기 담요를 얹어 놓고, 반대쪽 끝 앞에 **영웅 자세**로 앉는다. 양손을 뒤쪽 바닥에 짚고, 팔의 지지를 이용하면서 천천히 뒤로 누워 윗몸은 볼스터 위에, 머리와 목은 한 번 접기 담요 위에 놓이게 한다. 볼스터 높이가 낮은 것 같으면 한 번 접기 담요를 한 장 이상 더 얹는다. 배는 편안하고 가슴은 열려야 한다. 가슴뼈 아랫부분은 꺼지지 않고 들려야 한다. 자세를 취했을 때 윗몸은 바닥과 45도를 이룬 채 휴식해야 한다. 등을 대고 반듯이 눕지 않으며, 눕는 자세와 앉은 자세의 중간 자세로 쉬게 된다.

뒤로 기댄 영웅 자세는 원래 양 무릎을 붙이거나 가까이 모은 채로 하는 것이 정석이다. 그러나 나는 허리와 무릎, 다리가 편안하도록 무릎 간격을 조정하는 방식을 권한다. 좁게는 15센티에서 넓게는 35센티까지 적당한 간격을 찾아본다.

눈베개로 눈을 덮는다. 몸 양옆에 한 번 접기 담요를 놓고, 그 위에 팔을 얹는다.

자세 안에서 엉덩이, 다리, 무릎을 이런 자세로 하여 누워 있는 상태가 처음엔 낯설게 느껴질 수 있으니 새로운 느낌에 익숙해질 시간을 갖는다. 넓적다리의 맨 윗부분이 바닥을 향해 떨어지도록 허용한다.

다리가 무겁게 느껴질 때, 호흡할 때마다 가슴은 더 가벼워지고 확장될 것이다. 숨을 들이쉴 때마다 가슴 맨 윗부분이 들리며 수평으로 확장되도록 허용한다. 숨을 내쉴 때, 가슴이 숨을 들이쉬기 전으로 돌아가지 않고, 들리고 확장된 채로 유지된다고 상상한다. 한 차례씩 호흡할 때마다 가슴안(흉강; 심장과 허파 등이 있는 가슴 안쪽 빈 부분)이 점점 더 열린다.

언제든 숨이 차면, 가슴을 확장하려는 모든 노력을 내려놓고, 몸이 스스로 자연스러운 호흡 리듬을 찾아가도록 한다. 그 뒤 호흡하면서 서서히 가슴 위쪽을 다시 확장하기 시작한다. 호흡할 때마다 허파 조직이 늘어나고 숨길이 열려, 더 많은 공기가 들어오는 길이 준비된다. 호흡은 방문객과 같음을 기억한다. 도착하면 따뜻하게 맞이하고, 떠나면 다정하게 보낸다.

돌아오기 뒤로 기댄 영웅 자세를 3~5분간 한다. 익숙해짐에 따라 10분까지 점차 늘린다.

자세에서 나오는 방법에는 두 가지가 있다. 첫째 방법: 팔을 써서 윗몸을 일으켜 앞으로 숙이며, 양손과 양 무릎으로 바닥을 짚어 기어가는 자세를 만든다. 천천히 다리를 펴면서 바닥을 짚은 양손을 뒤쪽으로 걷듯이 이동한다. 무릎을 조금 구부려 천천히 일어선다. 둘째 방법: 팔을 써서 윗몸을 일으켜 앞으로 숙이며, 양손과 양 무릎으로 바닥을 짚어 기어가는 자세를 만든다. 한쪽 발을 앞으로 가져와 몸무게를 그 발에 싣고, 뒷발을 앞으로 가져오며 일어선다.

이로운 점 뒤로 기댄 영웅 자세는 목구멍, 기관지, 허파 위쪽 등 상부 호흡 기관을 열어 준다. 부비강(콧구멍이 인접해 있는 머리뼈 속 공간) 문제로 인한 머리 안의 압력을 덜어 준다. 일반적으로는 오래 걷거나 서 있어서 쌓인 다리의 피로를 풀어 준다. 가로막(횡격막)을 위와 간으로부터 들어 올리므로 소화불량이나 메스꺼움도 완화한다.

주의할 점 ···

▶ 만약 무릎 안이나 주변에서 날카롭게 당기는 느낌이나 통증이 느껴지면, 이 자세를 하지 않는다. 일반적인 늘어나는 느낌이나 약간의 통증이 느껴질 때 자세에서 나오거나 도구들을 조정하여 즉시 없어진다면, 계속 진행해도 괜찮을 것이다. 문제가 지속되면 의료 전문가와 상담한다.

▶ 이 자세는 바닥에 닿는 발등이 불편할 수 있다. 정강이 근육이 굳어 있거나 발 아치가 높으면 특히 더 그럴 것이다. 그럴 때는 침대처럼 푹신한 바닥 위에서 해 본다.

덩어리에서 분리된 조각의 모든 부분은 최단 경로를 통해 덩어리로 돌아가기를 원한다.
_레오나르도 다빈치

앞으로 기댄 **책상다리 자세**

도구

▶ 의자

선택 도구

▶ 한 번 접기 담요 1장 이상
▶ 미끄럽지 않은 매트
▶ 체온 유지를 위해 덮을 담요
▶ 시계 또는 타이머

이 회복 요가 자세는 허파와 호흡 근육들이 이완되게 하므로 호흡 문제를 겪는 사람들에게 유용합니다. 호흡 과정에 이완을 결합하여 진정시켜 줍니다.

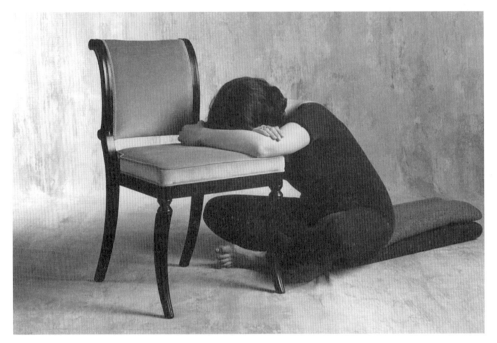

사진 10.8 앞으로 기댄 책상다리 자세

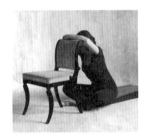

사진 10.9
앞으로 기댄 책상다리 자세,
변형

준비하기 이 자세를 준비하는 법은 67쪽을 참고한다.

자세 안에서 윗몸을 앞으로 기울여 의자에 완전히 내맡긴다. 어깨를 이완하여 귀에서 멀어지게 한다. 가슴과 허파가 앞으로 떨어지며 척추에서 멀어진다고 상상한다.

이 자세에서는 날숨에 중점을 두는 호흡을 연습할 것이다. 허파가 비어 있지 않으면, 이어지는 들숨에 신선한 공기를 허파에 가득 채울 수 없다. 따라서 들이쉬는 능력을 키우려면 완전히 내쉬는 것이 필수적이다.

평소보다 조금 더 길게 숨을 들이쉰 다음, 가능한 한 천천히 코로 내쉰다. 내쉬는 숨이 들이쉬는 숨보다 길어야 한다. 천천히 숨을 내쉴 때마다 다음에 들이쉬는 숨이 들어올 호흡 통로가 열린다. 코가 막혀서 코로 숨 쉬기가 불편하면, 입술을 휘파람 불듯이 오므려 입으로 내쉰다. 처음에 길게 내쉰 뒤에는 정상 호흡을 몇 차례 한다. 이 호흡을 최대 10회까지 반복한다. 들숨에 숨을 받아들이고 날숨에 숨이 나가도록 허용하는 호흡의 상호 작용을 즐긴다.

돌아오기 앞으로 기댄 **책상다리** 자세를 6~10분간 한다. 한쪽 발목을 반대쪽 발목 위에 교차시켜 한 뒤, 발목을 바꾸어 같은 시간 동안 반복한다. 만약 고개를 옆으로 돌려서 하고 있다면, 반대쪽으로 돌려 같은 시간 동안 반복한다.

자세에서 나올 때는 천천히 일어나 앉은 뒤, 손을 등 뒤 바닥에 짚고 윗몸을 팔에 기대어 등의 긴장을 풀어 준다. 등에서 불편함이 느껴지면 바닥에 등을 대고 누워 종아리는 의자의 앉는 부분에 얹은 채 몇 분간 쉰다. (임신 3개월 이상일 때는 옆으로 눕는다.)

이로운 점 앞으로 기댄 **책상다리** 자세에서는 몸 앞쪽이 열려 가로막(횡격막)의 움직임이 제한되지 않으면서 허파가 자유롭게 움직인다. 천천히 내쉬는 호흡 연습은 허파의 작은 통로들을 열어 주어 더 완전히 들이쉬게 한다. 가벼운 천식 발작이 있을 때 이 자세를 취하면 증세가 누그러질 수 있다. 허파 안으로 들고나는 공기의 양을 늘려 줄 뿐만 아니라, 제대로 숨 쉬지 못할 때 느껴지는 불안감까지 줄여 주는 효과가 있다.

주의할 점 . . . .

▶ 호흡 연습을 할 때는 조금이라도 숨이 차는 느낌이 들지 않아야 한다. 그런 느낌이 들면, 숨이 부족하지 않고 마음의 동요가 해소될 때까지 정상 호흡으로 돌아간다. 준비되면 다시 길게 들이쉬고, 코나 오므린 입으로 천천히 내쉰다.
▶ 그 밖의 주의할 점은 68쪽을 참고한다.

가슴 높인 **기본 이완 자세**

호흡 개선을 위한 시리즈는 **기본 이완 자세**의 변형으로 마무리되는데, 담요 세 장으로 몸을 받쳐 줍니다. 첫 번째 담요로는 등과 가슴을 받쳐 주고, 두 번째 담요로는 머리를 받쳐 주며, 세 번째 담요로는 다리를 받쳐 줍니다. 이 자세에서는 숨 쉬기가 한결 쉬워질 것입니다. 가슴의 위치가 배보다 높기 때문입니다. 그리고 이 변형된 **기본 이완 자세**는 등을 바닥에 대고 누울 때 기침이 더 심해지는 증상을 줄여 줍니다.

준비하기 한 번 접기 담요의 짧은 쪽 앞부분에 엉덩이를 대고 앉는다. 다른 한 번 접기 담요 한 장을 (나중에 머리를 받치도록) 반대쪽 끝에 둔다. 길게 말기 담요를 무릎 받칠 자리에 둔다. 체온 유지를 위해 여분의 담요가 필요하면 가져와 덮는다. 담요들 위에 눕는다. 머

도구

▶ 한번 접기 담요 2장
▶ 길게 말기 담요

선택 도구

▶ 눈베개
▶ 체온 유지를 위해 덮을 담요
▶ 시계 또는 타이머

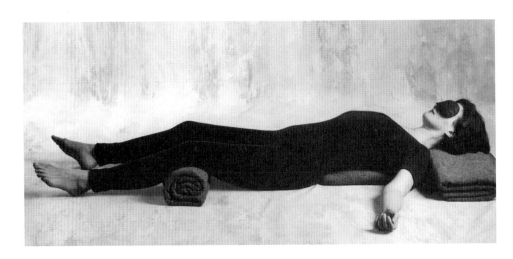

사진 10.10
가슴 높인 기본 이완 자세

리 위치는 가슴보다 높아야 하며, 가슴은 배보다 높아야 한다. 눈 위에 눈베개를 얹는다.

자리를 잡았다면 잠시 몸의 위치를 점검한다. 코끝에서 양발 사이 중앙까지 가상의 선을 그었을 때, 양팔과 양다리는 그 선으로부터 같은 거리만큼 떨어져 있게 한다. 대다수 사람은 손바닥이 위를 향하게 두지만, 이 상태가 편하지 않으면 손바닥을 뒤집되 팔꿈치는 편안히 이완되게 한다. 가장 중요한 것은 담요들과 바닥에 지지받으며 완전히 편안하다고 느끼는 것이다.

자세 안에서 이 자세로 있는 방법은 44쪽을 참고한다. 어떤 호흡 불편을 겪고 있든, 지금부터 몇 분간은 숨이 비단처럼 부드럽고 매끄럽게 들어오고 나간다고 상상해 본다. 들숨이 물 흐르듯 들어오고, 날숨이 녹아 없어지듯 나간다. 이 자연스러운 리듬에는 어떤 저항도 없다. 기분 좋은 양질의 호흡에 주의를 두면서, 호흡량은 자연스레 정해지도록 놓아둔다.

돌아오기 가슴 높인 기본 이완 자세를 10~15분간 한다. 한쪽 무릎을 천천히 구부린 뒤 다른 무릎도 구부리며, 옆으로 부드럽게 돌아눕는다. 눈베개는 저절로 미끄러져 떨어지게 놓아둔다. 준비되면 눈을 뜬다. 이 자세로 편히 쉬면서 몇 번 호흡한다. 팔꿈치와 손바닥으로 바닥을 누르면서 일어나 앉는다. 몇 차례 호흡한 뒤 일어나 일상생활을 시작한다.

이로운 점 이 변형된 **기본 이완 자세**는 호흡 곤란을 종종 동반하는 피로와 불안감을 줄여 준다.

주의할 점 ....

▶ 임신 3개월 이상일 때는 13장의 **옆으로 누운 이완 자세**를 한다.

다음은 호흡 개선을 위한 시리즈의 요약과 더 짧은 시간에 할 수 있는 시퀀스의 제안입니다.

45~60분

자세	시간
옆으로 누운 스트레칭 자세	1~2분
산 개울 자세	5분
지지된 다리 자세	10~12분
벽에 다리 올려 몸 높인 자세	10~12분
뒤로 기댄 영웅 자세	3~4분
앞으로 기댄 책상다리 자세	6~10분
가슴 높인 기본 이완 자세	10~15분

20분

자세	시간
지지된 다리 자세	5분
앞으로 기댄 책상다리 자세	5분
가슴 높인 기본 이완 자세	10분

30분

자세	시간
산 개울 자세	5분
벽에 다리 올려 몸 높인 자세	10분
가슴 높인 기본 이완 자세	15분

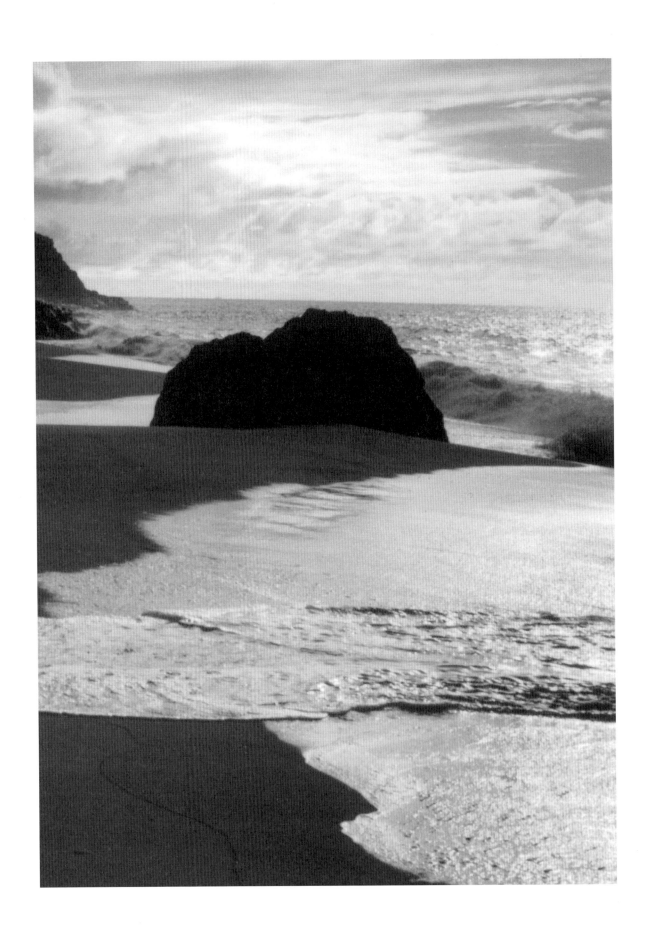

11장

헝클어진 리듬

시차 적응을 위한 자세

• • •

비교적 짧은 기간에 시차가 많이 나는 장거리를 여행하면, 흔히 '시차증'이라고 하는 여러 증상을 겪을 수 있습니다. 시차증을 연구한 학자들에 따르면, 가장 흔한 증상은 낮에 졸음이 쏟아지는 것, 또는 반대로 밤에 잠들지 못하거나 새벽에 너무 일찍 잠에서 깨는 것입니다. 이런 증상들은 불쾌하고 불편할 뿐만 아니라, 명료하게 생각하고 집중하는 능력이 저하되며 소화와 배설까지 지장을 받게 됩니다.[1]

좁은 공간에서 장시간 똑바로 앉은 자세로 폐쇄된 내부의 공기를 들이쉬다 보면, 시차증에 걸리고 몸이 여기저기 아플 수 있습니다. 발이 붓고, 허리는 뻐근해지고, 건조한 공기와 기압의 변화로 인해 부비강(콧구멍이 인접해 있는 머리뼈 속 공간) 문제를 겪을 수도 있습니다.

시차증은 여러 표준시간대를 넘어 여행하고, 그로 인해 몸을 조절하는 24시간 주기의 생체리듬이 목적지의 시간대와 조화를 이루지 못해서 생깁니다. 따라서 시차증은 동쪽에서 서쪽으로, 서쪽에서 동쪽으로 여행할 때 나타나며, 시간대를 넘지 않고 남북을 오갈 때는 일어나지 않습니다. 이때에도 증상을 느낀다면, 대개 피로와 좋지 않은 공기 질 때문일 것입니다.

시차증에서 회복되는 시간이 얼마나 걸리는지는 개인마다 다르며 여러 요인에 따라 달라집니다. 첫째, 회복은 얼마나 많은 표준시간대를 넘었는지와 관련이 있습니다. 8개의 시간대를 넘어 여행했다면 정상 상태로 돌아오는 데 더 긴 시간이 걸리는 게 당연합니다.

둘째, 어느 방향으로 여행했는지도 또 하나의 변수입니다. 대다수 사람에게는 동쪽으로 여행하는 것이 서쪽으로 여행하는 것보다 어렵습니다. 예를 들어, 다섯 시간대를 건너뛰어 동쪽으로 여행했다면, 새로운 시간대에서 아침 7시 기상 시간은 생체 시간으로는 새벽 2시일 것이기 때문입니다. 서쪽으로 여행했다면 아침 7시에 일어나는 것은 생체 시간으로는 정오가 될 때까지 늦잠을 자는 것과 같습니다.

시차증에서 회복하는 데 영향을 미치는 마지막 요인은 개인의 생리적 회복 능력입니다. 어떤 사람들은 새로운 시간대에 더 빨리 적응합니다.

비행기 안에서 시차증을 줄이는 방법

마음이 변하면 몸도 변하며
다르게 기능한다.
_스탠리 켈러만

회복 요가뿐 아니라, 시차증의 영향을 줄이기 위한 몇 가지 단순한 방법도 이용해 보세요.

▶ 평소보다 적게 먹는다. 어쨌든 앉아 있으면 칼로리를 많이 소모하지 못한다.

▶ 비행기 안에 있는 동안 알코올음료를 피하고, 대신에 한 시간마다 음료수를 한 잔씩 마신다. 물이 좋다.

▶ 통로를 왕복하며 몸을 움직여 가벼운 운동이 되게 한다. 그러면 혈액순환이 원활해지며 굳은 몸이 풀린다.

▶ 공기를 불어 넣을 수 있는 목베개와 안대를 가져간다. 잠을 자지 않더라도 더 편안한 자세로 쉴 수 있을 것이다. 가져오지 못했을 때는 승무원에게 담요를 부탁해 적당한 크기로 말아서 목 뒤에 받친다.

▶ 화장실 앞에서 차례를 기다리는 동안 간단한 스트레칭을 한다. 예를 들어, 13장의 **반 벽걸이 자세**를 한다. 임신 중이 아니더라도 이 자세는 좁은 공간에서 할 수 있는 훌륭한 스트레칭 자세다.

▶ 17장에 설명된 '잘 앉는 방법'을 참고한다.

시차 적응을 위한 시리즈

시차 적응을 위한 시리즈는 시차증의 영향을 줄여 주고 더 즐거운 여행을 하는 데 도움이 될 것입니다. 일곱 가지 자세로 구성되어 있으며, 40~55분쯤 걸립니다. 이 시리즈는 긴 시간 앉아 있어서 생긴 다리의 부기를 빼기 위한 역자세로 시작해, 허리 통증을 완화하기 위한 후굴 자세로 이어집니다. 이 후굴 자세는 뒤를 잇는 두 가지 역자세의 준비 과정이기도 합니다. 이 역자세들은 마음을 차분하고 새롭게 해 줍니다. 다음에는 더 깊이 이완하게 해 주는 '뒤로 기댄 자세'가 이어집니다.

　다음에는 '앞으로 기댄 전굴 자세'가 옵니다. 이 자세는 장시간 앉아 있는 동안 자주 뻣뻣해지는 등허리와 넓적다리 안쪽을 스트레칭해 줍니다. 시차 적응을 위한 시리즈는 **기본 이완 자세**의 변형으로 마무리됩니다. 이 자세에서는 다리의 부기를 가라앉히고 전반적인 피로를 줄이기 위해 다리를 올립니다.

　시차 적응을 위한 시리즈에 관한 지침은 단순합니다. 목적지에 도착하면 다음 세 가지를 참고하여 실천해 보세요.

▶ 새로운 시간대에 곧바로 일정을 맞춘다. 시계와 알람을 새로운 시간대에 맞추고, 이 시간대에 맞추어 일어나고, 식사하고, 일하고, 잠자리에 들도록 한다.

▶ 목적지에 도착한 뒤 되도록 빨리, 이른 아침 햇살을 30분 이상 받는다. 이렇게 하면 생체 리듬을 다시 맞추는 데 도움이 될 것이다.

▶ 도착 후 되도록 빨리 시차 적응을 위한 시리즈를 하고, 다음 날 아침에 맨 먼저 다시 한다. 거기에 더해, 여행 기간에 매일 늦은 오후나 이른 저녁에 약간의 시간을 내어 회복 요가를 한다. 이 시리즈는 시차증을 줄여 줄 뿐 아니라, 관광이나 비즈니스 미팅으로 인한 하루의 피로를 풀어 줄 것이다.

　시간이 부족하고 도구를 구하기 어려울 때는 이 장 마지막 부분에서 제안한 '실습 요약'을 보세요. 이 시리즈는 여행에서 돌아왔을 때도 첫 며칠간 이용해 보세요.

여행 가방에 매트 한 장

시차 적응을 위한 시리즈에서는 이 책에서 제시하는 일반적인 도구들을 사용합니다. 눈베개, 탄력 붕대, 요가 매트가 있다면 가져가세요. 매트는 접을 수 있고, 눈베개와 탄력 붕대는 부피가 작아서 가방에 수월하게 담아 갈 수 있습니다. 매트는 담요나 머리 받침 대용으로 쓸 수 있고, 가지고 다니면서 깨끗한 표면 위에서 요가를 할 수 있게 해 줍니다.

예술은, 내가 보기엔, 단순해져야 한다.
_윌라 캐더

　하지만 볼스터나 담요를 가지고 다니면서 여행할 수 있는 사람은 거의 없습니다. 이럴 때는 호텔 방에 비치된 물품을 창조적으로 활용해 보세요. 요가 도구로 편리하게 쓸 수 있는 물건이라면 무엇이든 이용해 보세요. 다음은 몇 가지 방법입니다.

▶ 침대보를 접어 볼스터나 담요 대용으로 쓴다.

▶ 목욕 수건을 사용하여 머리와 목을 받친다. 예를 들어, 호텔의 목욕 수건을 기본 접기의 대용으로 쓴다. 세로로 길게 접은 뒤 반을 접고, 다시 반을 접는다. 조금 말아서 목 아래 곡선 부위에 받친다.

▶ 전화번호부나 다른 책들을 활용한다.

▶ 의자에 탈부착할 수 있는 쿠션을 이용한다.

▶ 안내 데스크에 담요를 한두 장 더 요청한다.

▶ 바닥이 누울 만큼 깨끗해 보이지 않으면 침대 위에서 자세를 한다.

:: 실습

벽에 다리 올린 자세

도구

▶ 벽

선택 도구

▶ 기본 접기 담요

▶ 눈베개

▶ 시계 또는 타이머

비행 도중에 신발을 벗고 있다가 다시 신으려고 하면 발이 부어서 이전보다 잘 안 들어갈 수 있습니다. 다리를 내린 채 장시간 앉아 있으면 발이 붓게 됩니다. 목적지에 도착한 뒤 최대한 빨리 **벽에 다리 올린 자세**를 하면 불편함이 줄어듭니다. 시간이 부족하여 이 시리즈에서 하나의 자세만 해야 한다면, 날마다 이 자세를 해 보세요. 하루에 여러 번 해 보세요.

준비하기 이 자세를 준비하는 법은 74쪽을 참고한다.

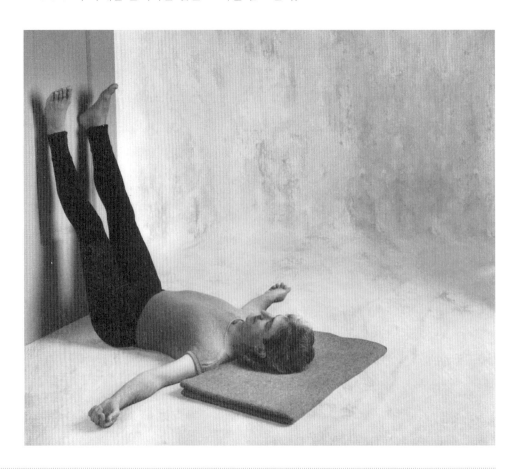

사진 11.1
벽에 다리 올린 자세

자세 안에서 의자에 똑바로 앉아서 다리를 내린 채 몇 시간 동안 앉아 있었다면, 이 자세만큼 기분 좋게 느껴지는 자세는 거의 없을 것이다. 길고 느린 호흡을 몇 차례 한다. 그러면서 다리에 쌓여 있던 체액이 복부 쪽으로 흘러내리는 모습을 상상한다. 이와 함께 모든 긴장도 다리에서 빠져나간다. 다리가 더 가볍고 부드럽게 느껴지기 시작한다. 뇌의 크기가 점점 줄어들면서 이마에서 멀어져 뒤통수와 바닥 쪽으로 가라앉는다고 상상한다. 바닥이 척추 전체를 받쳐 주고 있음을 느낀다. 양옆으로 벌린 팔은 자유롭고 열린 느낌을 준다. 가만히 있을 기회를 환영한다.

돌아오기 벽에 다리 올린 자세를 4~7분간 하고, 편하면 더 오래 해도 된다. 준비되면 눈베개를 내려놓고 눈을 뜬다. 편안히 쉬면서 몇 번 호흡한 뒤, 무릎을 구부려 가슴 앞으로 가져오고 옆으로 돌아눕는다. 다시 몇 번 호흡한 뒤, 팔을 써서 천천히 앉은 자세로 돌아온다.

이로운 점 이 자세는 다리의 부기와 피로를 풀어 준다. 이 자세를 하면 시차증에서 회복하는 데 도움이 되고, 관광하는 동안 걷고 서 있고 앉아 있느라 생긴 피로에서 회복하는 데도 좋다.

주의할 점 ·

▶ 이 자세를 하는 도중에 무릎 뒤쪽이 당기면, 다음과 같이 자세를 조정한다. 벽에 더 가까이 다가가서 다리가 더 수직으로 세워지게 한다. 이미 벽에 가까이 있었거나 계속 당기면, 무릎을 조금 구부려 본다. 그래도 별 효과가 없다면, 벽에서 30센티쯤 떨어져서 무릎을 구부리고, 발바닥을 벽에 갖다 댄다.

▶ 이 역자세에 관한 더 많은 주의 사항은 75쪽을 참고한다.

단순한 기댄 **후굴 자세**

비행기 좌석은, 대다수 의자가 그렇듯이, 신장 170센티 정도의 평균적인 몸을 기준으로 설계되었습니다. 그런데 그 기준에 들어맞는 사람은 거의 없습니다. 우리는 그보다 크거나 작고, 상체와 하체 비율도 의자와 맞지 않아서 이런 의자에 앉으면 불편함을 느낍니다. 비행기 통로를 돌아다녀 보면 '평균적인' 모습이란 대다수 승객이 머리를 앞으로 내밀고 구부정하게 앉아 있는 모습뿐입니다. **단순한 기댄 후굴 자세**는 가슴과 목구멍을 늘여 주고 열어 주어, 구부정한 자세로 장시간 앉아 있어서 생기는 악영향을 상쇄합니다. 뒤이어 나오는 역자세를 위해 몸을 준비하는 자세이기도 합니다.

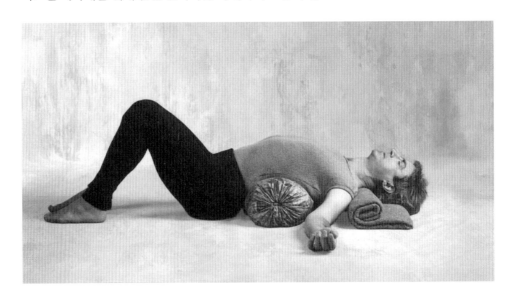

사진 11.2
단순한 기댄 후굴 자세

준비하기 이 자세를 준비하는 법은 49쪽을 참고한다.

자세 안에서 무겁게 짊어지고 있던 여행 가방을 숙소에 내려놓을 때, 피로한 팔 근육이 풀리며 마침내 목적지에 도착했다는 안도감을 느끼게 된다. 몸 전체가 이 무거운 여행 가방이라고 상상하며, 여행 가방을 내려놓듯이 몸 전체를 바닥에 내려놓고, **단순한 기댄 후굴 자세**의 이완 효과에 몸을 맡긴다.

천천히 고르게 호흡한다. 도구들이 몸을 지지해 주고 있음을 느낀다. 양팔은 편안하게 활짝 벌려 있다. 숨을 들이쉴 때마다 윗몸 앞부분이 열리고, 내쉴 때마다 배와 몸속 장기들이 부드러워지며, 등 근육이 이완되고, 마음은 차분해진다. 점점 더 이완되면서 등은 도구를 향해 내려앉고, 척추가 이 새로운 자세에 적응하면서 가슴이 서서히 열린다.

돌아오기 **단순한 기댄 후굴 자세**를 2~3분간 한다. 자세에서 나올 때는 눈베개를 내려놓고, 발로 바닥을 밀면서 머리 방향으로 몸을 밀어 올린다. 허리가 바닥에 완전히 닿게 하고, 다리는 볼스터 위에 얹은 채로 쉬면서 몇 번 호흡한다. 옆으로 돌아누워 천천히 일어나 앉는다.

이로운 점 이 자세를 하고 나면 피로가 회복되어 기분이 상쾌해질 것이다. 이 자세는 호흡을 개선하고, 피로를 줄이며, 장거리 여행으로 인해 척추, 특히 등 중간 부분에 미치는 부정적인 영향을 상쇄한다.

주의할 점 ···

▶ 이 후굴 자세에 관한 자세한 주의 사항은 51쪽을 참고한다.

벽에 다리 올려 몸 높인 자세

어렸을 때 부모님 침대 위에 누워 윗몸을 침대 아래로 늘어뜨린 채, 이 편안한 자세로 위

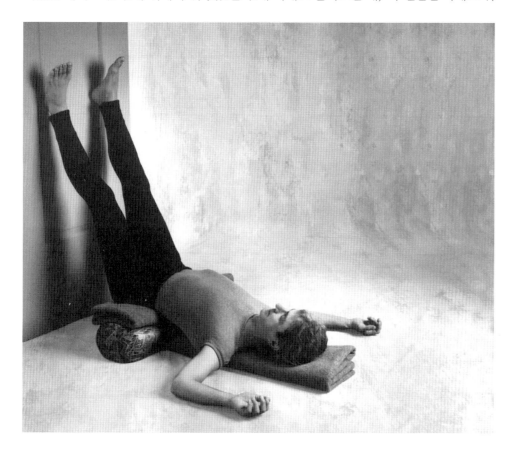

도구

▶ 볼스터
▶ 한 번 접기 담요

선택 도구

▶ 탄력 붕대 혹은 그 대체재
▶ 두 번 접기 담요
▶ 한 번 접기 담요 1장 이상
▶ 기본 접기 담요
▶ 수건
▶ 체온 유지를 위해 덮을 담요
▶ 시계 또는 타이머

사진 11.3
벽에 다리 올려
몸 높인 자세

아래가 뒤바뀐 세상을 바라보곤 했습니다. 그때는 내가 실제로는 회복 요가 자세를 하고 있다는 것을 깨닫지 못했습니다. 후굴 자세로 가슴을 열고 다리와 골반이 윗몸보다 위로 올라간 역자세 말입니다.

다리를 높이면 다리의 부기와 피로가 줄어들며, 배의 위치를 높이고 가슴을 열면 역자세와 후굴 자세의 효과까지 더해져서 여행으로 지친 몸이 더 잘 회복됩니다. 이 변형 자세에서는 탄력 붕대로 머리를 감싸기를 권합니다.

준비하기 이 자세를 준비하는 법에 관한 전체 설명은 59쪽을 참고한다. 머리 감싸기와 그 변형 방법은 107쪽을 참고한다. 탄력 붕대를 사용할 때는 먼저 착용한 뒤 부드럽게 뒤로 누우면서 다리를 벽으로 올린다. 탄력 붕대가 아닌 변형 방법은 자세를 취한 뒤 이용한다.

자세 안에서 천천히 고르게, 편안히 호흡한다. 몸을 지지해 주는 벽과 볼스터, 바닥에 자신을 맡긴다. 등과 어깨가 열림에 따라 해방되는 느낌을 알아차린다. 다리에서 피로가 풀리며 사라지는 느낌을 즐긴다. 마음이 차분해지는 동안 편안히 휴식한다.

돌아오기 벽에 다리 올려 몸 높인 자세를 5~9분간 한다. 편안하면 더 오래 해도 좋다. 머리 감싸기 변형 방법을 사용하고 있다면, 지금 벗는다. 가만히 누워서 몇 차례 호흡한 뒤 눈을 뜬다.

무릎을 접고 발바닥을 벽에 대고 누르며 골반을 살짝 들어 올린다. 아래에 있던 볼스터를 손으로 벽을 향해 민다. 발로 벽을 밀며 윗몸을 밀어 올린다. 다리 아랫부분이 볼스터 위에 놓여 있는 상태로 잠시 바닥에 누워 있는다. 옆으로 돌아누운 뒤 천천히 일어난다. 탄력 붕대를 사용하고 있다면, 지금 벗는다. 조용히 앉아서 몇 차례 호흡한 뒤 눈을 뜬다.

유머는 통찰력과 관용을 가져온다. _아그네스 레플리어

이로운 점 (특히 비행기 좌석에 장시간 앉아 있어서 생기는) 스트레스의 전반적인 영향을 해소한다. 가슴을 열어 심장과 허파의 원기를 회복해 준다. 머리를 감싸면 마음이 차분해지고 더욱 깊이 이완된 상태로 들어갈 수 있다. 하지 정맥류를 앓고 있거나 장시간 서 있는 사람, 다리가 잘 붓는 사람에게도 아주 좋다.

주의할 점 ···

▶ 이 자세에서 주의할 점은 61쪽을 참고한다.

지지된 다리 자세

시차증이 있을 때는 몸과 마음이 여전히 떠나온 집에 있는 것처럼 느끼는 것입니다. 이 회복 요가 자세는 과거와 현재를 잇는 다리가 되어, 당신이 현재의 장소와 리듬에 연결되도록 도울 것입니다.

도구

▸ 볼스터 2개

선택 도구

▸ 한 번 접기 담요 2장 이상
▸ 눈베개
▸ 수건
▸ 체온 유지를 위해 덮을 담요
▸ 시계 또는 타이머

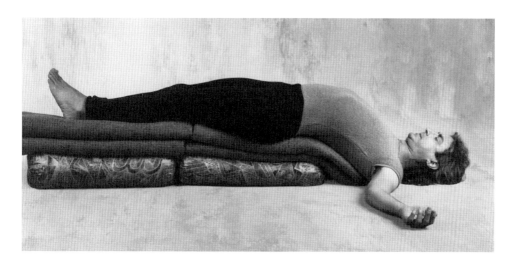

사진 11.4
지지된 다리 자세

준비하기 이 자세를 준비하는 법에 관한 전체 설명은 57쪽을 참고한다.

자세 안에서 먼저 자신이 편안한지부터 확인한다. 이제 비행기의 좁은 좌석에서 벗어나 드디어 몸을 쭉 뻗을 수 있다는 기분을 즐긴다. 주의를 부드럽게 호흡으로 가져간다. 숨을 들이쉬고 내쉴 때마다 허파와 갈비뼈가 양옆으로 움직이는 것을 느낀다. 호흡을 이어 감에 따라 등 윗부분이 점차 후굴되어 볼스터를 감싸도록 한다. 오래 앉아 있는 동안 쌓인 모든 긴장이 풀리게 한다.

더 이완되기 위해 눈을 감은 채로 시선을 아래로 향한다. 몸의 에너지가 열리고 확장되면서 생각의 에너지는 내면으로 향하게 한다.

돌아오기 지지된 다리 자세를 8분 이상 편안한 만큼 한다. 자세에서 나올 때는 눈베개를 내려놓고, 머리 방향으로 몸을 밀어 올려 종아리가 볼스터 위에 놓이게 한다. 등을 바닥에 대고 누워서 몇 분간 머무른 뒤, 옆으로 돌아눕는다. 손으로 바닥을 누르며 천천히 일어나 앉는다.

이로운 점 이 변형된 역자세는 다리에 쌓인 체액을 빼내 피로를 줄여 준다. 마음을 차분하게 가라앉히고, 어깨가 앞으로 말린 자세로 앉아 있어서 생긴 뻐근함을 풀어 준다. 이 자세는 과로로 인한 두통(8장 참고)과 마음의 동요를 완화하는 효과도 있다.

주의할 점 ....

▶ 이 역자세에서 주의할 점은 58쪽을 참고한다.

뒤로 기댄 묶은 각 자세

여행 팁: 벨트나 모래주머니를 가지고 있지 않으면, 벽이나 서랍장 가까이에서 이 자세를 해 보세요. 벽이나 서랍장에 발을 대고 하면 발이 미끄러지지 않을 것입니다.

도구

▶ 볼스터
▶ 길게 말기 담요 4장
▶ 두 번 접기 담요
▶ 벨트 또는 모래주머니

선택 도구

▶ 한 번 접기 담요
▶ 눈베개
▶ 체온 유지를 위해 덮을 담요
▶ 시계 또는 타이머

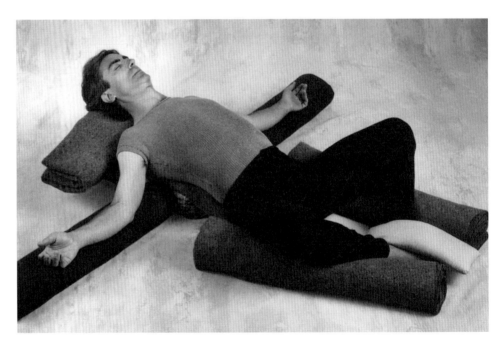

사진 11.5
뒤로 기댄 묶은 각 자세

준비하기 이 자세를 준비하는 방법에 관한 전체 설명은 52쪽을 참고한다.

자세 안에서 시차증이 없어도 여행을 하다 보면 피로해진다. 도구들 위에 자리 잡은 뒤 피로를 온전히 느껴 본다. 처음에는 더 피로해지는 것처럼 느껴지지만, 이완되면서 피로감이 사라지기 시작할 것이다.

피로감이 사라지는 느낌이 들면, **센터링 호흡**을 시작한다. (이 호흡을 하는 방법은 42쪽과 44쪽을 참고한다.)

돌아오기 **뒤로 기댄 묶은 각 자세**(뒤로 기댄 나비 자세)를 8~9분간 하고, 편안하면 더 오래 해도 된다. 어떤 사람들은 이 자세를 회복 요가의 중심으로 삼아 30분까지 하기도 한다. 아주 깊이 이완한 뒤, 외부 세계가 의식 안으로 천천히 들어오도록 허용한다. 주변의 소리를 받아들인다. 몸의 감각들에 주의를 기울인다.

준비되면 눈베개를 내려놓고 천천히 눈을 뜬다. 일어날 때는 양팔로 바닥을 누르며 천천히 일어나 앉는다. 발 위의 벨트를 풀거나 모래주머니를 내려놓는다. 다리를 앞으로 천천히 쭉 펴서, 무릎에 있는 긴장을 풀어 준다. 다음 자세로 넘어가거나, 일상으로 돌아간다.

이로운 점 **뒤로 기댄 묶은 각 자세**는 다리를 부드럽게 스트레칭하고, 복부를 이완한다. 이러한 효과는 좁은 비행기 좌석에서 장시간 앉아 있고 난 뒤 특히 유익하다. 이 자세는 장도 이완해 주어 변비 예방에도 도움이 된다. 또한 바닥에 누워서 하므로 지금 여기에 기반하는 느낌을 갖는 데도 도움이 된다.

일반적으로 혈압이 높거나 호흡 문제가 있는 사람들은 이 자세가 유난히 기분 좋게 느껴지곤 한다. 생리 중인 여성(12장 참고)이나 갱년기 여성(14장 참고)에게도 유익하다.

주의할 점 . . . .

▶ 이 자세에 관한 주의 사항은 54쪽을 참고한다.

앞으로 기댄 **앉은 각 자세**

아마 기차 여행이 몸에는 더 좋은 여행 방법이었을 것입니다. 침대칸에서 다리를 뻗을 수도 있고, 덜컹거리는 리듬도 있고, 다른 시간대로 서서히 들어가기 때문입니다. 하지만 해외 출장과 짧은 휴가 기간으로 인해 기차 여행이 상당 부분 비행기 여행으로 대체되었습니다. 나는 침대가 있는 비행기에서 푹 자고 완전히 휴식한 뒤 목적지에 도착하는 여행을 꿈꿉니다. 하지만 지금 당장은 가망이 없기에, 도착하고 나면 혼자서 휴식하기 위해 **앞으로 기댄 앉은 각 자세**(앞으로 기댄 박쥐 자세)를 포함한 회복 요가 시퀀스를 합니다.

준비하기 이 자세를 준비하는 전체 설명은 64쪽을 참고한다.

도구

▶ 볼스터

선택 도구

▶ 의자
▶ 한 번 접기 담요 1장 이상
▶ 수건
▶ 체온 유지를 위해 덮을 담요
▶ 시계 또는 타이머

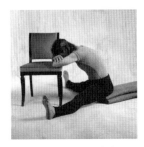

사진 11.7
앞으로 기댄 앉은 각 자세,
변형 1

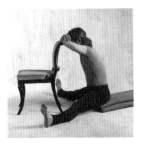

사진 11.8
앞으로 기댄 앉은 각 자세,
변형 2

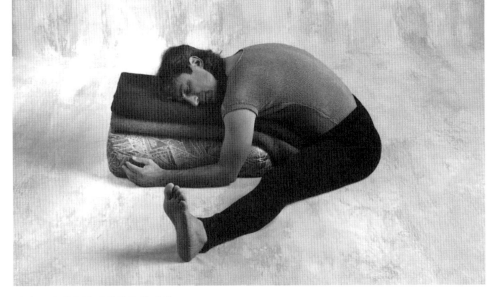

사진 11.6 앞으로 기댄 앉은 각 자세

자세 안에서 정상적으로 호흡한다. 도구들에 몸을 내맡겨 완전히 지지받게 한다. 가볍고 자연스럽게 호흡하는 동안 복부와 가슴이 부드러워진다. 외부 세계가 점점 희미해지는 동안 몸의 감각만을 느낀다. 여행의 피로가 녹아내리게 한다. 이제 더는 목적지에 도착하기 위해 해야 할 일이 없다. 지금 이 순간을 즐기면서, 이 자세로 기운을 회복한다.

돌아오기 앞으로 기댄 앉은 각 자세를 3~4분간 한다. 천천히 윗몸을 일으켜 세운 뒤, 양손을 뒤쪽 바닥에 짚고, 몸을 뒤로 젖히며 팔에 기댄 채 몇 차례 호흡하면서 등을 풀어 준다.

이로운 점 이 전굴 자세는 신경계를 진정시키고 마음을 고요하게 만드는 효과가 있다. 긴장성 두통(8장 참고)과 불면증(9장 참고)을 완화한다. 이마에 전해지는 압력은 이완이 더 깊어지게 하는데, 이 효과는 여행으로 피로해졌을 때 특히 중요하다.

일반적으로 전굴 자세는 위, 장, 간 등 몸의 앞면에 있는 소화 기관과 배설 기관을 진정시킨다. 그리고 후굴 자세로 척추와 신장에 가해진 압착 효과를 상쇄하며, 허리 부위를 열어 준다. 비행기의 좁은 좌석에 오래 앉아 있어서 허리가 뻐근해졌다면, 이 효과는 특히 중요하다.

이 자세는 임신 중이거나 생리 중인 여성들에게도 유익할 때가 많다. 임신 중이라면 의자와 배 사이에 적당한 공간을 두어 자신과 뱃속의 태아가 편안하게 휴식하게 한다.

▶ 이 자세에서 주의할 점은 66쪽을 참고한다.

다리 올린 **기본 이완 자세**

기본 이완 자세는 좁은 좌석에 몇 시간 동안 갇혀 있던 몸이 갈망하던 것, 즉 편안한 이완을 경험하도록 도울 수 있습니다. 이 자세는 잠잘 때를 제외하면 가장 적은 신진대사가 필요합니다. 이 자세를 하면 여행의 피로가 풀리고 편안히 이완되어 자야 할 시간에 잠들 수 있게 됩니다.

도구

▶ 기본 접기 담요

▶ 한 번 접기 담요 3장 이상

선택 도구

▶ 모래주머니

▶ 눈베개

▶ 체온 유지를 위해 덮을 담요

▶ 시계 또는 타이머

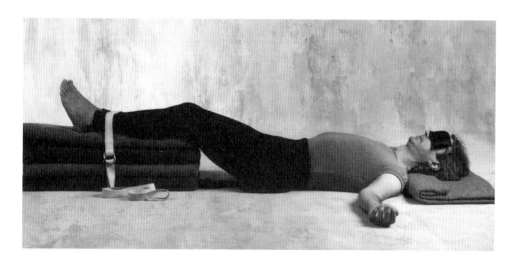

사진 11.9
다리 올린 기본 이완 자세

준비하기 **기본 이완 자세**를 준비하는 전체 설명은 43쪽을 참고한다. **기본 이완 자세**에서 그러듯이, 눕기 전에 머리와 목을 지지해 줄 기본 접기 담요를 알맞은 자리에 놓는다. 이 변형 자세에서는 아랫다리를 바닥에서 적어도 25~30센티 이상 높이고 지지할 수 있도록 한 번 접기 담요를 2장 이상 쌓는다.

바닥에 앉아서, 쌓은 담요 위에 아랫다리를 올린다. 다리를 담요 위에 고정하기 위해서 발목 위에 모래주머니를 올려놓는다. (또는 요가 벨트로 다리를 고정한다. 담요 밑에서 아랫다리까지 감되, 무릎 아래에 위치하게 한다.) 추위를 잘 타면 담요를 한 장 펼쳐 다리를 덮는다. 팔의 힘과 지지를 이용하여 뒤로 눕는다.

기본 접기 담요의 긴 쪽 끝부분을 조금 말아서 목의 완만한 곡선 밑에 받친다. 담요 위치를 조정하여 머리와 목이 편안해지게 한다. 턱은 이마 높이보다 조금 낮아야 한다. 이렇게 하면 뇌의 전두엽이 차분해진다. 몸을 따뜻하게 하기 위해 담요를 사용하고 있다면, 끝

어울려 윗몸과 양팔도 덮는다. 눈베개를 얹어 눈을 가린다. 양팔을 양옆으로 벌려 편안히 놓이게 한다.

자세 안에서 당신은 도착했다. 여행을 위한 모든 준비는 끝났고, 목적지에 도착하기 위한 노력은 다 과거의 이야기다. 마침내 도착해 여기에 있음을 즐긴다. 지금 가야 할 곳은 아무 데도 없다. 바닥이 당신을 완전히 지지해 주고 있다. 긴장을 내려놓는다.

준비되었다고 느끼면 **센터링 호흡**을 시작한다. 이 호흡 자각 방법은 42쪽과 44쪽의 안내를 참고한다. **센터링 호흡**을 최대 10회까지 반복한다. 마치면 지금 여기에서 편히 쉰다. 고요함을 음미한다.

돌아오기 다리 올린 기본 이완 자세를 10~15분간 한다. 자세에서 나올 때는 이완된 느낌을 유지하며 천천히 움직인다. 내쉬는 숨에 무릎을 하나씩 굽혀 가슴 앞으로 가져온다. 옆으로 돌아눕는다. 이 자세로 편히 쉬면서 몇 번 호흡한다. 손바닥과 팔꿈치로 바닥을 누르면서 자리에서 일어나 앉는다. 조용히 자리에 앉아 몇 번 호흡한 뒤 일어나서 생활을 시작한다.

이로운 점 이 자세는 피로를 줄이고, 발과 다리의 부기를 빼 주며, 신경계를 진정시키고, 동요된 마음을 편안하게 한다. 시차증으로 더 악화하는 몸의 작은 통증들을 완화한다.

주의할 점 . . . .

▶ 임신 3개월 이상일 때는 **옆으로 누운 이완 자세**(13장 참고)를 한다.

나는 어딘가로 가기 위해
여행하는 것이 아니다.
그저 가기 위해 여행한다.
_로버트 루이스 스티븐슨

여행 중 요가를 하는 시간은 얼마나 시간을 낼 수 있는지에 달려 있습니다. 다음은 시차 적응을 위한 시리즈의 요약과 더 짧은 시간에 할 수 있는 시퀀스의 제안입니다.

40~55분

자세	시간
벽에 다리 올린 자세	4~7분
단순한 기댄 후굴 자세	2~3분
벽에 다리 올려 몸 높인 자세	5~9분
지지된 다리 자세	8분
뒤로 기댄 묶은 각 자세	8~9분
앞으로 기댄 앉은 각 자세	3~4분
다리 올린 기본 이완 자세	10~15분

10분

자세	시간
벽에 다리 올려 몸 높인 자세	10분

20분

자세	시간
벽에 다리 올려 몸 높인 자세	5분
앞으로 기댄 앉은 각 자세	3분
다리 올린 기본 이완 자세	12분

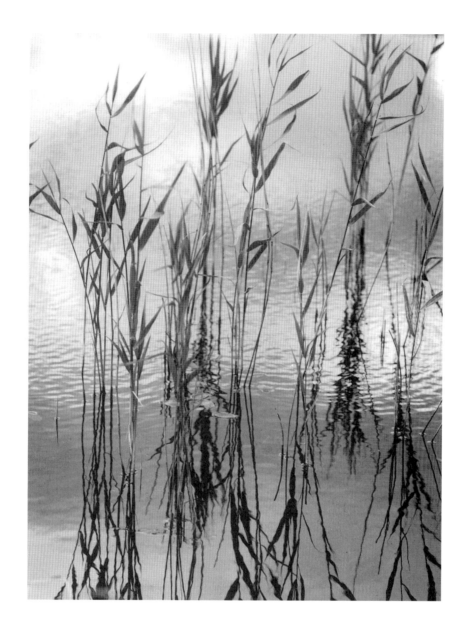

3부: 여성의 길

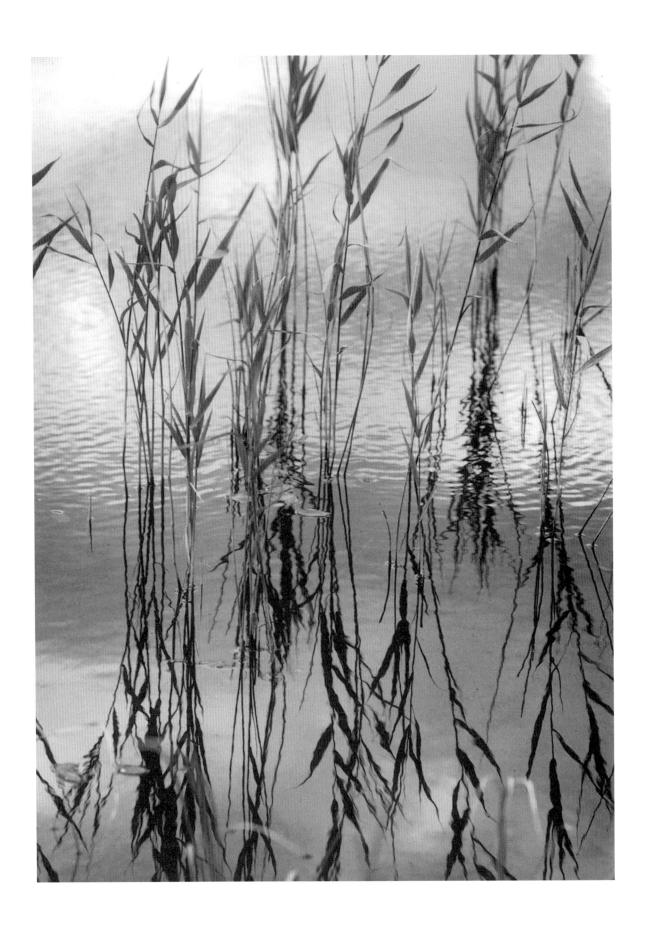

12장

달 클럽

생리 주기를 존중하기

···

오늘날 여성들은 역사상 그 어느 시대보다 자연의 리듬과 분리되어 있습니다. 선조들과 달리, 우리는 우리가 먹는 음식물을 직접 기르지 않으며, 채소와 과일은 온실에서 사시사철 재배됩니다. 에어컨과 난방 장치는 우리를 더위와 추위로부터 보호해 줍니다. 우리는 부드러운 초원이나 모래사장 위를 걷는 대신, 어디에나 있는 포장도로를 걸으며 아무 흔적도 남기지 않습니다. 대다수 사람에게 자연이란 어쩌다 한 번씩 다녀오는 곳에 지나지 않게 되었습니다.

하지만 여성 선조들처럼 우리 여성들은 몸을 통해 자연과 연결됨을 경험할 수 있습니다. 한 달에 한 번씩 찾아오는 생리는 그 길을 보여 줍니다. 생리는 '저주'가 아니라 조용한 성찰의 시기일 수 있으며, 새롭게 재생되는 몸의 기적 같은 능력을 경험하는 시간일 수 있습니다.

나는 이 장의 회복 요가 시리즈를 '달 클럽(Moon Club)'이라고 부릅니다. 몇 년 전 나의 요가 수업에 꾸준히 참여하면서 생리 중에 이 장의 자세들을 수련하던 여성들에게 붙여 준 이름인데, 그믐에서 보름달로 변화해 가는 달의 리듬에 맞추어 생리 주기가 진행됨을 나타내는 이름입니다.

달 클럽 시리즈

달 클럽 시리즈는 생리혈을 원활하게 배출하고, 피로를 줄이며, 호르몬 변화를 완화하는 데 도움이 됩니다. 이 시리즈는 생리 기간 내내 할 수 있습니다. 어떤 여성들은 생리 시작 전날에 이 시리즈를 시작하는 것이 도움이 된다고 말합니다. 달 클럽 시리즈는 생리전 증후군, 자궁 내막증, 생리 불순에도 이로울 수 있습니다.

이 시리즈는 복부를 열어 주고 생리통과 허리 통증을 완화해 주는 여섯 가지 자세로 이루어집니다. 외향적 자세인 기댄 후굴 자세들로 시작하여 내향적 자세인 차분한 전굴 자세들로 이어지며, **기본 이완 자세**의 변형으로 마무리됩니다. 총 20분쯤 걸리지만, 시간을 늘려 60분까지 해도 좋습니다. 이 장 마지막에 있는 '실습 요약'을 참고하세요.

일반적으로 잘 짜인 회복 요가 시퀀스에는 역자세가 포함되지만, 생리 중에는 역자세를 하지 않아야 합니다. 자궁 즉 하복부가 심장보다 높다면 역자세입니다. 다리를 심장보다 높게 올리는 자세도 피해야 합니다.

생리 중인 여성들이 역자세를 피해야 한다는 근거는 동양의 관점과 서양의 관점 둘 다로 설명할 수 있습니다. 서양의 관점에서 보면, 몸의 위아래가 바뀌면 중력의 작용으로 인해 바닥 쪽으로 쏠리는 자궁의 무게가 자궁에 피를 공급하는 혈관들을 부분적으로 막게 됩니다. 그러면 생리혈이 줄어들거나 심지어 잠시(아마 두어 시간쯤) 멈추었다가, 그 뒤 많은 생리혈이 배출될 수도 있습니다. 동양의 관점에서 보면, 역자세는 골반으로부터 아파나(apana) 에너지의 흐름을 막아서 같은 결과를 가져옵니다. (아파나에 관한 설명은 1장을 참고하세요.) 어떤 관점에서 보든 생리 중에는 이 장에 제시된 자세들만 하고, 역자세는 다른 날들을 위해 남겨 두세요.

달 클럽 시리즈를 한 뒤 몇 시간 동안 몸에 어떤 변화가 생기는지 관찰해 보세요. 생리혈이 늘어나거나 멈춘 뒤 다시 시작한다면, 남은 생리 기간은 **기본 이완 자세**만 하세요. 그리고 다음 생리 주기에는 **기본 이완 자세**로 시작해서 하루에 하나씩 달 클럽 자세를 더해 보세요. 이 자세들을 천천히 다시 추가해 가면 부정적인 영향을 피하게 될 것입니다. 이 자세들로 인해 안 좋은 영향을 받는 것 같다고 판단되면 **기본 이완 자세**만 하고, 이 시리즈의 다른 자세들을 하기 전에 의료 전문가와 상담하세요.

> 가슴이 머리보다 먼저 알 때가 많다.
> _폴리 애들러

생리전 증후군, 자궁 내막증, 생리 불순

생리전 증후군은 대개 생리 며칠 전에 시작해서 생리 첫날이나 둘째 날까지 이어지는 증상들입니다. 어떤 여성들에게는 배란 때부터 이 증상들이 시작됩니다. 정확한 원인은 밝혀지지 않았지만, 생리전 증후군은 생리 시작 전 호르몬의 변화와 관련이 있다고 여겨집니다. 증상들은 약간의 불편함부터 심한 통증까지 다양하며, 유방의 압통이나 부종, 허리 통증, 체액 부종, 골반 통증, 특정 음식에 대한 갈망, 식욕 증가, 짜증, 피로, 두통, 침울함, 신경과민, 우울함 등이 있습니다.

생리전 증후군을 겪고 있을 때 달 클럽 시리즈는 두 가지 면에서 도움이 됩니다. 첫째, 신체의 불편함을 줄여 줍니다. 예를 들어, 배와 골반을 부드럽게 열어 주는 자세는 생리통을 완화하고, 허리 근육을 늘여 주는 자세는 변비와 허리 통증에 유익합니다. 둘째, 깊은 이완은 생리전 증후군과 연관된 긴장을 누그러뜨리고, 현재 느끼는 감정에 대한 약간의 통찰력을 제공할 수도 있습니다. 아주 사소한 증상이라도 느껴지면 **달 클럽 시리즈**를 곧바로 시작하고, 생리 기간 내내 꾸준히 해 보세요.

미국에서만 5백만 명의 여성이 앓고 있는 자궁 내막증은 자궁 내막의 조직이 자궁 아닌 신체의 다른 부위에, 주로 골반안(골반강)에 자리를 잡고 자라는 질병입니다.[1] 이 조직은 자궁 내막과 마찬가지로 생리 주기에 따라 팽창했다 줄어들기를 반복합니다. 하지만 자궁 안의 조직들과 달리 이 세포들은 몸 밖으로 빠져나가지 못해서 결국 내출혈, 염증을 일으키거나 낭종, 흉터 조직을 만듭니다. 생리 전이나 생리 중에, 성교, 소변, 배변 중에 심한 통증을 유발하기도 합니다. 골반 뒤쪽에 부착된 자궁 내막 조직은 허리 통증을 일으킬 수 있습니다. 자궁 내막증은 불임으로 이어질 때도 있습니다.[2]

이 요가 자세들로 자궁 내막증을 치료할 수는 없습니다. 하지만 달 클럽 시리즈는 호흡과 이완을 통해 근육 경련과 골반 울혈을 완화하는 데 도움을 줄 수 있습니다. 늘여 주고 적시고 비틀어 짜 주는 원리를 이용하는 다른 회복 요가 시리즈들과 마찬가지로 **달 클럽 시리즈**도 만성 통증으로 굳어 있을지 모르는 자궁과 복부, 허리를 열어 주고 이완해 줍니다. 생리통을 경험하거나, 자궁 내막증으로 인한 통증이 느껴질 때는 **달 클럽 시리즈**를 해 보세요.

생리가 불규칙해지는 원인은 다양합니다. 여기에는 임신, 폐경 이행기, 자궁근종, 질병, 비행기 여행, 스트레스, 호르몬 불균형, 지나친 신체 활동, 모유 수유, 갑상선 기능 저하증 등이 포함됩니다. 생리가 불규칙하면 몸은 균형을 잃고 매우 취약해졌다고 느낍니다. 생리가 불규칙하면 역자세와 기댄 후굴 자세에 중점을 두고 규칙적으로 요가를 하세요. 여

인간의 몸은 경이로운 것이다.
_랄프 스트라우치

173

기에 더해 일주일에 하루씩 Relax and Renew 시리즈(5장 참고)를 하고, 생리 중에는 달 클럽 시리즈를 해 보세요.

폐경 이행기에는 많은 여성이 생리 불순을 경험합니다. 폐경 이행기를 거치고 있다면 생리 중에 달 클럽 시리즈를 해 보세요. 다른 때에는 평소에 하던 요가를 하되 역자세를 포함해야 합니다. 생리 중이 아닐 때 요가에 회복 요가 자세를 포함하고 싶다면, Relax and Renew 시리즈(5장 참고)를 해 보세요.

:: 실습

뒤로 기댄 **묶은 각 자세**

도구

▶ 볼스터
▶ 길게 말기 담요 4장
▶ 두 번 접기 담요
▶ 벨트 또는 모래주머니

선택 도구

▶ 한 번 접기 담요
▶ 눈베개
▶ 체온 유지를 위해 덮을 담요
▶ 시계 또는 타이머

뒤로 기댄 묶은 각 자세(뒤로 기댄 나비 자세)는 깊은 위안을 주며 심신을 이롭게 합니다. 어떤 수련생들은 사랑받으며 편안히 안겨 있는 듯한 느낌을 받는다고 말합니다. 생리 중이나 생리가 시작되기 하루나 이틀 전에, 특히 생리전 증후군을 겪고 있다면, 이런 느낌을 이 자세보다 더 잘 선사할 시간이 있을까요?

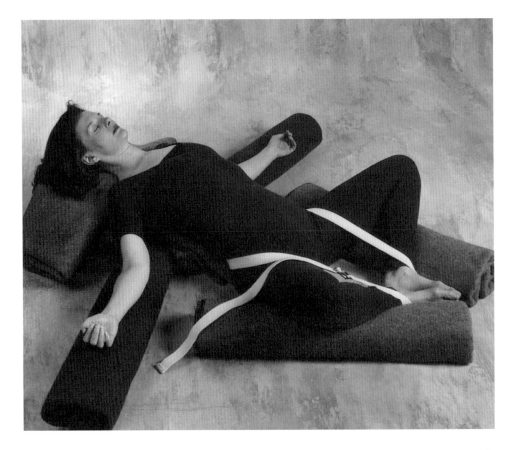

사진 12.1
뒤로 기댄 묶은 각 자세

준비하기 이 자세를 준비하는 법은 52쪽을 참고한다. 넓적다리 바깥쪽 아래에 길게 말기 담요를 받칠 때는 엉치엉덩관절(천장관절)의 통증을 방지하도록 충분히 잘 받쳐 주어야 한다. 16장에 설명되어 있듯이, 엉치뼈(천골)는 허리 바로 아래쪽에 있는 삼각형 모양의 뼈로서 척추의 일부다. 엉치뼈는 골반의 엉덩뼈(장골)와 결합하여 엉치엉덩관절(천장관절)이라는 관절을 이룬다. 이 뼈들을 결합해 주는 것은 인대들인데, 이 인대들은 생리 중 호르몬 변화로 인해 손상되거나 지나치게 늘어날 위험에 취약해진다. 인대들이 느슨해지면서 엉치엉덩관절의 안정성이 저하되면 이 관절 부위에 통증이 느껴지는데, 어떤 여성들은 이러한 통증으로 생리가 다가왔음을 눈치채기도 한다.

자세 안에서 뒤로 기댄 묶은 각 자세는 센터링 호흡을 하기에 아주 좋은 자세다. 느리고 부드럽게 숨을 들이쉬고, 느리고 부드럽게 숨을 내쉰 뒤, **센터링 호흡**을 다시 시작할 준비가 될 때까지 몇 번의 정상 호흡을 한다. (센터링 호흡에 관한 설명은 42쪽과 44쪽을 참고한다.)

허파에 주의를 기울이면서 **센터링 호흡**을 몇 차례 한 뒤, 아랫배로 주의를 가져간다. 숨을 들이쉴 때는 배가 부드러워지면서 숨을 잘 받아들이게 한다. 숨이 피부에서 근육으로, 다시 내장 기관으로 몸의 여러 층을 투과해 들어간다고 상상한다. 이렇게 들어온 숨이 자궁을 편안히 이완해 준다. 숨을 내쉴 때는 가로막(횡격막), 허파, 갈비뼈, 그리고 호흡 근육들이 수축되며 숨을 고르게 내보내는 것을 느낀다. 아랫배의 막혀 있는 느낌이나 불편감이 이 고른 호흡의 흐름에 합류하여 빠져나간다고 상상한다. 호흡이 다시 정상 리듬으로 돌아가게 한다.

다음번 **센터링 호흡**을 하면서 허리에 주의를 기울인다. 숨을 들이쉴 때, 골반 뒤쪽이 숨을 받아들이게 한다. 숨을 내쉴 때는 허리에 쌓여 있는 긴장이 내쉬는 숨의 고른 흐름을 따라 빠져나가게 한다. **센터링 호흡**을 하면서 길게 숨을 내쉰 뒤에는 편안해질 때까지 정상적인 들숨과 날숨을 몇 차례 반복한다.

센터링 호흡을 최대 10회까지 반복한다. 몇 분간 정상 호흡을 한 뒤 자세에서 나온다.

돌아오기 뒤로 기댄 묶은 각 자세를 5~15분간 한다. 어떤 여성들은 이 자세를 달 클럽 시리즈의 중심으로 삼고 30분까지 유지하기도 한다. 아주 깊이 이완한 뒤, 외부 세계가 의식 안으로 천천히 들어오도록 허용한다. 주변의 소리를 받아들인다. 몸의 감각들에 주의를 기울인다.

준비되면 눈베개를 내려놓고 천천히 눈을 뜬다. 팔의 힘을 써서 일어나 앉는다. 발에서 벨트를 벗겨 내거나 모래주머니를 내린다. 한 번에 하나씩 다리를 쭉 펴서 무릎에 있을 긴

우리가 살고 있는 이 경이로운 우주에는 '절대'라는 것이 없다. 심지어 무한으로 뻗어 나가는 평행선도 저 멀리 어딘가에서는 만나게 되어 있다.
_펄벅

장을 풀어 준다. 조용히 다음 자세로 넘어간다. 이 자세를 마치고 일상생활로 돌아간다면, 잠시 전환을 위한 준비 시간을 갖는다.

이로운 점 뒤로 기댄 묶은 각 자세는 복부와 허리를 이완하고, 생리통을 완화하며, 마음을 차분하게 해 준다. 이 자세에서는 자궁이 절반쯤 세워져 있으므로 생리혈이 흘러내려 빠져나가는 데 도움이 된다. 달리 말하면, 이 자세는 배와 골반에 에너지가 담길 그릇을 만들어서 아파나(apana) 즉 여성적 에너지가 복부에서 조화로워지게 한다.

주의할 점 ....

▶ 이 자세에서 주의할 점은 54쪽을 참고한다.

뒤로 기댄 **책상다리 자세**

도구
▶ 볼스터
▶ 한번 접기 담요 2장
▶ 길게 말기 담요 4장

선택 도구
▶ 기본 접기 담요
▶ 한번 접기 담요 1장 이상
▶ 눈베개
▶ 체온 유지를 위해 덮을 담요
▶ 시계 또는 타이머

달 클럽 시리즈의 다음 자세는 **뒤로 기댄 책상다리 자세**이며, 다리를 발목 부근에서 교차하여 바닥에 앉은 뒤, 뒤에 있는 볼스터와 담요에 기대는 자세입니다. 이 자세가 처음에는 생소하게 느껴질 수 있지만, 몸과 도구들의 위치를 잘 조정할수록 더 편안해질 것입니다.

도구들은 자세를 당신의 필요에 맞추기 위해 쓰인다는 점을 기억하세요. 우리는 직원으

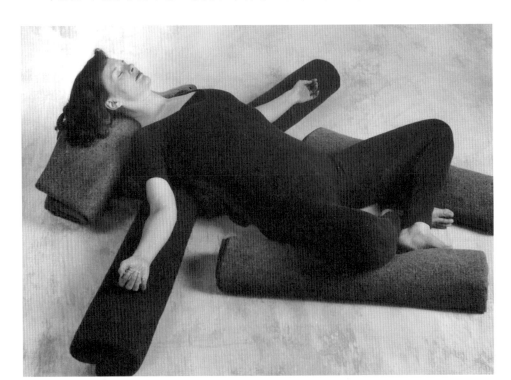

사진 12.2
뒤로 기댄 책상다리 자세

로서, 고용주로서, 부모로서, 자녀로서, 형제자매로서, 친구로서, 연인이나 배우자로서 요구받는 역할에 자신을 맞추느라 너무 자주 스트레스를 받습니다. 속도를 늦추고, 천천히 호흡하며, 자신에게 필요한 것을 돌아볼 기회를 거의 갖지 못합니다. 생리 중에는 삶이 특히 더 힘겹게 느껴집니다. 5~10분간 편안한 시간을 누려 보세요.

감정은 무질서하다.
_에스더 하우치그

준비하기 볼스터를 등 뒤 바닥에 세로로 두고 앉는다. 누웠을 때 머리, 목, 어깨가 올 자리에 한 번 접기 담요를 한 장 이상 올린다. 언제나 그렇듯이, 어떤 도구 배치가 가장 편안하게 느껴지는지 실험해 본다. 예를 들어, 한 번 접기 담요 1장과 기본 접기 담요 1장을 머리 밑에 받쳐 본다.

양쪽 넓적다리의 바깥쪽 아래에 길게 말기 담요를 하나씩 받쳐서 다리의 무게를 완전히 지지해 준다. 몸이 유연하여 담요 없이도 다리를 벌린 상태로 있을 수 있더라도 엉치엉덩 관절(천장관절)과 인대가 스트레스를 받지 않도록 길게 말기 담요를 사용한다. 양 무릎이 바닥에서 같은 높이만큼 떨어져 있게 한다. 이 자세의 주안점은 넓적다리 안쪽의 스트레칭이 아니라, 배를 이완하고 가슴을 여는 것임을 기억하라.

발목에서 다리를 교차한다. 어떤 쪽 발목이 위에 오든 괜찮다. 자세 중간에 스트레칭이 균형 잡히도록 발목의 위치를 바꿀 것이기 때문이다. 볼스터 위에 등을 대고 누워 머리, 목, 어깨는 볼스터 위에, 양팔은 한 번 접기 담요 위에 편안히 놓이게 한다. 가슴과 등에서 어느 정도 스트레칭되는 것을 느껴야 하지만, 불편한 느낌이 들면 안 된다. 만약 이 자세에서 등이 너무 휘거나 무릎에 무리가 가서 불편하면, 옆으로 돌아누워 일어나 앉는다. 등의 불편함을 경감하기 위해 한 번 접기 담요를 엉덩이 밑에 받친다. (볼스터 대신 담요를 사용하고 있다면, 담요 수를 줄인다.)

다시 눕는다. 머리가 잘 받쳐지게 한다. 턱은 이마보다 낮아야 한다. 만약 등을 받치는 도구의 높이를 바꿨다면, 머리와 목을 받치는 담요도 조정한다. 눈 위에 눈베개를 얹는다.

자세 안에서 도구들 위에서 편안히 쉬며, 완전히 지지받는 느낌을 느껴 본다. 침을 한 번 삼켜 목구멍과 턱관절, 얼굴을 이완한다. 편안히 호흡한다. 아무것도 남기지 말고 완전히 놓아 버리며 편안히 휴식한다.

편안히 휴식하면서, 잎이 한 장씩 펼쳐지며 피어나는 꽃을 상상해 본다. 꽃이 피어나듯이, 자궁 아래에 있는 자궁경부가 열리며 생리혈이 원활하게 빠져나가도록 허용한다. 점점 더 이완되면서 생리통이 녹아 없어진다. 자신의 몸이 자연의 가장 깊은 리듬과 조화를 이룬다는 것을 신뢰한다.

177

몇 분 뒤에 위아래 발목을 반대로 교차하여, 양쪽에서 같은 시간 동안 한다.

돌아오기 뒤로 기댄 **책상다리** 자세를 3~10분간 한다. 준비되었다고 느껴지면 몇 번 깊은 호흡을 한다. 눈베개를 내려놓는다. 한 번에 하나씩 다리를 천천히 쭉 편다. 옆으로 돌아눕는다. 준비되었다고 느껴지면, 팔의 힘을 써서 일어나 앉는다. 조용히 앉아서 몇 차례 호흡한다.

이로운 점 이 자세는 복부를 부드럽게 하고, 자궁에 고여 있는 혈액이 잘 빠져나가게 한다. 생리 기간에는 자궁에 체액이 가득 고인다. 이 자세에서 자궁이 이완되면 생리혈이 빠져나갈 수 있다.

주의할 점 . . . .

▶ 모든 회복 요가 자세에서 그렇듯이, 등에서 어떤 통증이나 불편감도 느껴지지 않아야 한다. 시간을 들여 도구들을 조정한다. 그래도 통증이 지속되면 요가 시간을 절반으로 줄이거나, 지금은 이 자세를 건너뛴다.

▶ 무릎에서 통증이나 불편감이 느껴지면, 넓적다리 아래에 받친 길게 말기 담요의 높이나 위치를 조정해 본다. 그래도 통증이나 불편감이 지속되면, 지금은 이 자세를 건너뛴다.

앞으로 기댄 **묶은 각 전굴 자세**

도구

▶ 볼스터
▶ 길게 말기 담요 2장

선택 도구

▶ 한 번 접기 담요 1~2장
▶ 의자
▶ 수건
▶ 눈베개
▶ 체온 유지를 위해 덮을 담요
▶ 시계 또는 타이머

전통적인 **묶은 각 자세**를 변형한 이 회복 요가 자세는 여기에서 전굴 자세로 행해집니다. 달 클럽 시리즈에서 앞의 두 자세는 가슴과 배를 열어 호흡을 자유롭게 해 주는 후굴 자세였습니다. 이 전굴 자세들은 요가의 여성적인 측면을 표현하며, 내면으로 들어가도록 우리를 초대합니다. 일정과 약속으로 바쁜 외적 삶을 떠나, 홀로 고요히 있는 풍부한 내면의 삶으로 들어가게 해 줍니다. 내면을 들여다봄으로써 우리의 힘과 통찰력을 발견하도록 일깨워 줍니다.

준비하기 바닥에 앉는다. 볼스터를 앞에 놓고, 한쪽 끝이 자신을 향하게 한다. 양 발바닥을 붙이고, 무릎은 양쪽으로 자연스럽게 벌어지게 한다. 자세를 점검해 본다. 만약 허리가 뒤로 둥글게 굽거나, 가슴이 안으로 꺼지거나, 거북목처럼 머리가 앞으로 나오면, 기본 접기

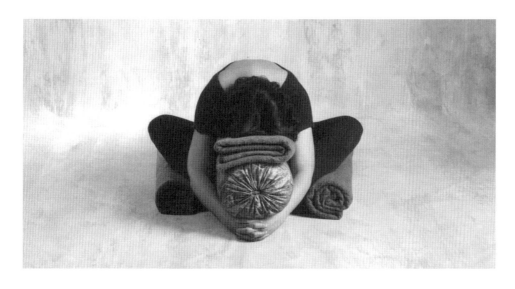

사진 12.3
앞으로 기댄
묶은 각 전굴 자세

담요를 2장 쌓고 단단하게 접힌 모서리 부분 위에 궁둥뼈(좌골)가 올라가도록 앉는다. 이렇게 궁둥뼈 위치를 높여 주면 골반이 조금 앞으로 기울어, 척추가 길게 유지되고 가슴과 배가 열릴 수 있다.

이전 자세들과 마찬가지로, 넓적다리 바깥쪽을 길게 말기 담요로 받친다. 몸을 앞으로 숙여 윗몸과 접은 팔이 볼스터 위에 편안히 놓이게 한다. 윗몸을 억지로 숙여 볼스터 위에 놓이게 하려 하지 말고, 볼스터가 자신을 만나러 다가온다고 상상한다. 만약 볼스터 높이가 낮아서 불편한 느낌이 들면, 볼스터 위에 한 번 접기 담요를 얹어 도구의 위치를 높인다. 그래도 여전히 낮으면, 볼스터 대신 의자의 앉는 부분을 앞에 두고, 그 위에 팔과 이마를 얹는다. 의자의 앉는 부분이 차갑거나 딱딱하게 느껴지면 그 위에 수건을 깐다. 완전히 이완되고 편안하게 느껴져야 한다. 그런데 어떤 여성들은 이렇게 조정한 뒤에도 엉치엉덩관절(천장관절)의 상태가 악화하는 것을 느낀다.

엉치엉덩관절의 상태가 악화하면 엉치뼈(천골)의 왼쪽이나 오른쪽의 동전만 한 부위(엉치뼈 양쪽에서 뼈가 튀어나온 관절 부위)에서 통증이 느껴진다. 등에서 어떤 통증이나 불편함이 느껴질 때는 자세를 조정하여 볼스터나 의자에 비대칭적으로 기대면 완화되기도 한다. 몸을 한쪽으로 조금 비튼 다음 다시 앞으로 기댄다. 이렇게 해도 오히려 통증이 심해지면 반대쪽으로 조금 비틀어 본다. 그래도 마찬가지라면 이 자세를 건너뛰고 엉치엉덩관절의 정렬에 관해 의료 전문가와 상담하는 것이 좋다. 요가는 근골격계를 지나치게 늘이거나 악화시키려는 것이 아님을 기억하라. 이 자세들에서는 몸의 정렬에 주의를 기울이고, 문제가 있을 때는 몸 상태가 개선될 때까지 시간을 줄이거나 자세를 생략한다.

계속 진행할 수 있다면, 목을 계속 중립 위치에 둔다. 목 뒷부분에 눈베개를 얹고 눈을 감는다.

고요한 마음에는
모든 것이 가능하다.
_마이스터 에크하르트

자세 안에서 볼스터나 의자를 완전히 신뢰하며 몸을 기댄다. 숨을 들이쉬고 내쉴 때 부드럽게 움직이는 등을 느껴 본다. 뒤쪽 갈비뼈가 양옆으로, 뒤로 확장되며 숨 쉴 공간을 만들어 주는 것을 알아차린다. 몸이 자연스러운 호흡의 리듬을 따르고, 긴장의 층이 한겹 한겹 녹아내리면서 편안히 이완되도록 허용한다. 이렇게 섬세한 과정을 거치면, 일상생활 중에 몸이 보내는 조용한 메시지를 귀 기울여 들을 수 있게 된다.

어떤 여성들에게는 이 자세를 하는 동안 도구의 위치가 너무 높게 느껴지기도 한다. 이럴 때는 천천히 일어나서 도구의 높이를 낮춘 뒤, 숨을 내쉬면서 윗몸을 다시 앞으로 기울인다.

돌아오기 앞으로 기댄 묶은 각 전굴 자세를 3~5분간 한다. 목과 허리에 불편함이 없다면, 서서히 시간을 10분까지 늘려 간다. 자세에서 나올 준비가 되면 눈을 뜨고 몇 차례 깊은 호흡을 한다. 머리를 조금 들어 올리고, 양손을 볼스터나 담요, 혹은 의자의 앉는 부분에 짚는다. 손으로 누르면서 윗몸을 일으킨다. 목 위에 놓여 있던 눈베개는 흘러내리도록 둔다. 양손으로 무릎 바깥쪽 아래 바닥을 짚고, 천천히 양 무릎을 붙인다. 등을 대고 자리에 누워, 무릎을 구부려 발바닥을 바닥에 댄다. 이 자세로 머무르며 몇 번 호흡한다. 준비되었다고 느껴지면 옆으로 돌아누운 뒤 천천히 일어나 앉는다.

이로운 점 앞으로 기댄 묶은 각 전굴 자세는 아랫배를 진정시키고 생리통을 완화해 준다. 생리 중에 종종 뭉치는 부위인 허리를 부드럽게 스트레칭해 준다.

주의할 점 . . . .

▶ 무릎에서 통증이나 불편감이 느껴지면, 넓적다리 바깥쪽 아래에 받친 길게 말기 담요의 높이나 위치를 조정하거나, 발을 몸에서 더 멀리 놓는다.

▶ 엉치엉덩관절(천장관절)에서는 통증이나 불편함이 조금도 느껴지지 않아야 한다. 통증이나 불편함이 느껴지면, '준비하기'에 설명된 대로 자세를 조정하거나, 지금은 이 자세를 건너뛴다.

▶ 이 자세를 하는 도중이나 이후에 목에서 통증이나 불편함이 느껴지면, 자세를 하는 동안 목의 곡선이 처져 있지 않은지 확인한다.

다음의 경우에는 이 자세를 하지 않는다.

▶ 허리에 디스크 질환이 있을 때, 혹은 척추전방 전위증이나 척추분리증이 있을 때.

앞으로 기댄 앉은 각 자세

또 하나의 전굴 자세인 **앞으로 기댄 앉은 각 자세**(앞으로 기댄 박쥐 자세)는 무용수가 공연 전에 워밍업을 하듯이 다리를 양옆으로 벌립니다. 여성들이 출산하거나 성교할 때 흔히 취하는 자세이기도 합니다. 받아들임을 나타내는 이 자세는 요가에서 가장 여성적인 동작 중 하나이며, 도구들로 몸을 지지해 줄 때 특히 더 그렇습니다. 허벅지 안쪽과 골반기저 근, 아랫배와 자궁을 이완해 줍니다.

도구

▶ 볼스터

선택 도구

▶ 의자
▶ 한 번 접기 담요 1장 이상
▶ 수건
▶ 체온 유지를 위해 덮을 담요
▶ 시계 또는 타이머

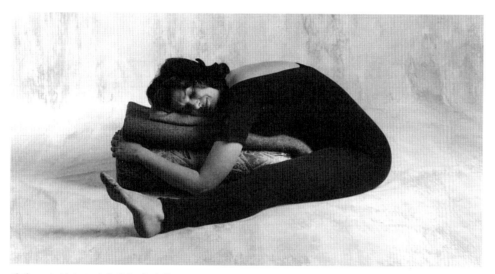

사진 12.4 앞으로 기댄 앉은 각 자세

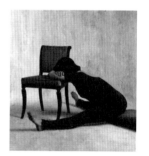

사진 12.5
앞으로 기댄 앉은 각 자세,
변형 1

준비하기 이 자세를 준비하는 법에 관한 전체 설명은 64쪽을 참고한다.

자세 안에서 바닥이 다리를 지지해 주고, 볼스터 또는 의자가 윗몸을 지지해 주고 있음을 느껴 본다. 편안하게 오르내리는 호흡을 알아차린다. 호흡이 몸통의 뒷부분을 채우고 허리의 모든 긴장을 놓아주도록 허용한다. 복부와 엉덩이의 열린 느낌과 가슴, 눈, 머리의 고요한 느낌 사이에 균형을 이루며, 지금 이 순간의 고요함 안에서 편히 쉰다.

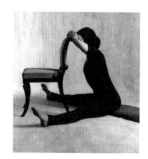

사진 12.6
앞으로 기댄 앉은 각 자세,
변형 2

돌아오기 앞으로 기댄 앉은 각 자세를 3~5분간 한다. 점차 시간을 늘려 간다. 숙련자라면 10분까지 머물러도 좋다. 준비되었다고 느끼면, 감았던 눈을 뜨고, 편안히 쉬면서 몇 번 호흡한다. 양손을 볼스터 혹은 의자 위에 올리고, 팔의 힘을 써서 천천히 윗몸을 일으켜 앉는다. 양손으로 뒤쪽 바닥을 짚고, 잠시 기댄 채로 등을 이완한다.

이로운 점 **앞으로 기댄 앉은 각 자세**는 신경의 긴장을 줄이고 생리통을 완화한다. 복부를 열어 주고, 배벽(배 안 앞쪽의 벽)과 자궁을 이완한다. 이 자세에서는 자궁이 앞으로 기울어 척추에서 멀어지고, 골반의 위쪽으로 올라오게 된다. 그러면 자궁이 다른 장기들의 무게에 눌리지 않게 되어 자궁에 고이는 혈액이 줄어든다.

주의할 점 ···

▶ 이 자세에서 주의할 점은 66쪽을 참고한다.

앞으로 기댄 **아기 자세**

도구

▶ 볼스터

선택 도구

▶ 한 번 접기 담요 1장 이상
▶ 수건 2장
▶ 모래주머니
▶ 길게 말기 담요
▶ 체온 유지를 위해 덮을 담요
▶ 시계 또는 타이머

생리 기간에 **앞으로 기댄 아기 자세**를 하면, 내면을 향할 때 작용하는 치유 능력의 혜택을 볼 수 있습니다. 등을 둥글게 말고, 눈을 감고, 대지를 몸으로 누르고 있는 동안, 우리는 단순하고 천진한 아이로서 편히 쉽니다.

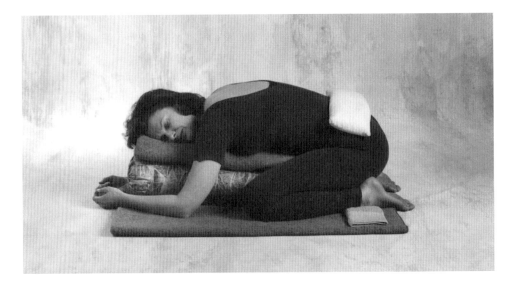

사진 12.7
앞으로 기댄 아기 자세

준비하기 준비하는 방법에 관한 전체 설명은 76쪽을 참고한다. 이완이 더 잘 되도록 허리 위에 모래주머니를 얹는다. 먼저 손으로 모래주머니를 잡고 허리 위에 올린 채로 몸을 앞으로 굽힌다. 모래주머니의 무게가 허리 근육을 이완해 주고 생리통을 완화할 수 있다.

자세 안에서 여러 번 천천히 호흡한다. 그러면서 자신이 편안히 이완되고, 볼스터의 지지를 온전히 받아들이도록 허용한다. 어깨가 귀로부터 멀어지게 한다. 꼬리뼈는 바닥을 향해 떨어지도록 허용한다. 배가 편안히 이완되게 하고 볼스터에게 지지받음을 느낀다. 생리통이 있다면 배에 전해지는 볼스터의 압력이 특히 기분 좋게 느껴질 것이다.

돌아오기 앞으로 기댄 아기 자세를 1~5분간 한다. 한쪽으로 고개를 돌려서 한 뒤, 반대쪽으로 고개를 돌려 같은 시간만큼 한다. 눈을 뜨고, 손바닥을 어깨 아래 바닥에 짚는다. 손으로 바닥을 누르면서 숨을 들이쉬고, 윗몸을 천천히 일으켜 무릎을 꿇고 앉는다. 잠시 그대로 쉰다. 엉덩이를 들고 무릎으로 선 다음, 즉시 한쪽 다리를 앞으로 내밀고 발바닥을 바닥에 댄다. 내민 넓적다리를 양손으로 누르며, 숨을 깊이 들이쉬면서 일어선다. 이런 식으로 자세에서 나오면 무릎 통증이 방지된다.

이로운 점 앞으로 기댄 아기 자세는 생리통을 완화하고 자궁을 이완한다. 허리 근육을 부드럽게 스트레칭해 주며, 마음이 차분해지게 한다.

주의할 점 ....

▶ 이 자세에서 주의할 점은 77쪽과 78쪽을 참고한다.

종아리 받친 **기본 이완 자세**

달 클럽 시리즈의 마지막 자세인 이 **기본 이완 자세** 변형은 허리와 다리 아랫부분의 불편함을 해소합니다. 생리 중에는 배 위에 무거운 것을 얹거나, 다리를 10~15센티 이상 올리지 마세요.

준비하기 기본 이완 자세에 관한 전체 설명은 43쪽을 참고한다. 언제나 그렇듯이, 눕기 전

도구

▶ 기본 접기 담요
▶ 한 번 접기 담요 2장

선택 도구

▶ 모래주머니
▶ 체온 유지를 위해 덮을 담요
▶ 눈베개
▶ 시계 또는 타이머

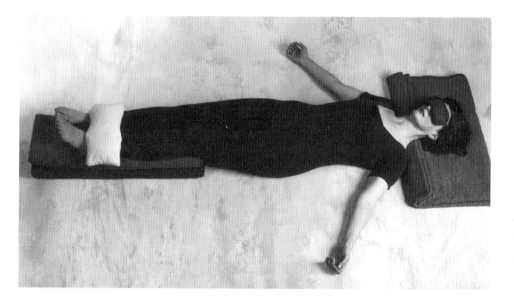

사진 12.8
종아리 받친
기본 이완 자세

에 기본 접기 담요를 머리와 목이 위치할 곳에 둔다. 한 번 접기 담요를 2장 쌓아 아랫다리 밑에 세로로 두어, 종아리를 받쳐 준다. 모래주머니를 발목 위에 가로로 올려 두어 다리가 담요 위에 고정되게 한다. 팔의 힘과 지지를 이용해 뒤로 눕는다.

자세 안에서 **센터링 호흡**을 최대 10회까지 반복한다. 이 호흡법에 관해서는 42쪽과 44쪽을 참고한다. 그 뒤 정상 호흡 리듬으로 돌아온다.

돌아오기 **종아리 받친 기본 이완 자세**를 5~20분간 한다. 자세에서 나올 때는 다리를 모래주머니 밖으로 빼내고, 무릎을 하나씩 천천히 구부리며 옆으로 돌아눕는다. 눈베개는 저절로 미끄러져 내려오게 둔다. 천천히 눈을 뜬다. 이 자세로 편히 쉬면서 몇 번 호흡한 뒤, 자리에서 일어난다.

이로운 점 이 자세는 복부에 쌓여 있는 긴장을 풀어 주고, 다리의 부기를 빼내며, 생리에 자주 수반하는 허리 통증과 생리통을 완화한다.

주의할 점 . . . .

▶ 배 위에 무거운 것을 얹지 않는다.
▶ 다리를 10~15센티 이상 높이지 않는다.

천리 길도 한 걸음부터.
_중국 속담

요가를 하는 시간은 얼마나 시간을 낼 수 있는지, 자신의 상태가 어떠한지에 따라 달라집니다. 다음은 달 클럽 시리즈의 요약과 더 짧은 시간에 할 수 있는 시퀀스의 제안입니다.

20~60분

자세	시간
뒤로 기댄 묶은 각 자세	5~15분
뒤로 기댄 책상다리 자세	3~10분
앞으로 기댄 묶은 각 전굴 자세	3~5분
앞으로 기댄 앉은 각 자세	3~5분
앞으로 기댄 아기 자세	1~5분
종아리 받친 기본 이완 자세	5~20분

5~10분

자세	시간
종아리 받친 기본 이완 자세	5~10분

15분

자세	시간
뒤로 기댄 묶은 각 자세	7분
종아리 받친 기본 이완 자세	8분

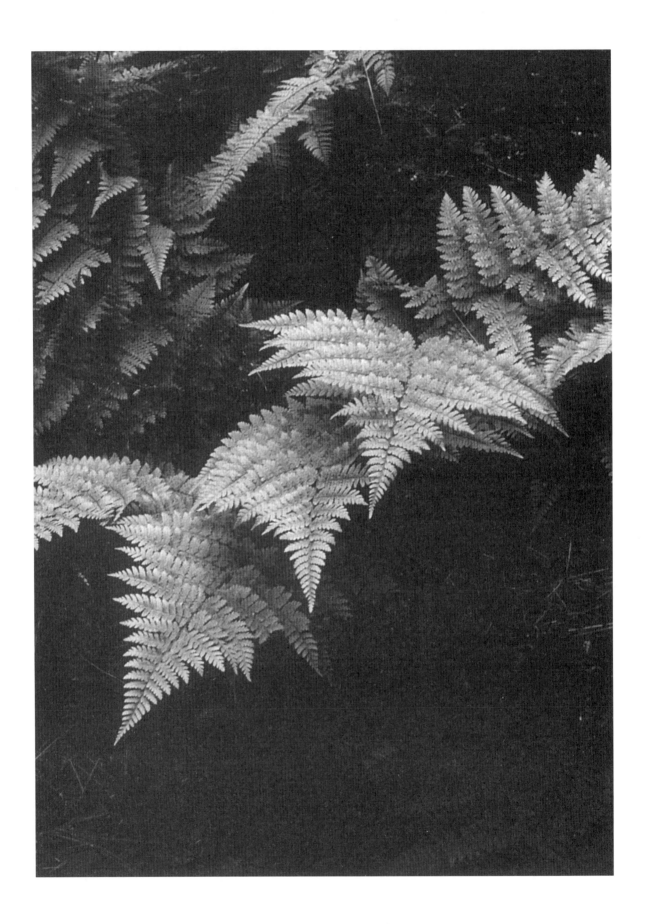

13장

새 생명의 잉태

임신 기간을 위한 자세

여성이 할 수 있는 가장 강력하고 놀라운 신체 경험 중 하나는 임신입니다. 자기의 몸 안에서 생명체가 자라고 있음을 느끼면, 자연의 복잡성과 몸의 지성을 깊이 알아차리게 됩니다. 임신한 여성에 대한 서구의 인식이 세대를 거치며 변해 왔지만, 현대 사회의 압력은 여전히 여성이 자기 자신을, 자기의 몸을, 자기의 임신을 보는 시각에 영향을 미치고 있습니다. 예전에는 임신한 여성이 배가 불러 오면 집에 머물면서 남의 눈에 띄지 않으려 했습니다. 오늘날 임신한 여성들은 일을 하고 달리기를 하며 테니스도 합니다.

그런데 예나 지금이나 변하지 않는 한 가지가 있는데, 임신 기간에 심한 생리적, 감정적 변화를 겪는다는 사실입니다. 임신 기간은 몸 상태, 마음 상태가 이전과 같을 것이라는 기대를 내려놓아야 하는 시기입니다. 하루는 속이 메스껍다가, 다음 날에는 활력이 솟을 수도 있습니다. 임신은 자신을 잘 돌보는 것이 얼마나 중요한지를 일깨워 줍니다. 임신을 하면 자연스럽게 좋은 영양분, 알맞은 운동, 적절한 휴식에 더 많은 관심을 두게 됩니다.

눈에 띄지 않고 지내는 것과 지나친 활동이라는 양극단 사이에, 생명체를 임신하여 기르는 몸의 기적 같은 능력을 잘 살리는 중도(中道)가 있습니다. 이 균형 잡힌 길은 여성들이 저마다 스스로 찾아야 합니다. 회복 요가는 많은 여성에게 이 중도를 찾을 기회를 줍니다. 이 요가 자세들은 임신 기간 내내 도움이 되며, 신체적으로나 정서적으로 출산에 준비되도록 도울 것입니다. 출산 후 몸을 바로잡는 과정과 어머니의 역할 수행에도 도움이 될 것입니다.

임산부를 위한 시리즈

이 시리즈는 일어선 자세에서 앉은 자세로, 누운 자세로 이어지는 여섯 가지 회복 요가 자세로 이루어진 시퀀스입니다. 변형된 전굴 자세로 시작해, 엎드린 비틀기 자세, 그리고 뒤로 기대 앉은 자세 3가지로 이어집니다. 그리고 **기본 이완 자세**의 변형인 **옆으로 누운 이완 자세**로 마무리됩니다. 20분쯤 걸리지만, 80분까지 시간을 늘릴 수도 있습니다. 이 장 끝에 있는 '실습 요약'에서 제안하는 루틴을 참고하세요.

이 시리즈는 건강한 임산부들에게 여러 면에서 이롭습니다. 첫째, 전반적인 피로를 풀어 줍니다. 대체로 임신 11주쯤 되면 심신을 회복해 주는 깊은 수면 시간이 줄어들어 피로해집니다.[1] 둘째, 임신으로 점점 무거워지는 배를 지탱하느라 생기는 허리의 부담과 피로를 덜어 줍니다. 마지막으로, 몇몇 자세는 넓적다리 안쪽 근육을 부드럽게 늘여 주어 출산 준비에 도움이 됩니다. **임산부를 위한 시리즈**를 매일 꾸준히 하는 것은 분만을 준비하는 아주 좋은 방법입니다. 임신 기간에 이 시리즈를 한 나의 학생들은 대부분 분만 후 오로(惡露)라고 불리는 산후 질 분비물이 더는 나오지 않을 때까지, 그리고 다른 요가를 재개할 준비가 되었다고 느낄 때까지 이 시리즈를 계속 했습니다.

이 시리즈는 입덧, 고혈압, 불면증, 부종 등 임신 중에 겪는 다른 문제들을 완화하는 데도 도움이 됩니다. 자세마다 '이로운 점'에 구체적인 효과가 설명되어 있습니다.

만약 낙태나 유산, 사산을 겪었다면 12장의 달 클럽 시리즈를 하세요. 달 클럽 시리즈는 원래 생리 중인 여성을 위해 만든 것이지만, 출산 후 흔히 며칠 동안, 심할 때는 몇 주 동안 이어지는 오로의 배출이 끝날 때까지 도움이 될 것입니다. 그 뒤에는 다음번 생리를 시작하기 전까지 5장의 Relax and Renew 시리즈를 하세요. 생리가 다시 시작되면, 생리 중에는 달 클럽 시리즈를 하고, 그 밖의 기간에는 평소에 하던 요가를 하세요.

임신 관련 주의 사항

이 책을 의료 전문가에게 보여 주세요. 이 시리즈는 대체로 임신 중 어느 단계에든 적합하지만, 그렇더라도 이 시리즈나 다른 운동 프로그램을 시작하기 전에, 특히 임신 관련 합병증이 있을 때는, 이 책을 의료 전문가에게 보여 주고 상담하는 것이 좋습니다.

문제가 생기면 중단하세요. 이 책에 나오는 자세들을 하다가 불편함이나 불안함을 느낀다면 수련을 멈추고, 의료 전문가나 자격 있는 요가 선생님과 상담하여 그 자세가 자신에게 알맞은지 알아보세요. 만약 전문가와 상담할 수 없는 상황이라면, 당분간은 그 자세를 건너뛰세요. 나중에 그 자세를 다시 시도해 보면서, 몸의 변화에 따라 그 자세가 더 편안해졌는지 살펴보세요. 임신 후반부에 수련이 힘들어지면, 중단한 뒤 출산 이후에 다시 시작합니다.

반듯이 눕는 자세는 피하세요. 임신 3개월 이후에는 바닥에 등을 대고 눕지 마세요. 임신 후 몇 달이 지났을 때 등을 대고 누우면 '누운 자세 저혈압 증후군'을 겪을 수 있습니다. 이 자세에서는 거대해진 자궁과 태아, 양수, 태반의 무게가 아래 대정맥(하대정맥)에 압박을 가하기 때문입니다. 이 정맥은 혈액이 다리와 복부에서 심장으로 되돌아가게 하는 주요 정맥인데, 이 정맥이 눌리면 혈액의 일부가 심장으로 돌아가지 못하게 됩니다. 그러면 산모의 다음번 심장 박동으로 나가는 혈액량이 줄어서 혈압이 낮아지고 태반에 공급되는 혈액과 산소가 감소하여, 결국 태아가 쓸 수 있는 산소량이 줄어듭니다.

'누운 자세 저혈압 증후군'은 태아곤란증*으로까지 이어질 수 있습니다. 임신부는 혈압이 너무 낮아져 어지럼증을 느낄 수 있습니다. 나도 이 증상을 경험했는데, 몹시 이상한 느낌이었습니다. 이 장의 모든 자세는 임신부가 '누운 자세 저혈압 증후군'을 피하도록 고안되었습니다.

임신 기간 중 지나친 스트레칭은 피하세요. 적당한 수준의 동적 요가 자세나 스트레칭은 할 수 있지만, 임신 기간은 신체 한계에 도전하기 좋은 때가 아닙니다. 임신 중에는 호르몬의 변화로 인해 결합 조직의 지지가 약해지고, 뼈와 뼈를 이어 주는 인대들이 느슨해집니다. 인대들이 과도하게 늘어나면 임신 후에도 원래 상태로 돌아오지 않고 그대로 유지될 수 있는데, 그러면 지지가 약해져서 통증과 불편함이 생길 수 있습니다. 이 시리즈는 이런 문제를 피하도록 고안되었습니다.

1~4장의 내용을 숙지하세요. 앞부분을 건너뛰고 이 장으로 바로 넘어왔다면, 이 시리즈를 하기 전에 4장까지 소개한 내용에 익숙해지세요. 이 시리즈의 각 자세를 시작하기 전에 '주의할 점'을 포함하여 설명을 잘 읽으세요.

내가 그림을 시작하지 않았다면, 닭들을 길렀을 것이다.
_모지스 할머니

---

* 태아에 전달되는 산소가 부족하여 태아의 호흡 기능과 순환 기능이 저하된 상태.— 옮긴이

:: 실습

반 벽걸이 자세

도구

▶ 벽이나 주방 싱크대(또는
냉장고 옆면이나 무거운 서랍장,
견고한 식탁, 의자)

반(半) 벽걸이 자세는 일상생활 중에 쉽게 할 수 있는 회복 요가 자세입니다. 하루에도 여러 번 할 수 있으며, 휴식이 필요할 때마다 집, 사무실, 공항 등 벽이 있는 곳이라면 어디서나 할 수 있습니다. 이 자세에서는 벽이나 싱크대를 지지대로 이용하여 앞으로 기댑니다.

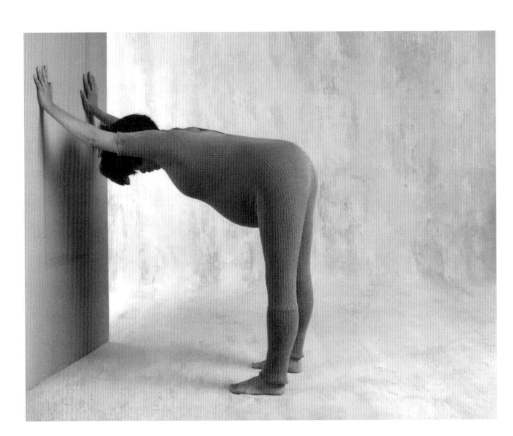

사진 13.1
반 벽걸이 자세

준비하기 싱크대를 이용할 때는 양손으로 가장자리를 잡는다. 양손을 어깨너비나 그보다 조금 더 넓게 벌린다. 그 상태로 뒤로 천천히 걸어가면서 몸을 앞으로 굽혀, 팔이 쭉 펴지고 척추가 바닥과 평행하게 한다. 척추와 다리가 직각을 이루게 한다.

벽을 이용한다면 양 손바닥을 벽에 붙인다. 이때 양손은 어깨높이가 되게 하고, 어깨너비나 그보다 조금 더 넓게 벌린다. 그 상태로 뒤로 천천히 걸어가면서 손이 벽에서 미끄러져 내려오게 하여, 팔이 쭉 펴지고 척추가 바닥과 평행하게 한다. 등이 둥그렇게 위로 굽으면 손을 더 높이 위치시켜 척추가 펴지게 한다.

어느 방식으로 하든 양발은 골반너비 정도로 벌린다. 배가 점점 불러올수록 양발 간격은 더 넓어져야 할 것이다. 양발이 안으로 모이거나 바깥으로 벌어지지 않고 평행하게 한다. 다리를 쭉 펴되, 무릎을 뒤로 지나치게 밀지 않도록 주의한다. 평소에 무릎을 뒤로 지나치게 미는 경향이 있다면 무릎을 살짝 구부렸다가 다리를 곧게 펴되, 이번에는 허벅지 근육을 써서 무릎뼈(슬개골)를 끌어올린다. 무릎을 뒤로 지나치게 미는 것을 방지하는 다른 방법은 양발을 벽에서 더 떨어뜨려 체중이 다리보다 손과 팔에 더 실리게 하는 것이다.

자세 안에서 양손을 벽이나 싱크대에 댄 채, 꼬리뼈가 벽이나 싱크대에서 멀어지도록 스트레칭해 준다. 척추뼈들 사이 공간이 점점 벌어진다고 상상한다. 어깨가 열리는 것을 느끼며, 모든 걱정과 근심이 떨어져 나가도록 놓아둔다. 복부가 아래로 떨어지도록 놓아두면서, 천천히 길고 편안하게 호흡한다.

돌아오기 반 벽걸이 자세를 1~2분간 한다. 일어설 때는 숨을 깊이 들이쉬면서 벽이나 싱크대 쪽으로 걸어오며 윗몸을 세운다. 일어설 때 숨을 들이쉬어야 어지러운 느낌을 방지할 수 있다.

이로운 점 반 벽걸이 자세는 등 근육의 긴장을 풀어 준다. 임신 중에는 무거워진 자궁이 중력으로 인해 골반안(골반강)으로 끌려 내려가는데, 그러면 척추 신경이 자궁에 눌려 통증이 한쪽 다리로 퍼져 내려갈 수 있다. 이 자세는 무거워진 자궁을 골반에서 조금 위로, 앞으로 옮겨 몸의 뒤쪽 신경이 눌리지 않게 해 준다.

이 자세는 또한 임신한 여성들이 자주 경험하는 둥근 인대(원형인대) 통증을 완화해 준다. 이 인대는 자궁의 위치가 고정되도록 돕는 조직이며, 유일하게 수축 (근)섬유를 포함하고 있다. 다른 인대들은 수축할 수 없으며 늘어날 수만 있다.

둥근 인대의 갑작스러운 수축은 볼기뼈(관골) 안쪽 아랫배 한쪽에서 찌르는 듯한 날카로운 통증으로 나타난다. 이 통증은 주로 침대에서 일어나려고 한쪽으로 급하게 돌아누울 때처럼 자세를 갑자기 바꿀 때 느껴진다. 이렇게 갑작스레 움직이면 둥근 인대의 근섬유가 갑자기 늘어나는데, 그러면 둥근 인대는 지나치게 늘어나지 않도록 보호하기 위해 수축하면서 통증이 생긴다. **반 벽걸이 자세**를 하면 이런 통증이나 불편함을 완화할 수 있다. 이 자세는 둥근 인대의 통증을 예방하는 데도 도움이 되니 하루에 여러 번 해 보기 바란다. 만약 둥근 인대의 통증이나 다른 통증이 지속되면 의료 전문가와 상담하는 것이 좋다.

물론, 당신이 생각한 시점에 시작되는 것은 하나도 없다.
_릴리언 헬만

▶ 이 자세를 할 때는 양말을 벗는다.

▶ 자세를 하는 동안 등에서 통증이나 불편함이 느껴지면 안 된다. 통증이나 불편함이 느껴지면 다음과 같이 해 본다. 첫째, 등을 지나치게 굽히지 말고, 싱크대나 벽에서 멀어지면서 등을 길게 늘여 준다. 그래도 통증이 지속되면 손을 더 높은 곳에 위치시킨다. 그래도 통증이 해소되지 않으면 이번에는 이 자세를 건너뛴다.

▶ 무릎에서 불편함이 느껴지면, 무릎 관절이 지나치게 늘어나고 있지 않은지 살펴본다. 무릎을 뒤로 밀지 말고 끌어올린다. 또는 양발이 벽이나 싱크대에서 더 멀리 떨어지는 자세를 시도해 본다.

볼스터 위에 엎드린 **비틀기 자세**

도구

▶ 볼스터

선택 도구

▶ 한번 접기 담요
▶ 체온 유지를 위해 덮을 담요
▶ 시계 또는 타이머

임신으로 늘어난 체중이 미치는 악영향은 그 무게가 척추의 앞쪽에 실리기에 더 악화합니다. 이런 실험을 한번 해 보세요. 묵직한 책을 집어 들어 몸 가까이 들고 있어 보세요. 다음에는 책을 든 손을 앞으로 쭉 뻗은 채로 들고 있어 보세요. 몸에서 멀리 떨어뜨린 채로 들고 있을 때 책이 얼마나 더 무겁게 느껴지는지 알아차려 보세요. 임신에서도 원리는 똑같습니다. 임신이 진행될수록 늘어 가는 배의 무게는 지지해 주는 척추의 인대와 근육들을 계속 잡아당깁니다. **볼스터 위에 엎드린 비틀기 자세**는 임신 중에 늘어나는 배의 무게로 생기는 등과 허리의 불편함을 완화해 줍니다.

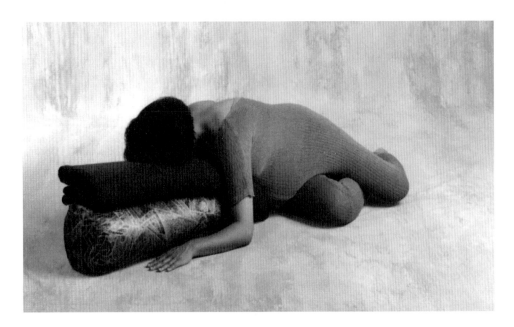

사진 13.2
볼스터 위에 엎드린
비틀기 자세

준비하기 이 자세를 준비하는 법은 62쪽을 참고한다.

자세 안에서 양 어깨뼈(견갑골) 사이를 이완한다. 숨을 내쉴 때마다 비틀기가 더 깊어지게 한다. 볼스터가 자신과 아기를 완전히 지지해 주고 있음을 신뢰한다. 임신이 진행될수록 배의 크기를 감안해야 한다. 임신 전반기에는 후반기보다 더 깊이 비틀 수 있을 것이다. 임신 후반으로 갈수록 배가 커지므로 더 부드러운 비틀기가 되어야 한다. 나중에는 비틀기의 대부분이 윗등과 어깨에서 이루어지게 한다.

돌아오기 볼스터 위에 엎드린 비틀기 자세를 양쪽으로 각각 30초~1분 30초간 한다. 자세에 머무르는 시간은 편안한 정도와 숙련도에 따라 조절한다. 양쪽의 느낌이 서로 다르더라도 놀랄 것 없다.

자세에서 나올 때는 먼저 머리를 무릎 쪽으로 돌리고 한두 차례 호흡하며 휴식한다. 손바닥은 어깨 아래 바닥에 댄다. 양손으로 바닥을 누르며 천천히 일어나 앉는다. 반대 방향으로 같은 시간만큼 한다.

이로운 점 볼스터 위에 엎드린 비틀기 자세는 등 근육의 긴장을 풀어 주고, 갈비사이근(늑간근)을 늘여 준다. 이 근육들이 모두 이완되므로 호흡이 향상된다. 이 자세는 몸의 부기를 빼는 데도 도움이 된다.

주의할 점 ···

▶ 등과 복부에 무리를 주지 않으려면 '돌아오기'의 설명을 주의 깊게 따른다.

▶ 이 자세로 들어가거나 나올 때, 또는 이 자세로 머무는 동안 복부에 압박감이 느껴지면 안 된다. 만약 압박감이 느껴지면 볼스터 위에 한 번 접기 담요를 얹어 높이를 높인다. 그래도 압박감이 지속되면 지금은 이 자세를 건너뛴다.

뒤로 기대 누운 자세

도구

▸ 볼스터

▸ 한 번 접기 담요 1장 이상

▸ 기본 접기 담요 1장 이상

▸ 길게 말기 담요 3장

선택 도구

▸ 탄력 붕대 또는 눈베개

▸ 체온 유지를 위해 덮을 담요

▸ 시계 또는 타이머

임신 중인 요가 학생들이 아주 좋아하는 회복 요가 자세로 자주 꼽는 자세입니다. 그리고 많은 여성이 출산 초기 단계에 유용한 자세였다고 말합니다. 이 시리즈에서 한 가지 자세를 할 시간밖에 없다면 이 자세를 해 보세요. 여러 도구가 필요하고 준비하는 데도 시간이 꽤 걸리지만, 그런 노력을 들일 만한 가치가 충분히 있습니다. 그런데 임신 기간 내내 변화하는 몸 상태에 따라 자신에게 필요한 것이 달라질 수 있으니 주의 깊게 살펴보세요. 임신 14주에 유용했던 도구들이 26주에는 더이상 유용하지 않을 수 있습니다.

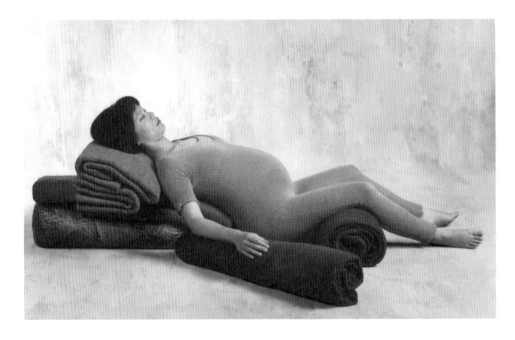

사진 13.3
뒤로 기대 누운 자세

준비하기 이 자세를 준비하는 자세한 방법은 121쪽을 참고한다.

자세 안에서 이 자세는 두 단계로 나누어서 한다. 전반부에는 **센터링 호흡**을 하고, 후반부에는 배 속의 아기에 관심을 기울인다.

처음 몇 분간은 도구들 위에 몸을 맡겨 자리 잡는 데 쓴다. 호흡하면서, 몸이 도구들에 완전히 지지받고 있음을 느낀다. 준비되었다고 느끼면 주의를 호흡으로 가져온다. **센터링 호흡**을 시작한다. (42쪽과 44쪽의 설명을 참고한다.) 이 호흡 자각 기법을 사용할 때는 배 속의 아기 때문에 가로막(횡격막)의 움직임이 일부 제한되어 임신 전만큼 긴 호흡을 하기는 힘들다는 점을 기억한다. **센터링 호흡**을 최대 10회까지 반복한다. 마친 뒤에는 자연스러운 호흡 리듬으로 돌아온다.

준비되면 두 번째 단계로 넘어간다. **뒤로 기대 누운 자세**는 대다수 임산부에게 매우 편안한 자세이므로 아기에게 관심을 기울일 아주 좋은 기회다. 이미 경험했을지 모르지만, 아기가 움직이기 시작하는 때는 엄마가 가만히 있을 때다. 가만히 누워서, 아무리 희미하더라도 아기의 움직임을 알아차려 본다. 아기가 뱃속에서 건강하고 튼튼하게 자라고 있다고 상상한다. 아기와 자신에게 사랑하고 받아들이는 마음을 보낸다. 삶의 가장 큰 기적 중 하나에 기꺼이 참여하고 있는 자신에게 감사한다. 편안히 이완하고 휴식하면서, 자신과 아기 모두 다 괜찮음을 알아차린다.

돌아오기 뒤로 기대 누운 자세를 5~20분간 한다. 편안함을 느끼는지에 따라 얼마나 오래 할지를 결정한다. 자세에서 나올 때는 눈을 감은 채로 눈베개를 내려놓는다. 눈꺼풀에 스며드는 빛에 익숙해지면 천천히 눈을 뜬다. 무릎을 구부려, 무릎 아래 있던 담요를 발로 밀어낸다. 옆으로 돌아누워 잠시 머무른 뒤, 천천히 일어나 앉는다.

이로운 점 뒤로 기대 누운 자세는 메스꺼움을 줄여 주고 호흡을 개선한다. 골반을 부드럽게 열어 주어 출산을 준비하게 해 준다. 이 자세는 부드러운 후굴 자세이므로 어깨뼈 사이의 긴장을 풀어 줄 수 있다. 신장에도 유익하다고 여겨진다.

주의할 점 . . . .

▶ 앞서 얘기한 대로, 임신 중에는 등을 대고 바닥에 눕는 것이 좋지 않다. 이 자세에서는 마치 안락의자에 누워 있는 것처럼 도구들이 몸을 잘 지지해 주어야 한다. 가슴을 들어 올리는 것도 중요하다. 그렇게 하면 임신 후기에는 자궁이 커지면서 가슴뼈 가까이 올라오는데, 자궁 맨 윗부분이 몸 안으로 꺼져 눌리지 않게 된다.

▶ 더 자세한 설명은 123쪽을 참고한다.

뒤로 기댄 **책상다리 자세**

도구

▶ 볼스터
▶ 한 번 접기 담요 2장
▶ 길게 말기 담요 4장

선택 도구

▶ 기본 접기 담요 1장
▶ 한 번 접기 담요 1장 이상
▶ 눈베개
▶ 체온 유지를 위해 덮을 담요
▶ 시계 또는 타이머

이 자세는 바닥에 앉아 다리를 발목에서 교차하고, 볼스터와 담요 위에 기대는 자세입니다. 가슴과 허파가 열려 있고 들려 있어서, **센터링 호흡**을 하기에 특히 좋은 자세입니다. 어떤 임산부들은 이 자세에서 더 편안히 이완된 상태로 호흡할 수 있고, 출산 초기 단계에도 도움이 된다고 합니다.

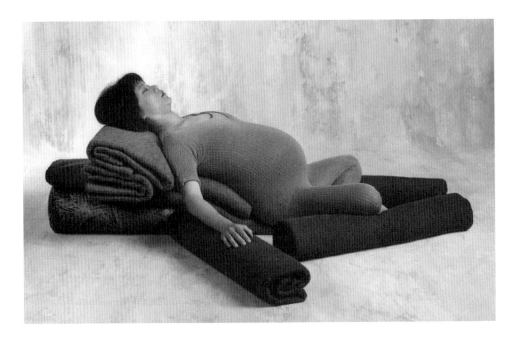

사진 13.4
뒤로 기댄 책상다리 자세

준비하기 이 자세를 준비하는 법에 관한 전체 설명은 177쪽을 참고한다. 중간에 발목 위치를 바꿔 주어, 양쪽에서 같은 시간 동안 하도록 한다.

자세 안에서 늘 그렇듯이, 처음 몇 분간은 도구들 위에 몸을 맡겨 자리 잡는 데 쓴다. 준비되었다고 느끼면, **센터링 호흡**을 시작한다. (이 호흡법에 관한 자세한 설명은 42쪽과 44쪽을 참고한다.) 물결처럼 움직이는 호흡의 패턴을 따른다. 들숨과 날숨이 리드미컬하게, 물 흐르듯 이어지며, 힘들이지 않고 자연스럽게 이루어지게 한다.

이완이 깊어졌다고 느끼면 **센터링 호흡**을 마친다. 호흡이 자기의 리듬을 찾아가게 놓아둔다. 마음이 바쁘고 바쁘게 생활할 때도 그 바로 밑에 늘 있는 조용한 공간에 기꺼이 머물고자 한다. 이런 깊은 이완의 순간들은 임산부와 아기 모두에게 중요하다. 아기가 태어난 뒤에는 할 일이 아주 많을 테니, 이 조용하고 친밀한 순간들을 소중히 여기며 누리기를 바란다. 지금 여기에 가만히 현존하는 것은 자기 자신과 아기에게 줄 수 있는 가장 큰 선물이다.

돌아오기 뒤로 기댄 책상다리 자세를 5~15분간 한다. 옆으로 돌아눕거나 팔을 써서 천천히 일어나 앉는다.

이로운 점 이 자세는 임신 기간에 점액 분비 증가로 코 막힘 증상을 겪거나 감기에 걸렸을 때 도움이 된다. 가벼운 메스꺼움과 두통을 완화해 주며, 소화와 배설에 좋다. 출산 초기 단계에 이 자세를 취할 수 있다.

자기 자신을 향한 공감은
겸손이다.
_시몬 베유

주의할 점 ....

▶ 앞에서 강조한 대로, 임신 중에 등을 바닥에 대고 눕는 것은 좋지 않다. 이 자세에서는 마치 안락의자에 누워 있는 것처럼 도구들이 몸을 잘 지지해 주어야 한다.

▶ 자세를 취하고 있을 때나 자세에서 나온 뒤에 허리가 편안한지 불편한지를 주의 깊게 살펴야 한다. 임신 중에는 호르몬의 변화로 인해 허리, 엉덩이, 골반 부위의 뼈를 지지해 주는 인대들이 평소보다 느슨해진다. 도구를 알맞게 사용하면 인대들이 지나치게 늘어나거나 손상되지 않도록 방지할 수 있다. 자세를 끝낸 뒤에 불편함이 느껴지면, 다음 번에 할 때는 자세에 머무르는 시간을 줄인다.

▶ 더 자세한 사항은 178쪽을 참고한다.

뒤로 기댄 **여자 영웅 자세**

다음 자세는 **뒤로 기댄 여자 영웅 자세**입니다. **영웅 자세**를 산스크리트어로는 **비라아사나**

도구

▶ 볼스터
▶ 한 번 접기 담요 1장 이상
▶ 한 번 혹은 두 번 접기 담요 2장 이상

선택 도구

▶ 블럭, 책 또는 담요
▶ 수건
▶ 눈베개
▶ 체온 유지를 위해 덮을 담요
▶ 시계 또는 타이머

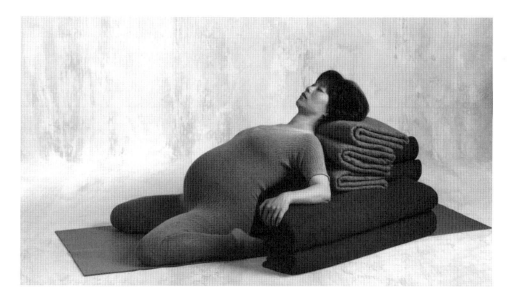

사진 13.5
뒤로 기댄 여자 영웅 자세

197

(Virasana)라고 하며, 비라(vira)라는 단어는 '영웅', '승리자', '전사'를 뜻합니다. 임신과 출산, 그리고 어머니가 되는 일은 미지의 영역으로 들어가는 모험 여행이며, 신화 속 영웅들이 거친 놀라운 여정 못지않은 도전입니다. 나는 이 자세를 **여자 영웅 자세**라고 이름 붙였습니다. 임신과 어머니가 되는 일이 얼마나 용감한 여행인지를 잘 알기 때문입니다. 나는 임신했을 때 메스꺼움을 완화하기 위해, 아침에 일어나자마자 이 자세를 했습니다.

첫걸음이 어렵다.
-마리 드 비시-샹롱

준비하기 뒤로 기댄 여자 영웅 자세라는 변형 자세를 시도해 보기 전에, 앉아서 하는 **영웅 자세**를 해 보면서 얼마나 편안한지 점검해 본다. **영웅 자세**의 회복 요가 변형 자세인 **뒤로 기댄 영웅 자세**를 준비하는 자세한 방법은 146쪽을 참고한다. 임신으로 몸이 계속 변하므로 아마 40주의 임신 기간 내내 도구들을 계속 조정해야 할 것이다. 예를 들면, 머리나 팔 아래에 받치는 도구의 높이를 높여 갈 필요가 있을 것이다.

뒤로 기댄 여자 영웅 자세는 대개 양 무릎을 붙이거나 가까이 모아서 하지만, 임신 중인 여성들에게는 대체로 이런 자세가 불편하다. 허리, 무릎, 다리가 편안하게 느껴질 때까지 무릎 사이를 벌려 준다. 필요하면 30센티 이상 벌려도 된다. 눈베개를 눈 위에 얹는다. 한 번 혹은 두 번 접기 담요를 한 장 이상 쌓아, 그 위에 팔뚝을 올린다.

자세 안에서 엉덩이, 다리, 무릎을 이런 자세로 하여 누워 있는 상태가 처음엔 낯설게 느껴질 수 있으니 새로운 느낌에 익숙해질 시간을 갖는다. 넓적다리의 맨 윗부분이 바닥을 향해 떨어지도록 허용한다.

뒤로 기댄 여자 영웅 자세는 바로 앞의 자세에 비해 호흡이 더 위쪽 가슴에서 일어나므로 복부도 다른 모양새를 띨 것이다. 숨을 들이쉴 때 가슴 윗부분이 옆으로 확장되도록 허용하며, 이렇게 열린 가슴을 유지한 채 숨을 내쉰다. 다리는 점차 무겁게 느껴지고, 가슴은 더 가볍게 느껴지며 호흡을 할 때마다 더 확장될 것이다.

돌아오기 뒤로 기댄 여자 영웅 자세를 3~5분간 한다. 익숙해짐에 따라 10분까지 점차 늘린다.

자세에서 나오는 방법에는 두 가지가 있다. 첫째 방법: 팔을 써서 윗몸을 일으켜 앞으로 숙이며, 양손과 양 무릎으로 바닥을 짚어 기어가는 자세를 만든다. 천천히 다리를 펴면서 바닥을 짚은 양손을 뒤쪽으로 걷듯이 이동한다. 무릎을 조금 구부려 천천히 일어선다. 둘째 방법: 팔을 써서 윗몸을 일으켜 앞으로 숙이며, 양손과 양 무릎으로 바닥을 짚어 기어가는 자세를 만든다. 한쪽 발을 앞으로 가져와 몸무게를 그 발에 싣고, 뒷발을 앞으로 가져오며 일어선다.

이로운 점 뒤로 기댄 여자 영웅 자세는 걸을 때와 서 있을 때 쌓이는 다리의 피로를 풀어 주고, 다리의 부기와 하지 정맥류를 완화한다. 가로막(횡격막)을 위와 간으로부터 들어 올리므로 소화불량과 메스꺼움도 완화한다.

주의할 점 ....

▶ 만약 무릎 안이나 주변에서 날카롭게 당기는 느낌이나 통증이 느껴지면, 이 자세를 하지 않는다. 일반적인 늘어나는 느낌이나 약간의 통증이 느껴질 때 자세에서 나오거나 도구들을 조정하여 즉시 없어진다면, 계속 진행해도 괜찮을 것이다. 문제가 지속되면 의료 전문가와 상담한다.

▶ 이 자세는 바닥에 닿는 발등이 불편할 수 있다. 정강이 근육이 굳어 있거나 발 아치가 높으면 특히 더 그럴 것이다. 그럴 때는 침대처럼 푹신한 바닥 위에서 해 본다.

옆으로 누운 이완 자세

임산부를 위한 시리즈의 마지막 자세는 **옆으로 누운 이완 자세**입니다. 이 자세를 날마다 가능한 한 자주 해 보세요. 특히, 임신 마지막 몇 주 동안에는 무거워진 몸을 지탱하느라 피로하고, 밤중에 태아의 움직임이 활발해지거나 화장실에 자주 가느라 잠을 설치기 쉬운데, 그럴 때면 이 자세를 취하는 것이 좋습니다. 많은 여성은 이 자세가 출산할 때도 도움이 되었다고 말합니다.

도구

▶ 한 번 접기 담요 3장 이상
▶ 베개 1개 이상

선택 도구

▶ 수건 2장
▶ 볼스터
▶ 체온 유지를 위해 덮을 담요
▶ 시계 또는 타이머

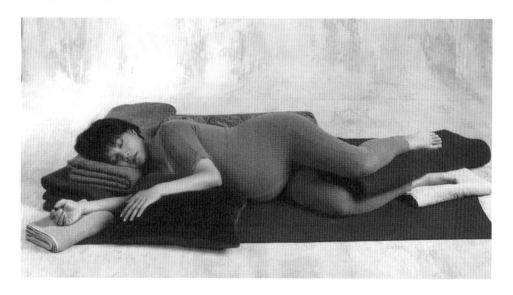

사진 13.6
옆으로 누운 이완 자세

준비하기 도구들을 가까이 두고 바닥에 앉는다. 한쪽 팔에 기대어 윗몸을 바닥으로 내리면서, 옆으로 돌아누우며 무릎을 구부린다. 한 번 접기 담요를 한 장 이상 머리 밑에 두고, 다른 한 장은 무릎 사이에 끼운다. 베개를 하나 이상 앞에 두고, 위쪽에 있는 팔을 그 위에 얹는다. 등 뒤에 볼스터를 맞붙여 놓으면 더 편안히 휴식하는 느낌이 들 것이다.

접은 수건 한 장을 아래쪽 팔의 손목 밑에 두고, 다른 접은 수건은 아래쪽 발목 밑에 받치면 더 편안할 것이다. 목, 척추, 손목, 팔꿈치, 어깨, 골반, 무릎, 발목을 조금 구부린다. 눈을 감는다.

자세 안에서 천천히 편안하게 여러 번 호흡하면서 이 **기본 이완 자세**의 변형을 시작한다. 침을 한 번 삼켜 턱과 광대뼈, 혀를 이완한다. 바닥과 도구들 위에서 완전히 휴식한다. 이 시간은 자라나는 아기와 당신에게 아주 친밀한 시간일 수 있다. 배 속의 태아에게 사랑하고 받아들이는 마음을 보낸다. 당신은 아기를 감싸 안고, 도구들은 당신을 감싸 안고 있음을 느낀다. 자신이 안전하고 지지받고 보호받고 있음을 안다. 편안히 휴식하며, 이 소중한 순간 말고는 모든 것을 놓아 버린다.

돌아오기 옆으로 누운 이완 자세를 5~40분간 한다. 가능하면 자기의 자연스러운 리듬이 자세에서 나올 때를 알려 주도록 허용한다. 대다수 여성에게는 20분쯤 지났을 때 이런 일이 일어난다. 눈을 뜨고 몇 분 더 휴식한다. 준비되었다고 느끼면, 팔을 써서 천천히 조심스럽게 일어나 앉는다.

이로운 점 **옆으로 누운 이완 자세**는 피로와 불면증을 완화하고 높은 혈압을 낮추는 효과가 있다. 많은 여성은 옆으로 누운 이 자세가 출산에도 편안한 자세였다고 말한다. 규칙적으로 수련하면 쉽게 이완하는 기술을 배울 수 있어 출산에도 도움이 된다.

주의할 점 ....

▶ 임신한 여성도 임신 첫 세 달간은 43쪽의 **기본 이완 자세**를 해도 괜찮다. 그 뒤에는 앞에서 설명한 이유로 **옆으로 누운 이완 자세**를 추천한다.

실습 요약

요가를 하는 시간은 얼마나 시간을 낼 수 있는지와 자신의 상태에 따라 달라집니다. 다음은 임산부를 위한 시리즈의 요약과 더 짧은 시간에 할 수 있는 시퀀스의 제안입니다.

20~80분

자세	시간
반 벽걸이 자세	1~2분
볼스터 위에 엎드린 비틀기 자세	1~3분
뒤로 기대 누운 자세	5~20분
뒤로 기댄 책상다리 자세	5~10분
뒤로 기댄 여자 영웅 자세	3~5분
옆으로 누운 이완 자세	5~40분

10분

자세	시간
옆으로 누운 이완 자세 또는	
뒤로 기대 누운 자세	10분

15분

자세	시간
뒤로 기대 누운 자세	5분
옆으로 누운 이완 자세	10분

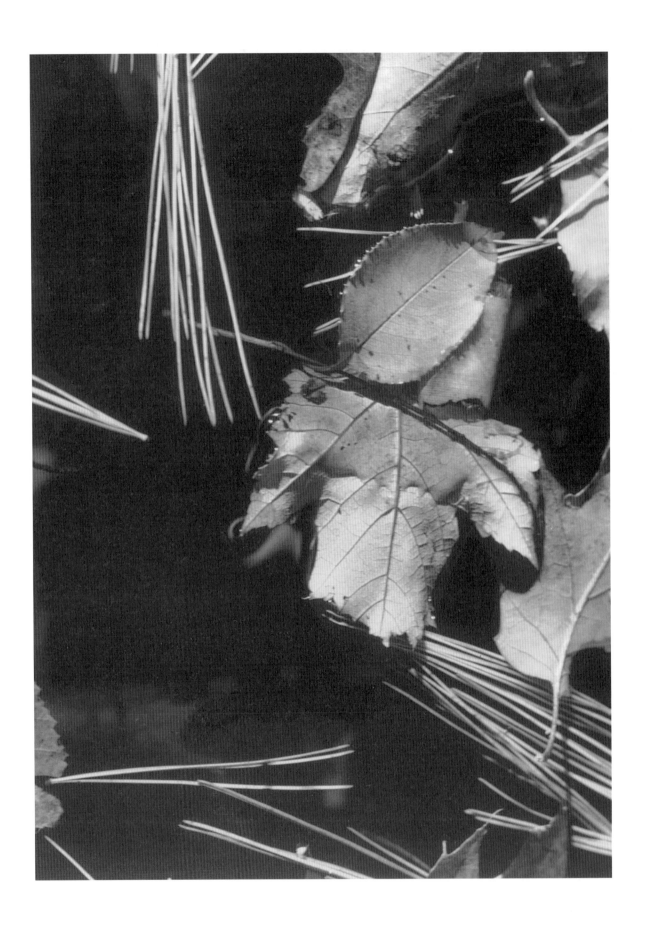

14장

이행기

갱년기를 시작하며

· · ·

갱년기는 여자 영웅(히로인)의 여정에서 생리와 임신 못지않게 중요한 과정입니다. 하지만 갱년기는 남성들뿐 아니라 여성들에게도 많이 오해받았습니다. 의료 전문가들, 교육자들, 아버지들, 그리고 슬프게도 우리의 어머니들과 할머니들조차 이 자연스러운 이행기의 긍정적인 면을 우리에게 거의 알려 주지 않았습니다. 여성들에게 이런 '변화'는 두려운 것이었습니다. 예고 없이 갑자기 일어나는 안면 홍조, 식은땀, 불면증, 심한 감정 기복, 우울증, 질 건조증, 체취, 건망증, 줄어든 성욕 등이 몇 년이나 이어지는 삶을 고대하는 사람은 아무도 없었습니다.

갱년기는 여성의 인생 후반부의 시작을 알리는 통과의례입니다. 초경이 소녀에서 여성으로 나아감을 알리는 신호이듯이, 갱년기는 노년기로 나아감을 알리는 신호입니다. (작가인 게일 쉬히, 저메인 그리어, 의사인 사자 그린우드, 수잔 라크, 심리학자인 로니 바르바흐 등) 많은 현대 여성의 획기적인 작품들은 갱년기를 많은 것이 가능한 시기로 보도록 우리를 초대합니다. 이 여성들은 책과 강연, 워크숍에서 얘기하기를, 운동과 스트레스 관리, 식단 관리를 하고, 호르몬 대치 요법 및 대체 요법을 이용하며, 그리고 무엇보다 중요한, 자기의 경험을 신뢰하는 법을 배우면 이 이행기가 편안해질 수 있다고 합니다. 마치 부족 사회의 원로들처럼 그들은 자기의 이야기를 우리에게 들려주면서, 언젠가 우리도 자기의 이야기를 들려주도록 격려합니다. 또한 이 여성들은 우리 세대와 미래 세대의 여성들에게 자매애, 자비, 전문가의 조언, 그리고 양식(良識)을 두루 갖춘 본보기가 됩니다.

갱년기란 무엇인가?

엄밀히 말하자면 폐경이란 하나의 사건, 즉 마지막 생리를 가리킵니다. 생리의 변화와 다른 증상들이 나타나는 약 2~5년은 폐경 이행기라고 합니다. 이 기간에 난소에서 생산되는 난자의 수효는 점점 줄고 점차 생산 기능이 멈추며, 결국 생리도 멈춥니다. 이와 함께 에스트로겐계 호르몬과 프로게스테론 등 호르몬 생산도 점차 변합니다. 이런 호르몬의 분비량이 많이 낮아지면서 폐경 이행기의 증상들이 나타나는데, 대개 48~52세 사이에 이런 일이 일어납니다. 이르면 35세에, 늦으면 60세에 나타나기도 합니다.

이 이행기를 별 어려움 없이 지나는 여성들도 있지만, 많은 여성은 힘든 시기를 겪게 되며, 대다수 여성은 별 어려움 없는 시기와 힘든 시기를 둘 다 경험합니다. 폐경 이행기가 찾아올 때는 다른 사건들로 스트레스를 받을 때이기도 합니다. 병에 걸리거나 죽음을 맞는 부모님이나 친구들, 직장에서 요구되는 책임, 은퇴하거나 근무 시간을 줄이는 동료, 재정 상태의 변화, 집을 떠나는 자녀는 롤러코스터를 타는 듯한 호르몬 수준의 변화로 겪는 힘든 상태를 완화하는 데 거의 도움이 되지 않습니다.

갱년기를 위한 시리즈

이 장에서는 **갱년기를 위한 시리즈**를 소개합니다. 이 시리즈는 난소와 뇌하수체를 자극해 더 많은 호르몬을 생산하도록 돕는 8가지 회복 요가 자세로 이루어집니다. 변형된 전굴 자세 2가지로 시작하여 지지된 후굴 자세로 이어지고, 뒤로 기댄 자세와 두 가지 역자세가 옵니다. 편안히 휴식하는 또 하나의 전굴 자세로 이어지며, **기본 이완 자세**의 변형으로 마무리됩니다. 이 자세들을 잘 수행하면 마음이 차분해지고, 피로가 줄며, 폐경 이행기의 증상들로 받는 타격이 줄어듭니다. 늘 그렇듯이 회복 요가는 우리가 겪는 경험으로부터 고개를 돌리지 않고, 그 경험과 함께 현존하도록 도울 수 있습니다.

이 시리즈는 60~80분이 걸립니다. 이 장 끝에 있는 '실습 요약'에는 더 짧은 시퀀스도 소개되어 있습니다. 갱년기를 위한 시리즈와 달 클럽 시리즈를 번갈아 할 것을 권합니다. 즉, 생리 중이 아닐 때는 **갱년기를 위한 시리즈**를 일주일에 3회 하고, 생리 중일 때는, 기간이 아무리 짧고 주기가 불규칙하든 상관없이, 12장의 달 클럽 시리즈를 해 보세요.

20세기 인류학자 마거릿 미드는 '폐경 후 열정', 즉 호르몬과 재생산 상태의 변화 뒤에 찾아오는 에너지의 회복에 관한 글을 썼습니다.[1] 터널의 끝에 빛이 있음을 아는 것은 좋은

우리는 일들이 그저 일어나도록 내버려 둘 줄 알아야 한다.
_C.G. 융

204

일입니다. 하지만 내가 보기에는 터널 안에도 빛이 있고, 갱년기라는 결실의 시기의 어둠에도 빛이 있습니다.

:: 실습

벽걸이 자세

벽에 기댄 전굴 자세인 **벽걸이 자세**는 머리, 목, 몸통의 평상시 위치를 거꾸로 뒤집는 자세입니다. 엉덩이를 벽에 대고 전굴 자세로 윗몸을 숙이면, 등 근육과 다리 뒤쪽이 이완되며 마음이 차분해집니다. 이렇게 머리를 아래로 늘어뜨리면 뇌 중앙에 있는 뇌하수체가 자극을 받고, 폐경 이행기 증상 중 일부가 완화될 수 있습니다.

도구

▶ 벽

선택 도구

▶ 미끄럽지 않은 매트
▶ 의자
▶ 시계 또는 타이머

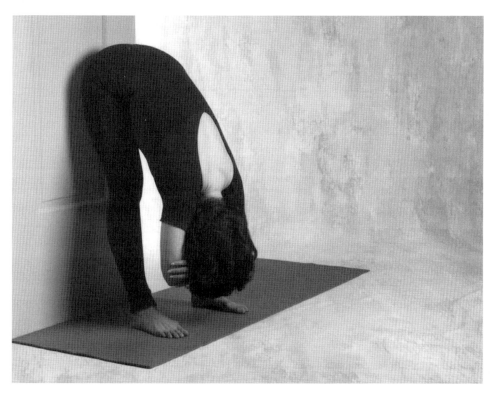

사진 14.1 벽걸이 자세

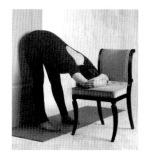

사진 14.2
벽걸이 자세, 변형

준비하기 엉덩이를 벽에 댄 채로 발을 움직여 벽에서 30~40센티 정도 앞으로 걸어 나온다. 양발을 35~40센티 정도 벌린다. 숨을 내쉬며 윗몸을 앞으로 숙인다. 양 팔꿈치를 접어서 반대 손으로 교차해 잡고, 양팔과 몸통의 무게로 인해 윗몸이 부드럽게 아래로 내려가도록 한다. 머리를 자연스럽게 늘어뜨린다.

다리를 쭉 펴고, 넓적다리 앞쪽 근육인 넙다리네갈래근(대퇴사두근)을 활성화한다. 이 근육이 수축되면 무릎 관절이 안정된다. 상반 신경 지배라는 생리적 반응으로 인해, 넓적다리 앞부분에 있는 넙다리네갈래근이 수축하면, 넓적다리 뒷부분에 있으면서 이 근육과 반대로 움직이는 뒤넙다리근(햄스트링)이 반사 작용으로 이완된다. 뒤넙다리근(햄스트링)이 이완되면 허리를 보호하면서 전굴 자세를 취할 수 있다.

넙다리네갈래근이 제대로 활성화되고 있는지 확인하려면, 무릎뼈(슬개골)를 손가락으로 잡고 좌우로 움직여 보면 된다. 넙다리네갈래근이 제대로 활성화되어 있다면 무릎뼈가 제자리에 단단히 고정될 것이다. 무릎뼈가 쉽게 움직이면, 넙다리네갈래근의 힘이 제대로 쓰이지 않고 있음을 알 수 있다. 이럴 때는 숨을 들이쉬면서 윗몸을 천천히 세운다. 몇 초 동안 벽에 기대 서 있는다. 어지러움을 느끼면 특히 더 그렇게 한다. 벽에 기대 있으면서 균형을 잡은 뒤, 한쪽 다리를 쭉 편 채로 바닥에서 45센티쯤 들어 올린다. 들어 올린 넓적다리 앞쪽을 만져 보면 넙다리네갈래근이 얼마나 강하게 활성화되어 있는지 느낄 수 있을 것이다. 다리를 바닥에 내리고, 다른 다리를 들어 올려 같은 과정을 반복한다. 다시 **벽걸이 자세**를 취한 뒤, 넙다리네갈래근이 방금 만져 본 것처럼 되게 한다.

뒤넙다리근(햄스트링)이 굳어 있어서 전굴 자세가 쉽지 않다면, (앞에 의자를 가져다 놓고서) 양손을 의자의 앉는 부분에 얹은 채 하거나, 13장의 **반 벽걸이 자세**로 대체한다. **반 벽걸이 자세**와 다른 요가 자세들을 하다 보면 뒤넙다리근이 풀리면서 점점 유연해질 것이다. 가끔 **벽걸이 자세**를 시도해 보면서 이전보다 나아졌는지 확인해 본다.

자세 안에서 **벽걸이 자세**로 있으면서 뒤넙다리근이 이완되며 늘어나는 것을 느낀다. 정상 호흡을 하면서 배를 이완해 준다. 양팔 사이로 머리를 늘어뜨린다. '아니'라는 몸짓을 할 때처럼 고개를 좌우로 저으면서 목과 어깨가 이완되게 한다. 척추를 길게 늘여 주면서 등의 모든 긴장이 빠져나가게 한다.

돌아오기 **벽걸이 자세**를 30초~1분간 한다. 점차 익숙해지면 2분까지 머무를 수 있다. 자세에서 나올 때는 팔을 풀고 양손을 다리에 얹는다. (어지러움을 방지하기 위해) 숨을 깊이 들이쉬면서, 손으로 다리를 타고 걸어 올라오며 윗몸을 완전히 일으켜 세운다. 벽에 기댄 채 여러 차례 호흡하며, 이 자세로 차분해진 마음을 알아차린다.

이로운 점 **벽걸이 자세**는 역자세의 변형이다. 머리를 몸 대부분 또는 몸 전체보다 낮은 위치에 두는 자세는 갱년기의 호르몬 변화를 관장하는 내분비계, 특히 뇌하수체를 자극하여 활성화한다. 폐경 이행기 증상은 몸에서 에스트로겐과 다른 호르몬들이 줄어들면서 일어난다는 것을 기억하자.

이 자세는 또한 복부와 자궁에 압력을 가해 복부 장기로부터 혈액을 밀어낸다. 자세에서 나오면 이 장기들이 신선한 혈액으로 씻기고 채워진다. 이렇게 내보내고 다시 채워지는 과정이 번갈아 일어나면 난소와 난소가 생산하는 호르몬들의 기능이 향상된다. 이 자세는 신경계를 가라앉혀 마음을 차분하게 만드는 효과도 있다.

주의할 점 . . . .

▶ 이 자세를 할 때는 양말을 벗는다.

▶ 허리나 목에 디스크 관련 질환을 진단받았거나, 엉치엉덩관절(천장관절)에 기능 장애가 있거나, 팔이나 다리에 방사통이 있을 때는 이 자세를 하지 않는다. 대신 13장의 **반 벽걸이 자세**를 한다.

매달린 개 자세

매달린 개 자세는 **아래를 바라보는 개 자세**(다운독 자세, 아도 무카 스바나아사나)를 변형한 것입니다. 역자세의 변형으로, 앞의 **벽걸이 자세**와 비슷한 호르몬 관련 효과가 있습니다.

도구

▶ 미끄럽지 않은 매트
▶ 벨트
▶ 문고리가 달린 문

선택 도구

▶ 의자
▶ 시계 또는 타이머

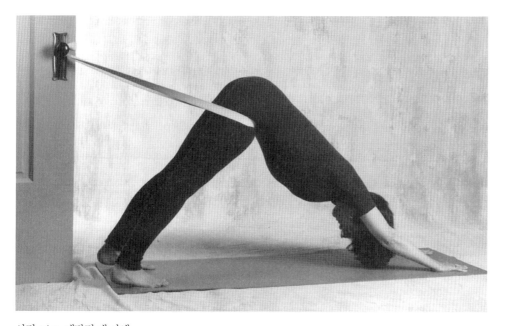

사진 14.3 매달린 개 자세

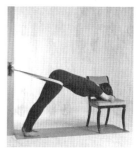

사진 14.4
매달린 개 자세, 변형

거기에 더해 이 자세는 마치 가벼운 후굴 자세처럼 등 윗부분과 어깨를 이완해 줍니다. 폐경 이행기에는 유방이 커지기도 하는데, **매달린 개 자세**는 무거운 유방으로 자세에 가해지는 부담을 어느 정도 풀어 줍니다.

준비하기 이 자세를 준비하는 법은 91쪽을 참고한다.

자세 안에서 뒤집힌 V 자 모양의 자세를 취했다면, 이제 손과 발이 바닥에 확실히 맞닿아 있음을 느낀다. 손가락의 모든 마디가 빠짐없이 바닥에 닿아 있어야 한다. 엄지손가락을 다른 손가락들로부터 떨어지게 벌린다. 발목이 안이나 밖으로 돌지 않고 중립 위치에 있게 한다. 양 발꿈치도 서로 향하지 않고, 차라리 서로에게서 멀어지게 한다. 엄지발가락 밑의 발볼로 바닥을 단단히 누른다.

깊은 호흡을 몇 차례 한다. 척추 양옆의 근육들을 길게 늘인다. 배를 부드럽게 하고 척추 쪽으로 당겨지도록 허용하면서 배가 홀쭉해지는 것을 느낀다. 목을 이완하여 머리를 떨어뜨린다. 손바닥이 바닥에 접촉하고 있는 것을 느낀다. 체중이 뒤로 이동하면서, 팔이 손에서 멀어지며 들리고, 척추가 팔에서 멀어지며 들린다.

이렇게 몸이 가벼워지는 느낌을 즐긴다.

돌아오기 매달린 개 자세를 30초~1분 30초 동안 유지한다. 자세에서 나올 때는 무릎을 살짝 구부리고, 양손으로 발을 향해 걸어온 다음 일어선다. 잠시 그 상태로 머물다가, 눈을 뜬 채로 몇 번 호흡한 뒤, 벨트에서 빠져나온다.

이로운 점 변형된 역자세인 **매달린 개 자세**는 뇌하수체를 자극해 호르몬 분비에 긍정적인 영향을 미칠 수 있으며, 이로 인해 폐경 이행기 증상을 완화할 수 있다. 몸통 윗부분, 목, 머리에 흘러드는 혈류량을 증가시켜 등 윗부분과 목의 근육이 회복되도록 돕는다. 또한, 이 자세는 장시간 앉아 있을 때 생기는 허리와 어깨 뭉침을 완화하고, 복부를 부드럽게 하며, 마음을 차분하게 한다.

> 나이를 먹는 과정이 순조롭고 편안한 길인 경우는 드물다. 그보다는 자주 덜컹거리는 길을 거칠 때가 더 많다.
> _진 리스

주의할 점 ....

▶ 이 역자세에 관한 조언은 92쪽을 참고한다.

산 개울 자세

바다는 늘 변하며 늘 새로워집니다. 파도는 예측 가능한 리듬으로 나아가고 물러납니다. 한 시간 전에 해안에 밀려왔던 물은 지금쯤 멀리 떨어진 바다에 있을지 모릅니다. 이 리듬은 폐경 이행기의 여성에게 잘 들어맞는 이미지입니다. 젊은 여성과 출산의 역할이 물러나면서, 새로운 것이 그 공간을 채웁니다. **산 개울 자세**는 이 새로운 공간을 탐사하는 길입니다. 호흡이 그 길을 안내할 것입니다.

도구

▸ 볼스터
▸ 한 번 접기 담요 2장
▸ 길게 말기 담요

선택 도구

▸ 기본 접기 담요
▸ 눈베개
▸ 체온 유지를 위해 덮을 담요
▸ 시계 또는 타이머

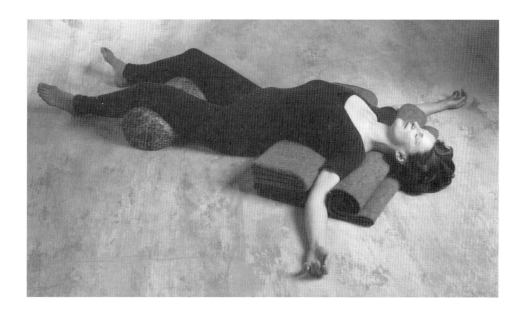

사진 14.5
산 개울 자세

준비하기 이 자세를 준비하는 법은 55쪽을 참고한다.

자세 안에서 호흡하고 도구들의 지지를 느끼며, 주의를 심장과 팔에 부드럽게 가져간다. 가슴에서 일어나는 느낌과 감정을 모두 받아들인다. 활짝 벌린 양팔로 이런 감정들을 껴안는다고 상상한다. 임신과 출산이라는 좋기도 하고 힘들기도 한 시기에서 해방되어 여성으로서 새롭게 처하게 된 자리에 관한 모호한 감정들조차 껴안는다. 자기 자신을 다정하게 대한다.

돌아오기 산 개울 자세를 적어도 5분 동안 한다. 이 자세가 편안하거나 숙련된 요가 수련자라면 15분까지 머물러도 좋다. 자세에서 나올 때는 눈베개를 내려놓고, 손을 써서 머리를 살짝 들어 올린다. 그 뒤 팔을 써서 도구들을 머리 쪽으로 밀어낸다. 다리는 볼스터 위에 계속 올려놓는다. 바닥에 몇 분간 누워 있다가, 옆으로 돌아누운 뒤 일어나 앉는다.

이로운 점 이 자세는 목구멍을 열어 주므로 갑상선을 조절하는 효과가 있고, 에너지의 균형을 잡아 주며, 갱년기에 살이 찌는 것을 조절해 준다. 또한 일상의 여러 활동으로 생기는 등이 굽은 자세를 바로잡아 주는 효과가 있다. 더 충분히 호흡하고, 소화 기능이 개선되고, 피로를 풀어 주는 데 도움이 되며, 처진 기분을 올려 줄 수 있다.

주의할 점 . . . .

▶ 이 자세에 관한 더 많은 조언은 56쪽을 참고한다.

뒤로 기댄 **묶은 각 자세**

도구

▶ 볼스터

▶ 길게 말기 담요 4장

▶ 두 번 접기 담요

▶ 벨트 또는 모래주머니

선택 도구

▶ 한 번 접기 담요

▶ 눈베개

▶ 체온 유지를 위해 덮을 담요

▶ 시계 또는 타이머

이 자세가 이 책의 여러 시퀀스에 포함된다는 것을 아마 눈치챘을 겁니다. 나는 요가를 하면서 이 자세로 자꾸 돌아오는데, 거기엔 그럴 만한 이유가 있습니다. 여성들은 다른 사람들을 돌보는 일에 익숙합니다. 여성들은 자궁 안에서 자라는 태아를 돌보고, 갓난아기를 젖을 먹이며 돌보고, 걸음마를 배우는 유아를 늘 지켜보며 돌봅니다. 우리는 이 돌보는 기술을 가족과 친구에게까지 확장합니다. 그런데 이렇게 돌볼 때 중요한 것은 균형입니다. 돌보는 사람도 자기 자신과 다른 사람들에게 지지와 도움을 받아야 합니다. **뒤로 기댄 묶은 각 자세**(뒤로 기댄 나비 자세)는 돌봄의 기술을 자기 자신에게 쓸 기회를 주는데, 이것은 갱년기라는 힘든 시기에 특히 중요합니다.

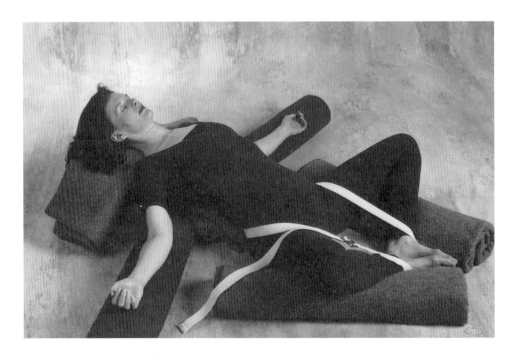

사진 14.6
뒤로 기댄 묶은 각 자세

준비하기 이 자세를 준비하는 법은 52쪽을 참고한다.

자세 안에서 자세를 취한 뒤 완전히 지지받는 즐거움을 느껴 본다. 목과 팔, 등, 다리를 도구들이 편안하게 받쳐 준다. 배와 자궁, 난소는 골반이 감싸 안고 있다. 편안히 오르내리는 호흡을 지켜본다.

이 자세에서는 허파가 열려 확장되어 있어서 **센터링 호흡**을 하기에 아주 좋다. 느리고 부드럽게 숨을 들이쉬고, 느리고 부드럽게 내쉰 뒤, 상쾌한 기분이 들고 다시 **센터링 호흡**을 할 준비가 될 때까지 몇 차례 정상 호흡을 한다. (이 호흡을 하는 방법은 42쪽과 44쪽을 참고한다.) **센터링 호흡**을 최대 10회까지 반복한다. 마친 뒤에는 호흡이 자연스러운 리듬으로 돌아오도록 놓아두고, 남은 시간 동안 도구들 위에서 편안히 쉰다.

돌아오기 뒤로 기댄 묶은 각 자세를 15분까지 한다. 아주 깊이 이완한 뒤, 외부 세계가 의식 안으로 천천히 들어오도록 허용한다. 주변의 소리를 받아들인다. 몸의 감각들에 주의를 기울인다. 눈베개를 내려놓고 천천히 눈을 뜬다.

등이나 허리에 문제가 있을 때는 벨트나 모래주머니에서 발을 빼낸 뒤, 양 무릎을 모으고, 조심스럽게 한쪽으로 돌아눕는다. 그 상태로 잠시 가만히 누워 있다가, 팔을 써서 일어나 앉는다.

등이나 허리에 문제가 없다면, 팔과 손으로 바닥을 누르며 윗몸을 일으키고 천천히 일어나 앉는다. 벨트를 풀거나 모래주머니를 치운다. 다리를 천천히 앞으로 쭉 뻗어 무릎에 쌓인 긴장을 풀어 준다.

남은 하루를 보내면서, 몸과 연결된 느낌을 유지하며, 현재 겪고 있는 변화는 자기 삶의 완벽한 일부임을 신뢰한다.

이로운 점 뒤로 기댄 묶은 각 자세는 복부, 자궁, 난소, 질이 (균형 잡힌 호르몬 활동을 방해하는) 압박과 긴장에서 해방되는 위치에 자리하게 한다. 감정 기복이 덜 심하고 덜 지속되게 한다. 고혈압, 호흡 문제(10장 참고), 두통(8장 참고)으로 고생하는 사람들에게도 도움이 될 수 있다.

주의할 점 ·

▶ 이 자세에 관한 조언은 54쪽을 참고하라.

아기와 마찬가지로 골칫거리도 보살필수록 크게 자라난다.
_무명씨

벽에 다리 올려 몸 높인 자세

삶을 균형 잡힌 시각으로 바라보게 되면 정말로 중요한 것이 무엇인지를 분명히 볼 수 있습니다. 우리는 가끔 길을 잃기도 하는데, 이럴 때는 새로운 시각으로 사안을 바라보면 도움이 됩니다. **벽에 다리 올려 몸 높인 자세**는 갱년기에 일어나는 신체적, 감정적 변화에 유익할 뿐만 아니라, 위아래를 뒤바꾸는 것은 갱년기가 삶에서 차지하는 자리를 새로운 시각으로 볼 좋은 기회를 제공합니다.

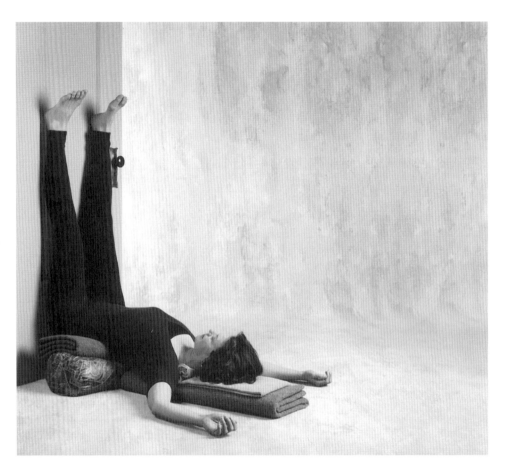

사진 14.7
벽에 다리 올려
몸 높인 자세

준비하기 이 자세를 준비하는 자세한 방법은 60쪽을 참고한다.

자세 안에서 볼스터와 바닥의 지지에 자신을 내맡긴다. 잠시 바깥세상을 잊는다. '아무것도 하지 않기'라는 중요한 임무를 자신에게 허용한다. 천천히 안정적으로 호흡한다. 가슴이 열려 있는 자세로 지지받고 있으므로 해방감을 느낄 수 있다. 다리의 피로가 빠져나가고, 등과 어깨가 열리고, 마음이 차분해지는 느낌을 즐긴다. 자세를 바꾸고 싶은 충동을 내려놓는다.

돌아오기 벽에 **다리 올려 몸 높인 자세**를 15분간 한다. 자세에서 나올 때는 눈베개를 내려 놓고 무릎을 구부린다. 발바닥으로 벽을 누르며, 골반을 살짝 들어 올린다. 손으로 볼스터 를 벽 쪽으로 밀고, 발로 벽을 밀면서 몸을 머리 방향으로 밀어 올린다. 다리 아랫부분을 볼스터 위에 얹은 채로 잠시 바닥에 누워 있는다. 한쪽으로 돌아누운 뒤 천천히 일어난다.

이로운 점 이 자세는 혈액과 림프액이 복부에 고여 생식 기관을 산소에 담근다. **벽걸이 자 세, 매달린 개 자세, 아기 자세** 같은 전굴 자세들은 그 반대의 기능을 수행하여 생식 기관 으로부터 체액을 짜낸다. 이렇게 짜내고 담그는 과정을 번갈아 하게 되면 갱년기 동안 생 식 기관의 기능이 원활히 이루어지게 된다.

이 자세는 또한 스트레스의 전반적인 악영향을 덜어 준다. 마음을 차분하게 가라앉히 고, 심장과 허파의 상태를 회복시켜 준다. 몸이 부어 있거나 다리가 잘 붓는 사람, 하지 정 맥류를 앓고 있거나 장시간 서 있는 사람들에게도 유익하다.

주의할 점 ....

▶ 폐경 이행기에 임신했다면, 임신 3개월 이후에는 이 자세를 하지 않는다. 유산의 위험 이 있을 때도 하지 않는다.

▶ 이 역자세에 관한 더 많은 조언은 61쪽을 참고한다.

세상에는 세 가지 종류의
사람이 있다.
움직일 수 없는 사람,
움직일 수 있는 사람,
움직이는 사람.
_페르시아 속담

지지된 다리 자세

도구

▶ 볼스터 2개

선택 도구

▶ 한 번 접기 담요 2장 이상
▶ 눈베개
▶ 수건
▶ 체온 유지를 위해 덮을 담요
▶ 시계 또는 타이머

우리는 신체적, 감정적으로 도전적인 상황에 직면했을 때 자신을 방어하기 위해 몸을 보호하려는 자세를 취하곤 합니다. 어깨를 안으로 말고 가슴을 닫으며 웅크리는 자세가 그런 예입니다. **지지된 다리 자세**는 이와 반대로 자비심과 사랑의 원천인 가슴과 심장을 부드럽게 열어 줍니다. 볼스터 위에 가만히 누워 있으면서, 머리를 다른 신체 부위들보다 아래에 둘 때 마음이 진정되는 효과를 느껴 보십시오.

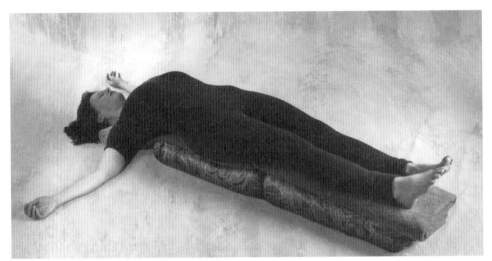

사진 14.8
지지된 다리 자세

준비하기 이 자세를 준비하는 법에 관한 전체 설명은 57쪽을 참고한다.

자세 안에서 자세를 취한 뒤 편안한 상태가 되도록 조정한다. 넓적다리 윗부분을 안쪽으로 돌려서, 넙다리뼈(대퇴골)가 볼스터 쪽으로 떨어지는 것처럼 느껴지게 한다. 볼기뼈(관골)도 안쪽으로 말리면서 배가 다리 쪽으로 스트레칭되는 느낌이 든다고 상상한다. 이렇게 하면 복부, 자궁, 난소가 골반안(골반강) 속에서 아래쪽으로(회음부 쪽으로-옮긴이) 내려가게 된다.

주의를 호흡으로 부드럽게 가져온다. 숨을 들이쉬고 내쉴 때마다 갈비뼈와 허파가 좌우로 움직이는 것을 느낀다. 더 깊이 이완하도록 시선을 아래로 향한다. 내면으로 끌어당기는 생각의 에너지와, 열리고 확장되는 신체의 에너지 사이에서 균형을 잡으며 편히 쉰다.

돌아오기 **지지된 다리** 자세가 편안하면 계속 그 상태로 머물며, 길게는 15분까지 한다. 자세에서 나올 때는 눈베개를 내려놓고, 머리 방향으로 몸을 밀어 올린다. 종아리는 볼스터에 얹어 놓고, 등은 바닥에 대고 누워 있는다. 그 상태로 잠시 머무른다. 한쪽으로 돌아눕는다. 손으로 바닥을 누르며 천천히 일어나 앉는다.

이로운 점 예비 조사에 따르면, **지지된 다리 자세**가 혈압 조절에 중요한 역할을 하는 노르에피네프린의 혈중 수치를 감소시키는 것으로 나타났다(노르에피네프린이 과다 분비되면 혈압이 높아진다—옮긴이).[2] 그러므로 이 자세는 갱년기 여성에게 유익하다. 왜냐하면 혈압이 상승하지 않게 해 주는 에스트로겐의 보호 효과가 폐경 이후에 약해지면 혈압이 상승하기 쉽기 때문이다.

복부, 자궁, 그리고 난소를 골반안(골반강) 속에서 떨어뜨리면, 호르몬 분비가 균형 잡혀서 갱년기의 급격한 호르몬 변동이 완화되는 효과가 있다.

또한 이 자세는 가벼운 역자세의 일종으로, 오래 서 있을 때 다리에 쌓인 체액이 다리에서 빠져나가게 하여 피로를 풀어 준다.

주의할 점 . . . .

▶ 폐경 이행기에 임신했다면, 임신 3개월 이후에는 이 자세를 하지 않는다.

▶ 이 역자세에 관한 더 많은 조언은 58쪽을 참고한다.

앞으로 기댄 아기 자세

폐경 이행기는 여성들이 감정적으로 힘든 일을 많이 겪는 삶의 시기에 찾아올 때가 많습니다. 그런 까닭에 아무것도 하지 않고 그저 침대에 들어가 이불을 머리끝까지 덮은 채 누워 있고만 싶을 때가 가끔 있을 것입니다. 가끔 '파자마 데이'를 갖는 것도 좋지만(18장 참고), 그런 시간을 자주 갖기는 힘들 겁니다. 이럴 때는 **앞으로 기댄 아기 자세**를 해 보세요. 혼돈처럼 느껴지는 상태의 한가운데에서 휴식하는 기회가 될 것입니다.

도구

▶ 볼스터

선택 도구

▶ 한 번 접기 담요 1장 이상
▶ 수건 2장
▶ 모래주머니
▶ 길게 말기 담요
▶ 체온 유지를 위해 덮을 담요
▶ 시계 또는 타이머

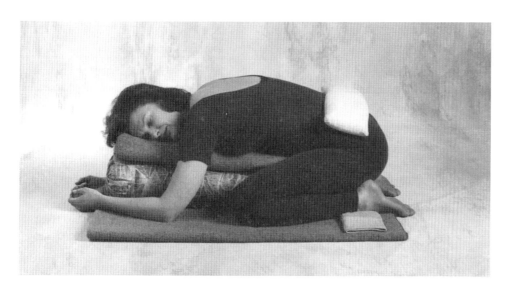

사진 14.9
앞으로 기댄 아기 자세

준비하기 이 자세를 준비하는 자세한 방법은 76쪽을 참고한다.

자세 안에서 천천히 몇 차례 호흡한다. 그러면서 몸의 모든 무게를 내려놓으며 볼스터의 지지를 받아들인다. 배를 이완한다. 생리통이 있다면 배를 눌러 주는 볼스터의(그리고 허리 위 모래주머니의) 압력이 기분 좋게 느껴질 것이다. 계속 호흡하면서 어깨가 귀에서 멀어지게 한다. 이렇게 달걀 모양으로 몸을 둥글게 말아 안전한 느낌 속에 휴식하면서, 짊어지고 있던 삶의 모든 책임을 몇 분 동안 내려놓는다. 자기의 몸이 (스트레스도, 안면 홍조도, 불면증도 없는) 지금 여기, 지금 이 순간의 조화로움에 완전히 자리 잡도록 믿고 내맡긴다.

돌아오기 앞으로 기댄 아기 자세를 1~3분간 한다. 절반 정도 시간이 지났을 때 고개를 반대로 돌린다. 자세에서 나올 때는 눈을 뜨고, 손바닥으로 어깨 아래 바닥을 짚는다. 양손으로 바닥을 밀면서, 숨을 들이쉬고, 천천히 일어나 발꿈치 위에 앉는다. 잠시 그대로 휴식한다. 엉덩이를 들고 무릎으로 선 뒤, 곧바로 한쪽 다리를 앞으로 내밀어 발바닥을 바닥에 댄다. 양손을 앞에 내민 넓적다리 위에 대고 밀면서, 숨을 깊이 들이쉬며 자리에서 일어선다. 이런 식으로 자세에서 나오면, 일어설 때 무릎에 생기는 불편함을 예방할 수 있다.

이로운 점 앞으로 기댄 아기 자세는 배에 압력을 가하고 허리를 부드럽게 스트레칭해 준다. 그러면 폐경 이행기에 불규칙한 생리로 쌓인 근육의 긴장이 완화된다.

주의할 점 ···

▶ 이 자세에 관한 조언은 77쪽과 78쪽을 참고한다.

삶의 모든 문제가
찾아오는 까닭은 우리가
자기 방에서 날마다
잠시라도 조용히
앉아 있기를 거부하기
때문이다.
_블레즈 파스칼

볼스터와 모래주머니 이용한 **기본 이완 자세**

폐경으로의 이행을 경험하는 여성에게 정기적인 이완 수련보다 더 중요한 것은 없습니다. 이완은 불편한 신체 증상을 누그러뜨릴 뿐만 아니라 감정적 스트레스도 줄여 줍니다. 인간의 몸은, 발달 단계와 상관없이, 스트레스가 해소되었을 때 더 완전히 작동합니다. **기본 이완 자세**를 매일 수련하면, 우리가 신체적, 감정적으로 조화로운 상태로 평온하게 온전히 살 자격이 있다는 강한 신호가 무의식에 전달됩니다. 수련을 계속 하다 보면 갱년기만이 아니라 삶의 매 순간이 이행임을 경험하게 됩니다.

도구

▶ 기본 접기 담요

▶ 모래주머니

▶ 볼스터

선택 도구

▶ 눈베개

▶ 뒤꿈치에 받칠 담요나 베개

▶ 체온 유지를 위해 덮을 담요

▶ 시계 또는 타이머

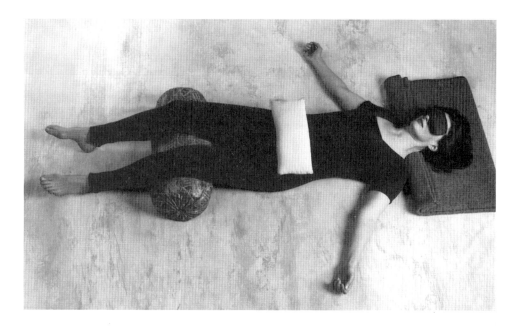

사진 14.10
볼스터와 모래주머니
이용한 기본 이완 자세

준비하기 기본적인 설명은 43쪽을 참고한다. 이 변형 자세에서는 무릎 아래에 볼스터를 놓고 누운 뒤, 배 위, 배꼽 부위에 모래주머니를 올려놓는다.

자세 안에서 편안히 휴식하는 동안, 팔다리가 점점 길어지고 무거워지는 것 같은 느낌이 들 것이다. 다리, 엉덩이, 몸통에 있는 큰 근육들이 뼈에서 멀어지며 아래로 떨어지는 것처럼 느껴진다. 이제 팔, 목, 머리에 있는 작은 근육들도 뼈에서 점점 멀어지는 것 같은 느낌이 든다. 몸 전체에서 뼈는 무겁고 피부는 느슨해지는 느낌이 든다.

모래주머니의 무게를 받아들인다. 그러면 모래주머니가 점점 더 가볍게 느껴질 것이다. 그러면 이것은 **센터링 호흡**을 시작해도 좋다는 신호다. (이 호흡법에 관한 안내는 42쪽과 44쪽을 참고한다.) **센터링 호흡**을 최대 10회까지 반복한다. 자세에서 나오기 전에 정상 호흡을 할 시간을 얼마쯤 남겨 두는 것을 잊지 말라.

돌아오기 볼스터와 모래주머니 이용한 기본 이완 자세를 7~20분간 한다. 자세에서 나올 때는 천천히 한쪽 무릎을 접고, 반대 방향으로 돌아눕는다. 눈베개와 모래주머니는 스르르 떨어져 내려오게 둔다. 천천히 눈을 뜬다. 이 자세로 편안히 쉬면서 몇 차례 호흡한다.

팔꿈치와 손바닥으로 바닥을 밀어내면서 일어나 앉는다. 몇 차례 호흡한 뒤, 일어서서 일상생활로 돌아간다.

이로운 점 볼스터와 모래주머니 이용한 기본 이완 자세는 혈압과 심박수를 낮추고, 근육의 긴장을 풀어 주며, 피로를 줄이고, 수면의 질을 개선하며, 면역 기능을 강화하고, 만성 통증을 완화하는 데 도움이 된다.

주의할 점 . . . .

▶ 조금이라도 생리혈이 배출되는 중이라면, 배 위에 모래주머니를 올려놓지 않는다.

▶ 폐경 이행기에 임신했다면, 처음 세 달간은 43쪽에 설명한 **기본 이완 자세**를 한다. 그 후에는 **옆으로 누운 이완 자세**(13장 참고)를 하는 것이 좋다.

실습 요약

다음은 갱년기를 위한 시리즈의 요약과 더 짧은 시간에 할 수 있는 시퀀스의 제안입니다.

60~100분

자세	시간
벽걸이 자세	1분
매달린 개 자세	1~2분
산 개울 자세	5~15분
뒤로 기댄 묶은 각 자세	15~30분
벽에 다리 올려 몸 높인 자세	15분
지지된 다리 자세	15분
앞으로 기댄 아기 자세	1~2분
볼스터와 모래주머니 이용한 기본 이완 자세	7~20분

15분

자세	시간
뒤로 기댄 묶은 각 자세	15분

20분

자세	시간
지지된 다리 자세	5분
볼스터와 모래주머니 이용한 기본 이완 자세	15분

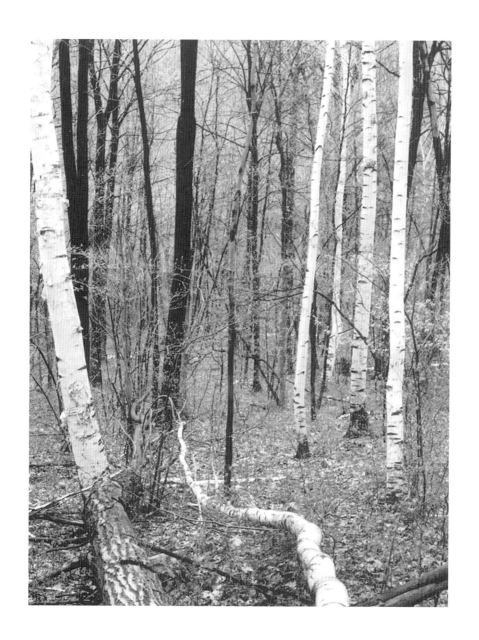

4부: 요가로 살기

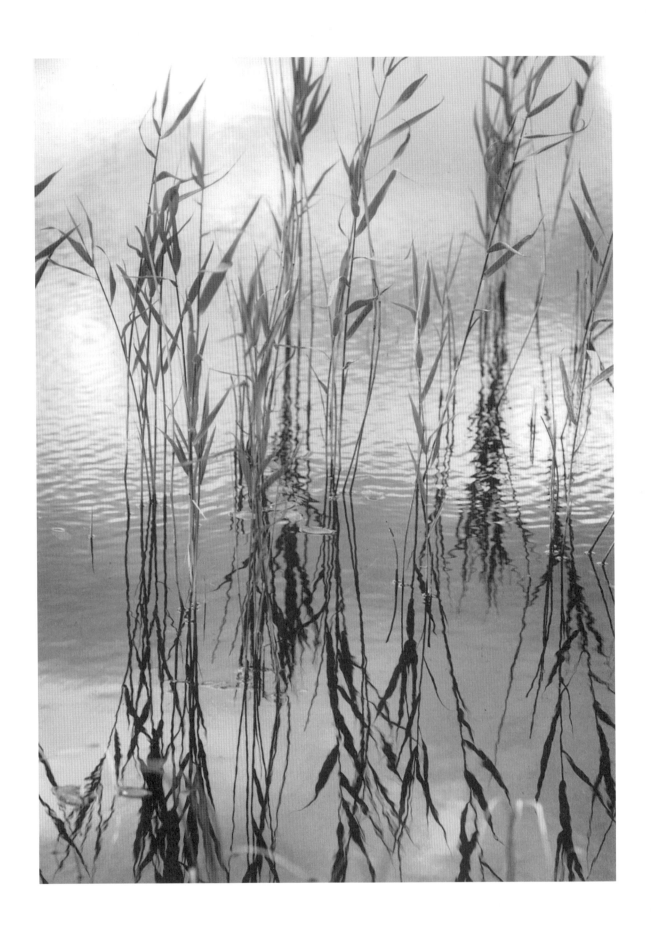

15장

무언의 스승

호흡 바라보기

우리의 몸과 마음의 상태는 호흡에 반영됩니다. 실제로, 얼마나 스트레스를 받고 있는지를 호흡의 속도, 깊이, 질보다 더 잘 나타내는 것은 없습니다. 스트레스를 받을 때는 호흡이 얕고 빠르고 거칠어집니다. 반대로, 이런 호흡의 질을 바꾸면 스트레스가 줄어들며, 호흡을 알아차리기만 하면 그렇게 됩니다. 호흡에 주의를 두는 단순한 행위로 호흡의 질이 바뀌는 것입니다.

이 장은 내가 '요가로 살기(Living Your Yoga)'라고 부르는 실천법으로 이루어집니다. 이 이름은 내가 1988년부터 지도한 수많은 요가 워크숍의 제목이기도 했습니다. (그리고 나는 《Living Your Yoga》와 《A Year of Living Your Yoga》라는 저서에서 이 실천법을 자세히 다루었습니다.) 이 워크숍의 주제는 요가 수행의 원리를 일상생활에 적용하는 것이었습니다. 이 장에서는 그중 '호흡 알아차리기'를 일상생활에 통합하는 방법을 알아봅니다.

호흡을 알아차리는 수행은 몸과 마음이 서로 연관되어 있음을 더 잘 보여 줍니다. 호흡 수행으로 개발된 알아차림은 명상의 시작이라고 말할 수 있습니다. 그것 자체가 명상이라고 말하는 사람도 있습니다. 이 수행은 당신을 현재로, 즉 당신의 모든 부분—몸, 호흡, 마음—이 요가로 살 수 있는 순간으로 데려올 것입니다.

요가로 살기

앞에서는 회복 요가를 하는 동안 **센터링 호흡**을 했습니다. 여기에서는 일상생활을 하면서 할 수 있는 호흡법을 소개합니다. 이 방법은 틈이 날 때마다 잠시 멈추고, 호흡으로 주의를 가져오는 것입니다. 이 짧은 순간들을 확보하는 것은 중요한 일입니다. 호흡을 알아차릴 때는 지금 여기에 더욱 현존하게 되며, 현재 하는 일을 더욱 열린 시각으로 보게 됩니다. 어떤 일이든 효율을 높이는 데 '알아차림'보다 더 좋은 도구가 있을까요?

일상생활을 하는 동안 '호흡 알아차림'을 실천하는 세 가지 방법이 있습니다. 첫째, 그저 호흡을 알아차리세요. 가만히 앉아 있다면, 필요한 호흡이 얼마나 적은지를 알아차려 보세요. 긴장되어 있다면, 주의를 호흡으로 가져오는 단순한 행위가 턱과 어깨의 긴장을 풀어 주는 첫걸음일 수 있습니다. 달리고 있다면, 빠르고 고른 호흡이 몸에 어떻게 에너지를 공급하는지 알아차려 보세요. 피곤하다면, 이 순간 주의를 두는 행위가 마음을 집중하고 원기를 회복하는 데 도움이 될 수 있습니다.

둘째, 상황에 대한 자신의 반응을 바꾸기 위해 호흡을 이용해 보세요. 자신이 숨을 참고 있거나 가쁘게 숨 쉬고 있음을 알아차리면, 특히 힘든 상황에 부닥쳐서 그러고 있음을 알아차리면, 마음을 차분히 가라앉히기 위해 천천히 부드럽게 호흡하세요.

셋째, 호흡을 관찰하고, 호흡의 리듬을 따라 보세요. 예를 들어, 나는 마라톤 주자들에게 종종 조언하기를, 달리기를 시작할 때 호흡의 리듬을 관찰하고, 그 호흡 리듬에 맞추어 속도를 조절하라고 합니다.

이 호흡법을 규칙적으로 실천할 수 있습니다. 예를 들어, 아침마다 침대에서 나오기 전에 잠시 호흡을 알아차리면서 고요한 시간을 즐길 수 있습니다. 이 밖의 시간에는, 짜증 나는 사람과 얘기하기 전에 잠시 호흡을 알아차리는 등, 특정 상황에 대한 반응으로 할 수 있습니다.

아래에는 호흡 알아차림을 실천하면 좋은 때를 몇 가지 제안했고, 이 제안들을 '계획된 수련'과 '반응 수련' 등 두 가지 범주로 나누었습니다. 늘 그렇듯이, 자신의 아이디어를 자유롭게 떠올리며 자신에 맞게 바꿔 보세요.

몸과 영혼은 서로 다른 두 개의 실체가 아니라 하나다.
그 둘은 인간이 자기를 알아 가는 두 가지 다른 방식일 뿐이다.
_ C. F. 폰 바이츠제커

계획된 수련

호흡으로 주의를 가져오세요.

- ▶ 아침에 침대에서 나오기 전에
- ▶ 식사를 시작하기 전에
- ▶ 전화기를 들어 전화하기 전에
- ▶ 출근하러 집을 나서기 전에
- ▶ 차에 타기 전에
- ▶ 사무실에 들어갈 때
- ▶ 집에 돌아올 때
- ▶ 마트에서 장을 보며 카트를 밀고 다닐 때
- ▶ 텔레비전을 켜기 전에
- ▶ 자녀를 데리러 갈 때
- ▶ 아이 숙제를 도와주러 자리에 앉을 때
- ▶ 잠들기 직전에

반응 수련

호흡으로 주의를 가져오세요.

- ▶ 열띤 대화를 하는 동안
- ▶ 아이가 짜증을 내거나 떼를 쓸 때
- ▶ 신호등이 바뀌기를 기다리는 동안
- ▶ 운전하는데 다른 사람이 끼어들 때
- ▶ 좋아하지 않는 사람이 떠오를 때마다
- ▶ 너무 적은 시간에 너무 많은 일을 해야 한다는 생각이 들 때

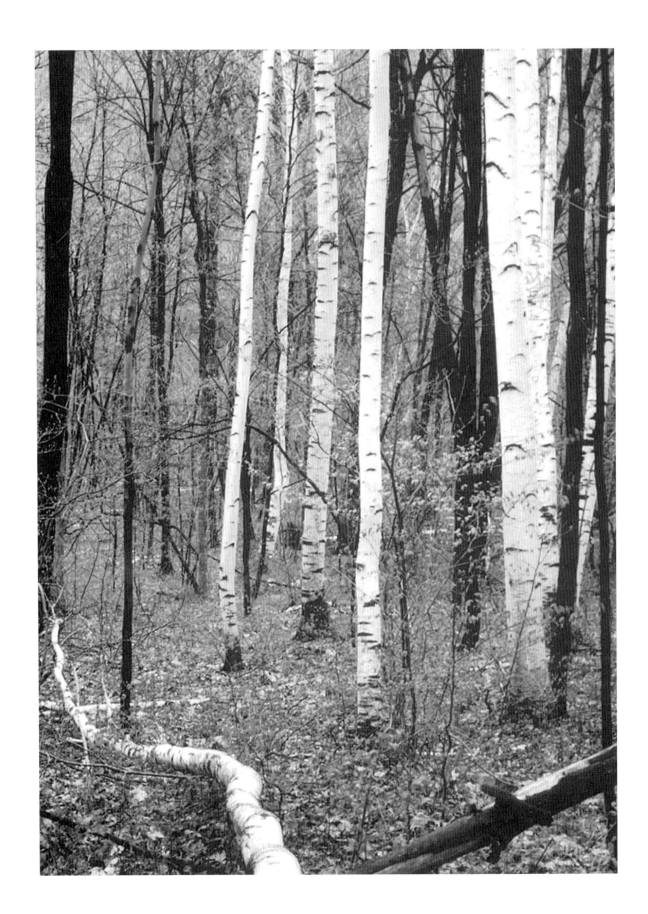

16장

척추

자연스러운 곡선 유지하기

···

자연계에서 가장 흥미로운 구조물 중 하나는 인간의 척추입니다. 척추가 잘 정렬되어 있을 때는 끊임없이 작용하는 중력이 척추를 통해 순조롭게 흘러갑니다. 그러나 잘못된 습관으로 척추의 곡선이 어긋나면, 중력은 적이 됩니다. 그러면 몸은 자기를 똑바로 세우기 위해 근육과 인대를 무리하게 쓰게 되어 척추 주변에 긴장이 쌓입니다. 그리고 등의 물렁조직(연조직)들이 지쳐서 근육 경련이나 전반적인 피로로 이어질 수 있습니다. 그런 스트레스를 줄이는 가장 좋은 방법 중 하나는 척추의 자연스러운 곡선을 유지하며 서 있는 것입니다. 이 장에서 우리는 그렇게 하는 여러 가지 방법을 실습해 봅니다.

척주라고도 불리는 척추는 32개의 척추뼈로 이루어집니다. 척추는 총 네 개의 굽이가 있으며, 위에서부터 목굽이(경추만곡), 등굽이(흉추만곡), 허리굽이(요추만곡), 골반굽이(골반만곡)로 이어집니다. 몸의 무게를 잘 지탱하려면 이 굽이들의 만곡이 너무 크지도, 작지도 않아야 합니다.

대다수 척추뼈는 서로 분리되어 있으며, 그 사이에는 섬유연골로 이루어진 디스크(추간판)가 있습니다. 모든 척추뼈가 결합조직 밴드인 인대와 근육으로 서로 연결되어 있어서 우리는 몸을 앞으로, 뒤로, 옆으로 구부리고 비틀 수 있습니다. 척추뼈 사이에는 척추신경이 빠져나가는 지점들이 있는데, 이 신경들은 척수에서 가지처럼 갈라져 나옵니다. 척수는 척주의 가운데를 통과하여 첫 번째 허리뼈(요추) 부위에서 끝납니다.

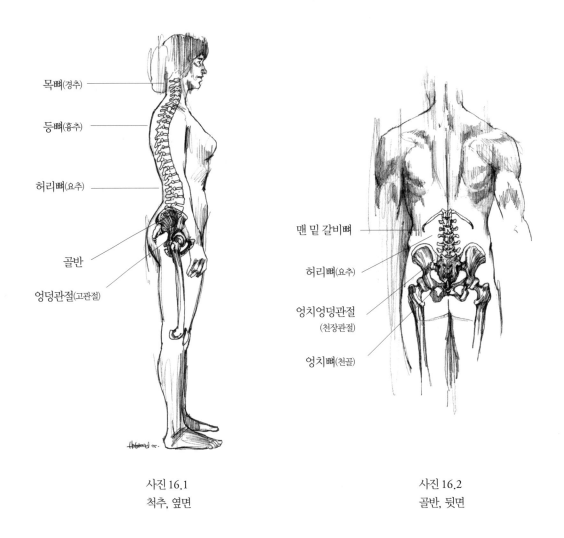

목뼈(경추)

등뼈(흉추)

허리뼈(요추)

골반

엉덩관절(고관절)

맨 밑 갈비뼈

허리뼈(요추)

엉치엉덩관절
(천장관절)

엉치뼈(천골)

사진 16.1
척추, 옆면

사진 16.2
골반, 뒷면

척추를 직접 만져 보며 알아보기 위해 전신 거울 앞에 옆으로 서 보세요. 척추는 머리뼈(두개골) 바닥에서 시작하여 꼬리뼈에서 끝납니다. 머리뼈 바닥에서부터 손끝으로 만지면서 목 뒷부분을 따라 부드럽게 내려가 보세요. 목뼈가 몸 앞쪽으로 어떻게 굽어 있는지 느껴 보세요. 목뼈는 경추라고도 불리며, 7개의 뼈로 이루어져 있습니다.

그다음 척추 부위는 등뼈(흉추)입니다. 거울을 보면서 등 윗부분이 어떻게 목과 정확히 반대 방향으로, 몸 뒤쪽으로 굽어 있는지 알아차려 보세요. 등뼈는 12개의 뼈로 이루어지며, 각각 두 개의 갈비뼈가 양옆으로 하나씩 붙어 있습니다.

등뼈 아래에는 허리뼈 즉 요추가 있습니다. 허리뼈는 엉치뼈의 맨 윗부분까지 이어지며, 5개의 척추뼈로 이루어져 있고, 목뼈처럼 몸 앞쪽으로 굽어 있습니다. 등의 허리 부분에 손가락을 대고 이 부드러운 곡선을 느껴 보세요.

손가락으로 만지면서 계속 내려가면 엉치뼈가 나옵니다. 세모꼴 뼈인 엉치뼈는 등뼈와 마찬가지로 뒤쪽을 향해 굽어 있습니다.

엉치뼈는 태어날 때는 5개였다가 성장하면서 하나로 합쳐지는 독특한 뼈입니다. 엉치뼈 아래에는 3개의 작은 뼈로 이루어진 꼬리뼈 즉 미추가 있습니다. 꼬리뼈는 거의 모든 척추의 움직임에서 중요한 역할을 하지는 않습니다. 우리가 꼬리뼈를 알아차릴 때는 대개 엉덩방아를 찧을 때뿐입니다.

:: 실습

바르게 서기: 산 자세

자세를 의식하면서 서 있는 자세를 요가에서는 **산 자세**라고 부릅니다. 이 자세를 잘 수련하면, 몸은 서고 앉고 걷고 달리는 등 일상생활의 거의 모든 움직임에 준비됩니다. 하늘과 땅 사이에 균형을 잡고 서 있는 산처럼, 이 자세는 다리와 발을 토대로 하여 척추를 세웁니다.

도구

▶ 미끄럽지 않은 바닥 또는 매트

선택 도구

▶ 거울
▶ 친구

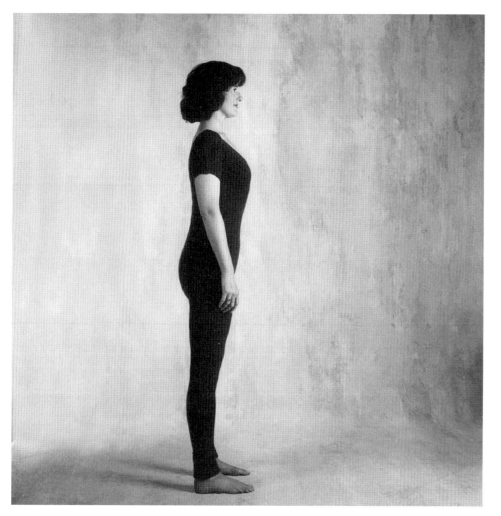

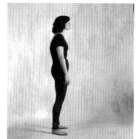

사진 16.4
바르지 않은, 산 자세

사진 16.3
산 자세

229

준비하기 자기의 정렬을 확인할 수 있도록 전신 거울 앞에 옆으로 선다. 마땅한 거울이 없으면 다른 사람에게 자기의 모습을 봐 달라고 부탁할 수 있다. 둘 다 가능하지 않으면 그냥 혼자서 한다. 자세를 계속 취해 볼수록 자신의 정렬을 알아차리는 내적 감각이 더욱 발달할 것이다.

토대인 발에서 시작한다. 발이 어떻게 놓이는지에 꼼꼼히 주의를 기울이는 것이 중요하다. 양발을 골반너비 정도로 벌리고 선다. 대다수 사람에게 이 너비는 15~25센티 정도다. 발의 중앙선은 정면을 향해야 한다. 이 말의 의미를 잘 모르겠다면, 아래를 내려다보면서, 두 번째와 세 번째 발가락 사이 지점에서 시작해 발목 앞 중앙을 지나 발뒤꿈치 중앙으로 이어지는 선을 상상으로 그린 다음, 각 발이 그 선 위에 놓이게 한다.

양발을 평행하게 놓으면 골반의 위치를 균형 잡고 척추의 정상적인 곡선을 유지하는 데 도움이 된다. 발끝을 바깥으로 향한 채 서 있으면 골반 뒷부분이 내려가 허리뼈(요추)의 곡선이 평평해진다. 발끝을 안으로 향한 채 서 있으면 골반의 맨 윗부분이 앞으로 기울어 허리뼈의 곡선이 더 가팔라지고 무릎 안쪽에 무리가 간다.

올바른 발의 위치를 찾았다면, 이제 손을 골반의 가장자리에 얹는다. 그곳이 어디인지 잘 모르겠다면, 손을 허리 옆에 댄 뒤 천천히 내려가다 보면 뼈가 솟은 부분이 느껴진다. 이곳이 골반능이다.

손을 골반능에 얹고, 골반이 균형 잡힌 위치에 있는지 느껴 본다. 골반을 뒤로 밀면 허리 곡선이 평평해져서, 몸무게를 잘 지탱하는 허리뼈의 능력이 줄어들고, 이 부위의 물렁 조직(연조직)들에 가해지는 압력이 증가한다. 이렇게 잘못된 정렬을 바로잡으려면 골반이 넓적다리 맨 윗부분에 정확히 놓이도록 조정한다. 올바른 정렬은 처음에는 낯설게 느껴질 수 있으니, 거울을 보며 확인하거나 친구에게 살펴봐 달라고 부탁한다. 친구는 당신이 서 있는 모습을 옆에서 바라보면서, 귀에서 어깨 관절 중앙을 거쳐 골반, 무릎, 발목의 중앙까지 가상의 수직선을 그을 수 있어야 한다. 올바른 골반의 위치를 찾았다면 양팔을 몸 옆으로 내린다.

무릎을 과신전하면 안 된다. 무릎 과신전은 보통 '무릎 잠금'이라고도 하는데, 무릎에 힘을 주며 뒤로 밀어서 무릎 관절이 잠기고 무릎 안의 인대들이 뒤로 밀리며 늘어나는 것을 말한다. 이 인대들을 지나치게 늘리는 이런 습관적인 자세는 무릎 관절을 불안정하게 한다. 습관적으로 무릎을 과신전하고 있다면, 무릎을 뒤로 밀지 않도록 무릎을 조금 구부리고 선다. 아랫다리가 수직으로 잘 서 있는지 거울을 보며 확인한다.

이제 머리와 목으로 주의를 가져온다. 몸이 잘 정렬되어 있다면 대개 머리도 따라서 잘 정렬된다. 그래도 잠시 시간을 내어 확인해 보자. 혼자서 하기는 어려우니 친구에게 살펴

봐 달라고 부탁하자. 곁에 다른 사람이 없을 때 머리와 목의 정렬을 확인하는 방법이 두 가지 있다.

첫째, 시선이 수평으로 정면을 향해야 한다. 조금이라도 시선이 위나 아래로 향하게 되면 머리도 같이 기울어지며, 목이 중립 위치에 있지 않게 된다. 목이 중립 위치에 있을 때는 목뼈가 살짝 안으로 굽은 곡선을 이룬다는 것을 기억하라.

둘째, 머리뼈 바닥에 손가락들을 대고서 머리뼈 뒷부분이 목과 관련하여 어떤 위치에 있는지 느껴 본다. 머리가 목을 향해 아래로 움직이는가? 잘 모르겠다면, 움직임을 과장해 본다. 목 뒤 근육에 가해지는 긴장이 증가하는 것이 느껴지는 것을 알아차린다. 머리뼈가 목에서 멀어지며 위로 들리고 턱이 바닥과 평행해지는 지점까지 머리를 뒤로 가져온다. 이렇게 하면 목 근육이 부드러워지는 것을 느낄 수 있다.

자세 안에서 올바른 자세를 찾았으면, 이제 신체 감각을 알아차린다. 체중이 양발에 고르게 실려 있는가? 체중이 발의 앞부분과 뒷부분에도 고르게 실려 있는가? 다리가 활성화되어 있는 것을 느껴야 하는데, 경직되지는 않아야 한다. 어깨에 긴장된 부위가 있는가? 어깨를 떨어뜨려 귀에서 멀어지게 하고, 양팔은 몸 옆에서 길어지고 이완된 느낌이 들게 한다.

척추에서 가벼움을 느껴 보고, 척추가 위로 들릴 때 기분 좋은 느낌을 느껴 본다. 머리가 상체 위에서 균형 잡혀 있게 한다.

최소의 노력으로 최대한 편안하게 이루어지는 호흡을 느껴 본다. 길고 부드러운 호흡을 몇 차례 하며 이완하되, 자세의 정렬을 계속 알아차린다.

이로운 점 산 자세를 날마다 여러 번 해 본다. 올바른 자세로 서 있으면 (특히 척추와 하체 관련) 관절과 인대, 근육에 쌓이는 지나친 긴장을 줄여 준다. 호흡과 소화, 배설에도 도움이 된다. 자신감을 주고 침착함과 자존감도 선사한다.

주의할 점 ....

▶ 이 자세를 할 때는 양말을 벗는다.

▶ 저혈압이 있는 사람은 **산 자세**를 2분 이상 하지 않는다.

인간이 괴로워지는 것은 어떤 일 때문이 아니라, 그 일에 관한 자신의 견해 때문이다.
_에픽테토스

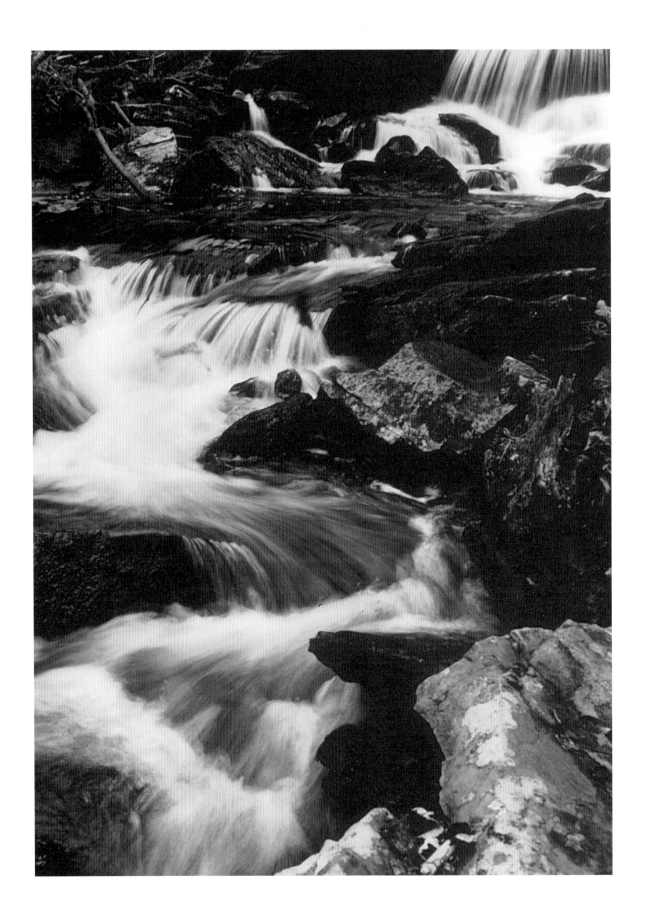

17장

바르게 앉기

의자 제대로 활용하기

···

16장에서 언급했듯이, 스트레스를 줄이는 최고의 방법 중 하나는 척추의 자연스러운 곡선을 유지하며 서 있는 것입니다. 척추의 곡선이 가장 알맞은 상태에 있을 때 척추가 가장 안정되고, 척추 전체에 가해지는 부담이 가장 적습니다. 앉아 있을 때는 서 있을 때보다 이 원리를 적용하기가 더 어려운데, 의자가 가지각색이기 때문입니다.

나무로, 철로, 플라스틱으로 만들어진 의자가 있고, 등받이가 곧거나 굽거나 비스듬한 의자가 있으며, 팔걸이가 있는 의자도 있고 없는 의자도 있습니다. 대다수 의자는 '평균적인 사람', 즉 키가 168센티쯤 되는 사람을 기준으로 만들어집니다. 그러니 대다수 사람이 소파나 의자에 앉았을 때 편안하게 느껴지지 않는 것은 놀라운 일이 아닙니다. 승용차나 버스, 기차, 비행기를 타고 여행할 때 불편함을 느끼는 것도 마찬가지입니다. 우리의 신체가 '평균'에 해당하지 않을 때는 어떻게 해야 할까요? 앉을 때 발이 바닥에 닿지 않거나 무릎이 턱밑까지 올라올 때는? 팔걸이가 너무 높을 때는 어떻게 해야 할까요? 의자에 장시간 앉아 있어야 할 때는?

이 장에서는 어디에 앉아 있든 상관없이 척추의 자연스러운 곡선을 유지하는 방법을 알아봅니다. 경추(목), 흉추(중간 등), 그리고 요추(허리)의 곡선은 서로 긴밀하게 연관되어 있음을 기억하세요. 하나의 곡선이 바뀌면 다른 곡선들도 따라서 바뀝니다. 이 점을 염두에 두면서, 우리가 앉아 있을 때 자세에 어떤 일이 일어나는지 봅시다.

자세를 이해하는 데는 한 번의 경험이 천 마디 말보다 낫습니다. 이미 앉아 있지 않다면, 이 책을 들고 제일 좋아하는 의자로 가서 평소대로 앉아 보세요. 편안해질 때까지 잠시 자세를 조정해 보세요. 당신은 어떤 자세로 앉아 있나요? 아마 궁둥뼈(좌골)로 견고하게 앉아 있는 대신, 꼬리뼈나 엉치뼈(천골)를 바닥에 대고 '무너진' 자세로 뒤로 기댄 채 구부정하게 앉아 있을 것입니다. 요추(허리뼈) 곡선에 손을 대고서, 곡선이 평평하게 일자로 되어 있는지, 또는 자연스러운 곡선과 반대로 둥글게 뒤로 굽어 있는지 느껴 봅니다. 가슴이 어떻게 뒤로 꺼져 있는지 알아차리고, 머리와 목이 어떻게 앞으로 빠져 있는지 느껴 봅니다.

이렇게 앉아 있으면 어떤 느낌이 드나요? 그다지 좋지는 않나요? 맞습니다. 척추뼈와 디스크가 눌리고, 근육과 인대에 압력이 가해지며, 호흡을 충분히 하지 못하게 됩니다. 이 런 자세에서는 더 쉽게 지칠 것입니다. 이런 자세에 다른 요인—예를 들어, 업무에 관한 정신 부담—까지 더해지면, 의자에 앉아 있는 일상적 행위조차 몹시 스트레스를 주는 일 이 됩니다.

바르게 앉는 것은 건강한 척추를 유지하는 데 꼭 필요합니다. 이 장에서는 **앉은 산 자세** 를 실습합니다. 일하거나 공부하거나 한가하게 앉아 있을 때, 이 자세를 적용해 보세요. 이 장 마지막 부분에 있는 몇 가지 실용적인 제안은 처음 시작할 때 도움이 될 것입니다.

:: 실습

앉은 산 자세

도구
▶ 의자
선택 도구
▶ 블럭 또는 책 여러 권
▶ 두 번 접기 담요
▶ 수건 1장 이상
▶ 베개 1개 이상

앉은 산 자세는 **산 자세**에서 실습한 정렬과 알아차림의 원리(16장 참고)를 앉은 자세에 적 용합니다. 이 자세를 회복 요가 시퀀스 의 일부로 수련해 보세요. 예를 들어, 5장의 Relax and Renew 시리즈를 하기 전에 몇 분간 **앉은 산 자세**를 해도 좋습니다. 이는 바르게 앉는 습관을 들이고, 일상적인 활동을 하다가 회복 요가 수련으로 옮겨 가는 데 좋은 방법입니 다.

준비하기 의자 가까이에 **산 자세**로 선다. 여유 공간이 있으면 한 발을 뒤로 조금 보낸다. 다리 힘을 이용해, 척추의 정상적인 정렬을 유지한 채로 무릎을 굽히며 윗몸을 서서히 낮 춘다. 의자 앉는 부분의 절반쯤 앞부분에 앉는다. 양발은 평행하게 하여 바닥에 가볍게 얹 는다. 양다리는 편안히 벌린다.

의자 앞부분에만 앉을 수 있는 상황이 아니라면 뒷부분까지 걸쳐 앉되, 양 무릎은 편안 히 벌리고, 발은 바닥이나 발판에 평평하게 놓여 있어야 한다. 발이 허공에 떠 있으면 편안 히 이완될 수 없다. 발판의 높이는 발을 올렸을 때 넓적다리가 바닥과 평행할 정도여야 한 다. 책을 여러 권 쌓아서 발판으로 쓸 수 있다. 의자 뒷부분까지 걸쳐 앉아 있다면, 허리의 곡선을 유지하도록 돌돌 만 수건 한 장을 허리 뒤에 갖다 대고, 목의 곡선도 유지하려면 목 뒤에 또 한 장을 갖다 댄다. 자신에게 딱 맞는 수건 두께를 찾기 위해 여러 두께를 시험해

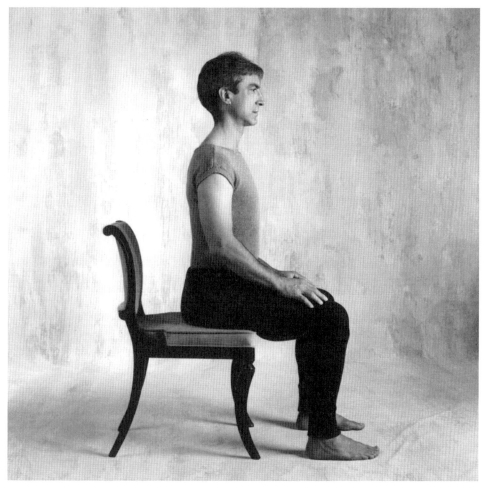

사진 17.1 앉은 산 자세

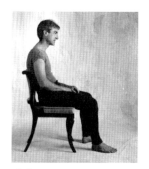

사진 17.2
바르지 않은, '앉은 산 자세'

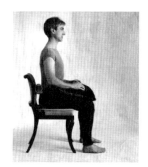

사진 17.3
앉은 산 자세, 변형

본다.

아래팔을 팔걸이에 얹고, 어깨가 귀에서 멀어져 이완되게 한다. 팔걸이가 없거나 너무 높다면, 손을 무릎 위에 편안히 얹는다. 이 자세가 불편하다면, 베개를 무릎 위에 놓고 그 위에 손과 아래팔을 편안히 얹는다. 머리, 목, 어깨가 편안하도록 도구들로 충분히 지지해 준다.

자세 안에서 8~10개월 된 아기가 앉아 있는 모습을 지켜본 적 있는가? 아기가 얼마나 힘들이지 않고 머리와 목, 척추를 세우고 있었는지 기억하는가? **앉은 산 자세**를 할 때는 아기의 그런 모습을 떠올리면서, 몸이 그 이미지를 따라 반응하게 해 본다.

머리뼈 밑에서 꼬리뼈 끝까지 이어지는 척추에 주의를 기울인다. 먼저 허리뼈(요추) 부위에서 시작한다. 허리 곡선은 바르게 서 있을 때와 마찬가지로 완만하게 안으로 굽어야 한다. 일부러 허리뼈를 뒤로 구부려 보면서, 이렇게 허리뼈가 내려앉을 때 척추 전체의 모양이 어떻게 따라서 변하는지 경험해 본다. 이제 허리뼈를 바르게 정렬하면서, 이렇게 허리뼈가 들릴 때 척추 전체가 어떻게 반응하는지 느껴 본다. 하지만 이럴 때 허리뼈를 억지로 또는 과장되게 구부리지는 않는다. 허리뼈를 너무 많이 구부리는 것은 너무 적게 구부리는 것만큼이나 건강에 좋지 않다.

앉아 있는 의자 때문에 허리뼈의 곡선을 자연스러운 정렬 상태로 유지할 수 없다면, 접은 수건을 궁둥뼈(좌골) 밑에 깔아서 골반이 앞으로 기울게 한다. 골반이 넓적다리보다 조금 높아지도록 수건 높이를 조정한다. (무릎을 받칠 수 있는 무릎받이 패드와 앉는 부분이 비스듬하게 만들어진 '무릎 의자'는 바로 이런 목적을 위해 고안된 것이다.)

허리뼈의 곡선이 정상적인 상태로 앉아 있다면, 이제 등뼈(흉추)의 곡선이 살짝 뒤로 굽도록 허용한다. 미세한 조정으로 갈비뼈와 호흡이 편안해지는 지점을 찾는다. 목의 곡선이 살짝 안으로 들어가도록 목뼈를 조절하여, 목과 목구멍이 편안해지는 것을 느낀다.

잠시, 전반적으로 얼마나 편안한지 평가해 본다. 바른 자세로 앉아 있다면 다음과 같은 결과를 느낄 것이다. 즉, 척추는 자연스럽게 길어져 있고, 가슴은 들려 있고, 갈비뼈는 어깨로부터 편안히 드리워져 있으며, 머리와 목은 몸통 위에 편안히 놓여 있다. 몇 차례 깊이 호흡한다. 호흡이 편안하게 이루어져야 한다. 기분 좋게 이완된 느낌이 들어야 한다.

돌아오기 앉은 산 자세를 몇 분간 한다. 의자에서 일어날 때는 의자 끝부분으로 이동한 다음, 한쪽 발을 약간 뒤로 가져와 의자 아래쪽에 딛는다. 턱을 내밀면서 일어나지 말고, 척추의 정상적인 정렬을 유지한 채로 일어서려 해 본다.

이로운 점 호흡이 더 자유로워지고, 소화가 더 잘 된다. 마음이 더 명료해진다.

주의할 점 ·

▶ 자세가 경직되지 않도록 주의한다. 통증이나 불편함이 느껴지면 자세에서 나온다.

최악의 적도
제멋대로 하도록
내버려 둔 생각만큼
당신을 해칠 수는 없다.
_석가모니

하루 종일 잘 앉기

다음은 일상생활 중에 **앉은 산 자세**를 적용하도록 돕는 몇 가지 실용적 제안입니다.

▶ 일하거나 공부하는 곳에서 쓸 몇 가지 도구를 준비해 둔다.

▶ 일하거나 공부하거나 TV를 보거나 음악 감상을 하느라 장시간 앉아 있다면, 중간중간 짧게라도 자주 쉬어 주고, 방 안에서라도 잠시 걸어 다닌다.

▶ 책상 앞에서 일할 때는 구부정하게 앉으려는 유혹을 물리친다. 독서대 등을 이용해 서류나 책의 위치를 높여서, 글을 읽을 때 고개를 숙이지 않게 한다.

▶ 영화 보러 갈 때 돌돌 만 수건을 하나 가져간다. 앉을 때 수건을 허리 뒤에 받쳐, 허리의 자연스러운 곡선을 유지한다.

▶ 차 안에도 돌돌 만 수건을 하나 비치해 두고, 짧은 거리라도 운전할 때 허리를 받치는 용도로 사용한다.

▶ 기차나 비행기 여행을 할 때도 돌돌 만 수건을 챙겨 가서, 허리의 자연스러운 곡선을 유지하는 데 사용한다. 가져가지 않았다면 승무원에게 부탁해 담요를 이용한다.

▶ 조정이나 자전거 타기처럼 앉아서 하는 운동을 하고 있고, 도구를 쓸 수 없는 상황이라면, 건강한 척추 정렬의 원리를 적용해 본다. 이런 운동을 할 때는 아마도 등뼈(흉추)의 곡선이 너무 굽은 상태일 것이다. 그러니 중간에 자주 쉬면서 스트레칭을 한다.

▶ **앉은 산 자세**를 명상 자세로 활용한다. 호흡하고, 주의를 모으고, 고요히 있으면서 이완한다.

어떤 치료법들은
질병보다 나쁘다.
_푸블릴리우스 시루스

18장

스트레스 없는 삶

이완과 휴식을 위한 길

■■■

뉴욕주립대학교 스토니브룩 캠퍼스의 정신의학과에서 진행된 한 연구에서는 100명의 참가자에게 하루 동안 경험한 긍정적인 일과 부정적인 일을 날마다 기록하도록 요청했습니다. 연구자들은 이 정보를 참가자들의 타액에서 측정한 항체 활동(면역 기능을 나타냅니다)과 비교했습니다. 그 결과, 부정적 사건으로 인한 스트레스는 그 일이 일어난 날의 면역 체계에 악영향을 미치고, 긍정적 사건은 면역 체계를 이틀 이상 향상시킬 수 있다는 것을 발견했습니다.[1]

삶에서 스트레스를 줄이기 위한 나의 처방은, 지금부터 자기 자신을 최우선순위에 두겠다고 결심하라는 것입니다. 우리 모두에게는 똑같이 24시간이 주어지며, 그 시간을 어떻게 살아갈지는 각자 선택할 수 있습니다. 비용이 거의 혹은 전혀 들지 않으면서도 스트레스를 줄일 수 있는 간단한 방법이 많습니다. 그중 몇 가지 방법을 여기에 소개합니다. 이 가운데 일부는 이완하도록 부드럽게 상기시켜 주는 방법인데, 자주 할 수 있고 매일 여러 번 할 수도 있습니다. 나머지 일부 방법은 어느 정도 계획이 필요합니다. 이 두 가지 방법은 모두 속도를 늦추고, 자기 자신을 보살피고, 이완하며 원기를 회복하도록 돕기 위한 것입니다. 이런 방법들을 실천하면 그 순간에 기분이 좋아질 뿐 아니라, 다음 며칠까지도 좋은 영향이 이어질 것입니다.

부드럽게 상기시키기

다음 방법들 가운데 앞으로 며칠간 실천할 수 있을 것 같다고 느껴지는 방법을 고르세요. 그 방법을 메모지에 적어 거울이나 냉장고, 자동차 계기판 등 잘 보이는 곳에 붙이세요. 예를 들어, '나는 제한 속도 안에서 운전하겠다.'라고 써서 한 군데 이상 붙여 두는 겁니다. 며칠이 지난 뒤, 이 방법을 시작하고 나서 알아차린 점들이 무엇인지 되돌아봅니다. 그런 다음, 그대로 계속할지, 문구를 일부 바꿔 볼지, 다른 방법으로 넘어갈지 결정합니다. 여기에 있는 제안들을 그대로 이용하거나, 직접 만들어 보세요.

> 결국 정말로 남는 것은 인생의 평범하고 기분 좋은 일들이라는 것을 나는 깨닫기 시작했다.
> _로라 잉걸스 와일더

▶ 필요할 때 도움을 요청한다.

▶ 제한 속도 내에서 운전한다.

▶ 기꺼이 "모릅니다."라고 말한다.

▶ 스트레스를 받는 상황에서 자신에게 물어본다. "지금 가장 중요한 게 뭐지?"

▶ 자동차 백미러 위치를, 몸을 조금 움직여야 볼 수 있게 조정한다. 이렇게 하면 운전할 때 구부정하게 앉는 대신 척추를 쭉 편다는 것을 상기할 수 있다. 메모지에 '숨을 쉰다.'라는 말을 덧붙인다.

▶ 자진해서 하는 일을 완수하느라 자신을 지나치게 몰아붙이고 있다고 느낀다면, "일 년 뒤에도 이 일이 중요한 일일까?"라고 자문해 본다.

▶ 신호등이 바뀌기를 기다리며 정지해 있을 때마다 몇 차례 길고 느린 호흡을 한다.

▶ "서둘러!"라는 말을 자신이나 다른 사람에게, 특히 어린 자녀에게 얼마나 자주 하는지 알아차린다.

▶ 추월 차선인 1차선을 피하고 다른 차선에서 천천히 운전한다. 특히 급할수록 그렇게 한다.

▶ 모든 일을 끝마친 사람은 일생을 끝마친 사람들뿐임을 기억한다.

이완을 위한 계획 세우기

이완을 위한 계획을 세워서 스트레스를 잘 해소하세요. 휴일 하루 온전히 쉬거나 며칠 이상 휴가를 낼 수 없을 때, 몇 분이든 몇 시간이든 스트레스를 줄이기 위해 할 수 있는 것들이 있습니다.

- ▶ **기본 이완 자세**를 5분씩 일주일에 여러 날 한다.
- ▶ 매일 아침 식사를 한다.
- ▶ 매주 토요일에 낮잠을 잔다.
- ▶ 주중에 공원에서 산책을 한다. 시계는 가져가지 않는다.
- ▶ 일주일에 한 번씩 자신에게 꽃을 선물한다.
- ▶ 평소보다 10분 먼저 약속 장소로 출발하여 여유롭게 이동 시간을 즐긴다.
- ▶ 어린 자녀와 함께 산책을 한다. 아이의 속도에 맞춰 걷는다. 아이가 멈추고 싶어 할 때마다 함께 멈추고, 아이가 원하는 만큼 오래 머문다. 조급해하는 마음이 들면 알아차린다. 아이에게서 속도를 늦추는 법을 배운다.
- ▶ 휴가 기간에 일하지 않는다. 연차 휴가가 쌓이면 다음 해로 미루지 말고 사용한다.
- ▶ 약속 시간을 잡을 때 정확한 시각보다는 두 시각 사이로 정한다. 예를 들어, 1시~1시 30분 사이에 만나기로 약속한다. 이런 식으로 자신에게 어느 정도 여유를 준다.
- ▶ 업무나 프로젝트와 연관이 없는 책, 자기 계발을 위한 노력을 요구하지 않는 책을 읽는다.
- ▶ 점심 시간에는 책상을 떠나서 식사하고 휴식한다. 할 일은 언제나 남아 있기 마련이다. 자신을 보살피는 시간을 희생하지 않는다.
- ▶ '파자마 데이'를 계획한다. 이날은 파자마를 입고 집에서 쉬면서 뭐든지 원하는 대로 한다. 느긋하게 책을 읽거나, 욕조에 몸을 담그고 있거나, 음악을 감상할 수 있다. 전화기는 잠시 꺼 둔다.
- ▶ 그리운 사람에게 편지를 쓴다. 특별한 종이와 펜을 사용한다. 충분한 시간을 갖는다.
- ▶ 잠시 소파에 누워 있는다. 음악을 듣지도, 책을 읽지도, 통화를 하지도, 잠을 자지도 않는다. 그냥 가만히 있는다.
- ▶ 업무 중에 5분간 짬을 내 스트레칭을 한다. 호흡하는 걸 잊지 않는다.
- ▶ 특정 날짜에 끝마치고 싶은 일을 하나 정한다. 그 일을 달력에 표시한다. 마감일을 지키기 위한 현실적인 계획을 세운 뒤, 그 일로 더는 자기를 들볶지 않는다.

침묵은 다른 형태의 소리다.
_제인 홀리스터 휠라이트

참고 자료

· · ·

Relax and Renew 세미나
주디스 라세터 박사와 함께하는

이 세미나는 일반인, 요가 지도자, 의료 전문가에게 열려 있다. 더 많은 정보는 www.judithlasater. com 이나 www.restorativeyogateachers.com을 참고하라.

요가 지도자를 찾고 있다면

개인 수업이나 단체 수업을 통해 요가 지도자에게 회복 요가를 배우고 싶다면, 전문적이고, 학생의 상태를 잘 이해하며, 충분한 지식이 있고, 꾸준히 수련하는 지도자를 찾는 것이 좋다. www. restorativeyogateachers.com에 등록된 지도자들은 모두 주디스 라세터가 이끄는 훈련 과정을 마쳤다.

책

Back Care Basics
메리 풀리그 샤츠 의학박사 지음
등허리와 목의 통증을 완화하기 위한 부드러운 요가 프로그램으로 등허리와 목을 치유하고, 몸의 구조를 조정하고, 스트레스를 관리하는 실용적인 방법을 배운다. 약 200매의 사진과 그림이 실려 있다.

요가 호흡 디피카
B. K. S. 아헹가 지음
전반적인 요가 철학을 바탕으로 요가의 호흡법을 명료하고 자세하게 설명한다.

Yoga; Gem for Women
기타 S. 아헹가 지음

하타 요가를 포괄적으로 다루며, 생리와 임신 중인 여성을 위한 특별한 안내가 포함되어 있다. 215매의 사진이 실려 있다.

Yoga for Pregancy

주디스 핸슨 라세터 박사 지음

아기를 밴 어머니가 임신 기간 내내 유연하고 건강하게 지내며, 분만과 출산의 힘든 과정 중에 현존하고, 산후 기간에 자신을 잘 돌보도록 돕는 요가 자세와 호흡법. '엄마와 아기를 위한 만트라' 장에서는 임신 중일 때와 아기 탄생 후 1년 동안 매월 하나씩 가슴으로 반복할 수 있는 만트라들을 소개한다.

웹사이트

North American Menopause Society

www.menopause.org

갱년기 여성을 위한 온라인 자료

요가 도구

허거머거 코리아

https://smartstore.naver.com/huggermugger

추천 도서

• • •

여기에 소개하는 도서 목록은 내가 진심으로 추천하는 책들입니다. 어떤 책들은 운동과 음식으로 몸을 돌보도록 돕는 실용적인 방법을 안내하고, 어떤 책들은 먼 옛날부터 인류가 행해 온 명상과 기도 같은 수행법을 설명합니다. 다른 책들은 스트레스, 질병, 통증을 완화하는 방법을 탐구합니다. 자신의 필요에 맞는 책을 골라 읽어 보기 바랍니다. 각 책은 그 나름의 방식으로 몸과 영혼을 건강하게 해 줄 것입니다.

몸과 마음

디팩 초프라. 사람은 왜 늙는가. 휴, 2010.

──────── . 마음의 기적. 황금부엉이, 2018.

──────── . *Perfect Health*. New York: Harmony Books, 1991.

──────── . *Quantum Healing*. New York: Bantam Books, 1989.

래리 도시. 치료하는 기도. 바람, 2008

존 카밧진. 마음챙김 명상과 자기치유. 학지사, 2017.

David Spiegel. *Living Beyond Limits*. New York: Times Books, 1993.

Joan Borysenko. *Minding the Body, Mending the Mind*. New York: Warner Books, 1990.

Leonard Laskow. *Healing with Love*. San Francisco: HarperSanFrancisco, 1992.

건강 일반

딘 오니시. 요가와 명상 건강법. 석필, 2015.

──────── . Eat More, Weigh Less. New York: HarperCollins, 1993.

──────── . Stress, Diet, and Your Heart. Boston: Houghton Mifflin, 1984.

Alan M. Rapoport. Fred D. Sheftell. *Headache Relief.* New York: Simon and Schuster, 1990.

Sonja L. Connor and William E. Connor. *The New American Diet.* New York: Simon and Schuster, 1991.

여성의 건강

Elizabeth Noble. *Essential Exercises for the Childbearing Year.* 3d ed. Boston: Houghton Mifflin, 1988.

Sadja Greenwood. *Menopause, Naturally.* Rev. ed. San Francisco: Volcano Press, 1993.

영감을 주는 책

조너선 하이트. 행복의 가설. 물푸레, 2010.

Adair Lara. *Slowing Down in a Speeded-Up World.* Emeryville, Ca: Conari Press, 1994.

Jack Kornfield. *Buddha's Little Instruction Book.* New York: Bantam Books, 1994.

Paula Peisner. *Finding Time.* Napierville, Ill.: Sourcebooks Trade, 1992.

명상

샬럿 조코 벡. 가만히 앉다. 판미동, 2014.

잭 콘필드. 마음의 숲을 거닐다. 한언출판사, 2006.

존 카밧진. 존 카밧진의 왜 마음챙김 명상인가?. 불광출판사, 2019.

Charlotte Joko Beck with Steve Smith. *Nothing Special.* San Francisco: HarperSanFrancisco, 1993.

Thomas Moore. *Care of the Soul.* New York: HarperCollins, 1992.

이완

로버트 M 새폴스키. 스트레스: 당신을 병들게 하는 스트레스의 모든 것. 사이언스북스, 2008.

마사 데이비스 외. 이완 및 스트레스 감소 기법 모음 워크북. 하나의학사, 2016.

허버트 벤슨. 이완반응. 페이퍼로드, 2020.

Edmund Jacobson. *You Must Relax.* 5th ed. New York: McGraw Hill, 1978.

Herbert Benson, Eileen M. Stuart, and the Staff of the Mind/Body Institute of New England Deaconess Hospital and Harvard Medical School. *The Wellness Book.* New York: Carol Publishing Group, 1992.

요가 철학

Rammurti Mishra. *The Textbook of Yoga Psychology.* Edited by Ann Adman. New York: Julian
 Press, 1963.

Swami Prabhavananda and Christopher Isherwood. *How to Know God.* New York: New
 American Library, 1953.

출처

1장

1. Edmund Jacobson, M.D., *You Must Relax* (New York: McGraw—Hill, 1934).

2. Herbert Benson, M.D., Eileen M. Stuart, and the staff of the Mind/Body Institute of New England Deaconess Hospital and Harvard Medical School, *The Wellness Book* (New York: Carol Publishing, 1992), 36.

3. David Spiegel, M.D., *Living Beyond Limits* (New York: Times Books, 1993), 92—93

4. Deepak Chopra 박사의 *Quantum Healing* (New York: Bantam Books, 1989)에서 몸—마음 의학의 새로운 가능성에 관한 논의를 볼 수 있다.

5. Dean Ornish, M.D., *Dr. Dean Ornish's Program for Reversing Heart Disease* (New York: Random House, 1990).

6. B.K.S Iyengar, *Light on Yoga* (New York: Schocken Books, 1979).

7. Roger Cole 박사, 1994년 8월 3일에 저자와 사적으로 교신한 내용.

5장

1. Samkhya—yogacharya Swami Hariharananda, *The Yoga Philosophy of Patanjali* (Albany, NY: State University of New York Press, 1983), 327.

7장

1. F. T. Dagi and F. F. Beary, "Low Back Pain," in *Rheumatology and Outpatient Disorders*, ed. J. F. Beary, 2d ed. (Boston: Little Brown, 1987), 97—103.

2. Laurie McGinley, "Acute Back Pain Calls for Mild Exercise, Painkillers, Not Surgery, Panel Reports," *Wall Street Journal*, 9 December 1994, sec. B, p. 3.

3. Ibid.

8장

1. J. N. Blau, M.D., *Overcoming Headaches and Migraines* (Stamford, CT: Longmeadow Press, 1993), 31.

2. N. Vijayan, M.D., "Head Band for Migraine Headache Relief," *Headache 33*, no. 1 (January 1993): 40–41.

9장

1. Roger Cole 박사, 1994년 8월 3일에 저자와 사적으로 교신한 내용.

10장

1. Bernard J. Colan, "Researchers Explore Therapeutic Effects of Yoga," *Advance*, 5 April 1993, 19.

2. Janet Bailey, "Anxious Breathing," *Glamour*, January 1995, 28.

11장

1. Dan A. Oren, M.D., et al., *How to Beat Jet Lag* (New York: Henry Holt and Company, 1993), 2–3.

12장

1. Madeline Drexler, "What Can You Do About Endometriosis?" *Self*, January 1995, 122–23, 139.

2. Boston Women's Health Collective, *The New Our Bodies, Ourselves* (New York: Simon and Schuster, 1992), 586.

13장

1. Stephanie Young, "Why You're so Tired," *Glamour*, January 1995, 44.

14장

1. Gail Sheehy, *The Silent Passage*, (New York: Random House, 1991), 11.에서 인용

2. Roger Cole 박사, 1994년 8월 3일에 저자와 사적으로 교신한 내용.

18장

1. "The Health Benefits of Small Pleasures," *Glamour*, January 1995, 92.

저자 소개

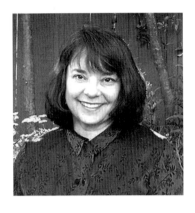

1971년부터 요가를 지도하고 있는 주디스 핸슨 라세터(Judith Hanson Lasater)는 샌프란시스코의 캘리포니아대학교에서 물리치료 학사 학위를, 캘리포니아 통합연구소에서 동서양 심리학 박사 학위를 받았다. 1974년에 요가 지도자 교육 협회(현재는 샌프란시스코 아헹가 협회)의 설립을 도왔는데, 전국에 널리 알려진 이 협회의 요가 지도자 훈련 프로그램은 그 후로 수천 명의 요가 지도자를 양성했다. 1975년에는 〈요가 저널(Yoga Journal)〉 매거진을 공동으로 창간했고, 〈요가 저널〉에 실린 요가 자세들의 모델을 했으며, 편집 자문 위원으로 활동했다. 〈요가 저널〉에 아사나 칼럼을 만들고 13년 동안 기고했으며, 요가 자세, 해부학, 운동역학, 요가 치료, 호흡법, 요가의 심리학과 철학 등 다양한 주제에 관한 글도 기고했다.

그녀는 미국에서 가장 오래된 독립 요가 전문 지도자 협회인 캘리포니아 요가 지도자 협회의 회장이다. 국제 요가 학회, 의학 저널인 〈대체 의학〉, 요가 지도자를 위한 전국 등록 협회인 요가 얼라이언스(Yoga Alliance)의 자문 위원으로도 봉사하고 있다.

그녀는 수십 년 동안 세계 곳곳에서 열린 요가 지도자 모임에 초대받아 요가를 지도했다. 캘리포니아 롱비치에서 열린 주지사 주최 여성 컨퍼런스에서 3년 동안 주요 연사로 연설했고, 〈요가 저널〉의 연례 요가 컨퍼런스에서 두 차례 개막 기조연설을 했다. 캘리포니아 애너하임에서 열린 IDEA-요가 저널 컨퍼런스, 요가 노스웨스트 컨퍼런스, 크리팔루 의식적인 양육 컨퍼런스, 토론토 요가 컨퍼런스에서도 연설했다. 주디스는 잡지 〈내추럴 헬스(Natural Health)〉의 창간 40년 기념호에서 미국의 자연건강 분야의 지도자 여섯 명 중 한 명으로 선정되었다.

그녀는 요가 초보자와 지도자에게 아사나, 프라나야마(호흡), 명상, 해부학, 운동역학, 요가 치료, 요가 철학, 그리고 그녀의 전문 분야 중 하나인 회복 요가를 가르쳤다. 그녀는 샌프란시스코뿐만 아니라 미국 전역과 세계 곳곳을 다니며 가르친다. 그녀는 딘 오니시 박사의 심장 질환을 위한 예방 의료 프로그램에서 심장병 환자들을 대상으로 요가를 지도했고, 요가를 이용한 전립선 연구에도 요가 지도자로 초대받았다. 2007년에는 보완 대체 의학 프로그램의 후원 아래, UC 데이비스 의대에서 연설자로 초대받았다.

그녀가 쓴 책들은 다음과 같다.

Living Your Yoga (2000)

30 Essential Yoga Poses (2003)

Yoga for Pregnancy (2004)

Yoga Abs (2005)

A Year of Living Your Yoga (2006)

Yogabody (2009)

What We Say Matters (2009)

Relax and Renew (2nd edition, 2011)

Restore and Rebalance (2017)

Yoga Myths (2020)

Teaching Yoga with Intention (2021)

주디스는 미국의 국립보건원이 오셔 통합 의학 센터와 협력해 진행한 '요가가 허리 통증에 미치는 영향'에 관한 연구의 자문 위원으로 활동했다. 샌프란시스코대학교과 협력해 진행하는 또하나의 국립보건원 프로젝트인 만성 폐쇄성 폐질환(COPD) 관련 연구의 자문 위원으로도 활동했다. 최근에는 회복 요가를 이용해 갱년기 열감(熱感)을 줄이는 국립보건원 연구에 대한 자문을 완료했고, 국립보건원의 다른 두 연구에도 자문을 하고 있는데, 하나는 임신과 회복 요가에 관한 연구이고, 다른 하나는 마약중독 치료를 받는 환자를 대상으로 회복 요가를 통해 불안감을 줄이는 연구다. 그녀는 샌프란시스코 베이 지역에 거주 중이다.

주디스의 요가 수업, 온라인 수업, 워크숍, 수련회, 지도자 육성 프로그램에 관해 더 자세히 알고 싶다면 www.judithlasater.com과 www.restorativeyogateachers.com을 참고하기 바란다.

모델 소개

---••---

테레사 엘리엇

워싱턴주 시애틀에 있는 타지 요가(Taj yoga)의 설립자이자 지도자. 1987년에 요가를 시작해 1990년에 요가 강사 자격증을 취득했다. 그녀는 주디스 핸슨 라세터의 책 《30 Essential Yoga Poses》에 실린 사진들의 모델이자, 《Relax and Renew》 2판의 표지 모델이다.

캐럴 넬슨

1970년대부터 요가를 수련하고 가르치기 시작했다. 그녀는 Martha's Vineyard 섬에 있는 Windows to Sea의 상주 요가 지도자로서 소집단 수업, 개인 수업을 지도하며, 국제적으로 알려진 요가 지도자들을 초빙해 워크숍을 진행한다.

리처드 로젠

1980년부터 요가를 시작해 1986년에 요가 강사가 되었다. 캘리포니아주 오클랜드의 피몬트 요가 스튜디오(Piedmont Yoga Studio)를 설립했다. 그는 《The Yoga of Breath》 등 여러 책을 썼으며, 〈요가 저널〉 등에 수많은 글을 기고했다.

캐럴 웡

샌프란시스코 베이 지역의 물리치료사다. 남편, 아들과 함께 살고 있다. 이 책에 실린 사진들은 그녀의 두 번째 임신 29주차에 찍었다.

감수자의 말

이제윤 | 회복 요가 지도자

···

———————————————— ■■■ ————————————————

주디스 라세터 박사의 첫 번째 저서인《주디스의 회복 요가》(1995)는 회복 요가(Restorative Yoga)의 기본 교재로 세계적인 명성을 이어 가고 있는 책입니다. 출간된 지 28년이 지나, 오랜 기다림 끝에 이 책의 한국어 번역본을 만나게 되어 매우 기쁩니다.

회복 요가는 B. K. S. 아헹가의 아헹가 요가 전통에 뿌리를 두고 있습니다. 아헹가 요가는 인도의 전통적인 요가에 의학과 과학을 접목하여 현대화하고, 도구를 사용해 질병이나 부상으로부터 회복을 돕는 메디컬 요가를 발전시켰습니다. 아헹가의 초기 제자인 저자는 도구를 활용한 메디컬 요가와 물리치료사로서의 전문 지식을 활용하여 회복 요가를 독자적이고 완결적인 요가의 한 분야로 체계화하여《주디스의 회복 요가》책을 출판하였습니다. 이 책이 다양한 언어로 번역되면서 세계적으로 회복 요가가 소개되었고, 요가원들에 회복 요가 수업이 개설되어 많은 사람이 회복 요가를 경험할 수 있게 되었습니다.

저자는 회복 요가를 "도구를 사용하여 몸을 지지함으로써 액티브한 이완 효과를 증진하는 치유적인 스타일의 요가"(1995)와 "도구를 사용하여 이완과 웰빙에 도움이 되는 편안하고 안락한 자세를 만드는 것"(2017)으로 정의하고 있습니다. 회복 요가의 핵심은 '도구를 사용'하여 '휴식하며 이완'하는 '명상적인 치유 요가'로 요약될 수 있습니다. 회복 요가의 방향과 효과를 확신하기 위해서는 무엇보다 이러한 회복 요가의 특성을 이해할 필요가 있습니다.

회복 요가의 첫째 특징은 도구를 사용한다는 것입니다. 일반적인 요가에서는 자세를 바르게 하거나 힘들이지 않고 오래 유지하기 위해 도구를 사용하지만, 회복 요가에서는 이완과 휴식을 돕기 위해 도구를 사용합니다. 담요, 볼스터, 블럭, 눈베개, 수건, 탄력 붕대, 벨트, 모래주머니, 의자 등의 도구로 몸을 받쳐 주거나 감싸 주고 눌러 주면 몸은 안심하고 도구에 자신을 맡기고 휴식하게 됩니다. 회복 요가 자세를 점검하는 기준은 몸의 편안함입니다. 조금이라도 불편함이 느껴지면 몸의 이 불편한 감각은 신경계를 자극하여 뇌에 지속적인 신호를 보내며 이완과 휴식을 방해하기 때문입니다. 도구를 어떻게 사용할 때 편안함을 느끼게 되는지는 사람마다 다르므로 자신에게 맞는 적절한 도구를 준비하고 섬세하게 조정하는 것이 매우 중요합니다.

회복 요가의 둘째 특징은 깊은 휴식과 이완을 경험한다는 점입니다. 바쁘게 살아가다 보면 인간의 뇌와 신경계는 지속적으로 자극을 받아 몸과 마음이 긴장 상태에 놓입니다. 바쁜 일상에서 벗어나 잠시 휴식을 취하면 에너지가 재충전되면서 피로에서 회복됩니다. 저자의 말처럼 "편안하게 이완하고 원기를 회복하는 회복 요가를 하기 위해 시간을 내는 일은 행복한 삶을 사는 데 꼭 필요합니다."

몸과 마음의 깊은 층에서 긴장이 빠져나가려면 회복 요가를 정기적으로 꾸준히 하는 것이 좋습니다. 일반적인 요가에서는 한 자세를 30초에서 1분 정도 유지하는 반면, 회복 요가에서는 3~15분 또는 그 이상 유지합니다. 도구에 기대어 움직이지 않고 한 자세에서 오래 휴식하면, 신경계가 점점 더 적은 메시지를 받게 되면서 뇌는 휴식하게 됩니다. 근육은 이완되고, 호흡은 느려지며, 마음의 움직임이 느려집니다. 정기적으로 회복 요가를 하며 이완을 습관화하면, 몸과 마음에 쌓여 있는 긴장의 층들이 점차 녹아내리게 됩니다.

회복 요가의 셋째 특징은 몸과 마음을 치유하는 명상적인 요가라는 것입니다.

깊은 휴식인 이완은 치유를 향한 내적인 힘을 자연스럽게 회복하게 합니다. 긴장이 누적되면 만성적인 스트레스 상태가 되며, 스트레스는 여러 가지 질병의 원인이 됩니다. 저자는 이완을 스트레스의 해독제라고 부릅니다. 스트레스 반응의 스위치가 꺼지고 이완 반응의 스위치가 켜지면, 스트레스로 인한 신체적, 감정적, 정신적 문제가 치유되기 시작합니다. 회복 요가는 고혈압, 당뇨, 만성피로, 불안과 우울, 비만, 통증 등 현대인의 질병에도 치유 효과가 있는 것으로 알려져 있습니다.

또 편안하게 앉거나 누워서 이완을 유도하는 일반적인 이완 기법들과 달리, 회복 요가는 전굴, 후굴, 비틀기, 기울이기, 역자세 등 부드러운 요가 자세를 취한 상태에서 이완합니다. 그래서 일반적인 이완의 효과에, 요가 자세가 주는 이점들이 더해지게 됩니다.

예를 들어, 바닥에 누워 담요로 종아리를 감싸고 다리를 볼스터 위에 올리는 회복 요가는 단순한 자세지만 놀라운 효과를 느낄 수 있습니다. 이 역자세에서는 발과 다리의 혈액과 체액이 거꾸로 흘러서 혈액 순환이 좋아지고 다리가 피로에서 회복되며, 종아리가 감싸인 채로 지지되어 종아리 근육이 더 이완됩니다.

저는 이러한 회복 요가의 특징들을 저 자신의 경험과 요가 수업에 참여한 회원들의 사례를 통하여 확인했습니다.

제가 회복 요가의 치유 효과를 처음 경험한 것은 1997년에 인도 푸네의 아헹가 요가 연구소에서 요가 수련을 할 때였습니다. 복통이 있어 선생님께 말씀드리니 도구를 사용해 뒤로 기댄 묶은 각 자세(나비 자세)를 취하고 10여 분 이상 휴식하도록 안내해 주셨습니다. 발바닥을 붙이고, 무릎을 양옆으로 벌려 담요와 벨트를 사용해 무릎과 골반을 지지하고, 등은 볼스터에 대고 누워 휴식을 취하니, 복부 공간이 넓어지고 열리면서 점차 복통이 사라졌습니다.

그 후 회복 요가는 제 삶의 동반자가 되었습니다. 생리전 증후군의 증상을 덜고 생리하는 몸과 마음을 돌보기 위해, 갱년기에는 호르몬 부족으로 온몸이 굳어 동적인 요가를 제대로 할 수 없어서, 그리고 불면 때문에 회복 요가를 했습니다. 피로할 때 회복 요가를 찾게 되고, 소화가 안 될 때, 감기몸살을 앓을 때, 기운이 없을 때, 불안, 짜증, 슬픔 등 부정적인 감정이 올라올 때 회복 요가로 돌봄과 치유의 시간을 가졌습니다. 또한 늘 저를 괴롭히던 몸속 가득한 긴장감 역시 수년 동안 정기적으로 회복 요가를 한 뒤 근육과 복부, 심지어 뼛속에서도 빠져나가는 것을 느낄 수 있었습니다.

10회의 회복 요가 수업을 마친 후 자신의 몸과 마음의 변화를 기록한 회원들의 요가 저널에서도 이러한 치유 사례를 쉽게 찾을 수 있었습니다.

한 젊은 여성은 목디스크 통증 때문에 움직이는 요가를 할 수 없어서 회복 요가 수업에 참여하고 집에서도 꾸준히 회복 요가를 하자, 오랫동안 시달리던 목의 통증이 사라졌습니다. 또 다른 분은 "회복 요가를 1시간 40여 분 동안 하고 나니 가득 차 있던 스트레스가 체기가 내려가듯 쑥 내려가 버렸다."라고 썼고, 교통사고로 한쪽 어깨가 올라가 있어 늘 불편감을 느끼던 여성은 회복 요가를 10여 차례 하고 난 뒤, 어느 날 저절로 어깨가 탁 풀리며 체형이 정상 상태로 돌아오고 불편감이 사라지는 경험을 했습니다.

회복 요가에는 '명상적' 특성이 있는데, 한 자세에 오래 머물기에 내면으로 들어갈 충분한 시간을 자신에게 허용할 수 있습니다. 휴식을 취하면서 몸과 마음이 이완되면, 의식은 바깥으로 향하는 생각의 소용돌이에서 빠져나와 몸의 감각이나 감정, 호흡으로 향하게 됩니다. 회복 요가를 하고 나면 강한 부정적인 감정들이 중립화되며 균형 잡힌 상태로 돌아오는 것을 쉽게 경험할 수 있는데, 때로는 의식층을 거치지 않은 감정이 눈물이나 신체 반응으로 나타나기도 합니다. 다음은 감정의 치유를 경험한 분들이 쓴 요가 저널입니다.

"첫 요가 수업 이후 가슴의 통증이 조금씩 이완되며 자주 울음이 나왔고, 육체에 쌓인 긴장들이 깊은 이완을 통해 풀어지며, 정서가 함께 풀어짐을 경험하게 되었다."
"참으로 신기하다. 진실로 '힐링'이 되었다. 10회의 요가가 끝난 시점에서 평가해 보면 시달리던 내 몸의 무기력이 거짓이었다고 생각될 정도로 마음에 생기가 돌기 시작했다. 나에게는 몸보다 마음이 먼저 치유된 것 같다."

"수업이 끝나고 나올 때면 마음이 가볍고 상쾌하며 고민하던 일이 별것 아닌 듯 느껴진다."

"나는 감정 기복에 따라서 몸 상태가 요동치는 편인데, 회복 요가를 하고 나면 몸도 감정도 자리를 찾게 된다."

"회복 요가를 한 다음 날은 좀 낙관적으로 세상을 바라보게 된다."

다음은 자신의 감정이나 생각과 거리를 두고 바라보게 되면서 몸과의 동일시, 생각과의 동일시에서 벗어나 의식의 확장을 경험한 분들의 이야기입니다.

"마음의 공간이 넓어짐을 경험하기도 하고, 몸과 마음을 통합적으로 인식하는 계기가 되었다."

"요가를 하면서 느낀 것 중 하나는 의식의 확장이다. 이 느낌이 왔을 때 환희와 충만감을 느낄 수 있었다."

"요가를 하면서 내가 맛보는 가장 큰 즐거움은 내 몸이 해체되어 몸이 사라지는 것을 느끼는 것이다."

"이완이 깊어지며 생각의 강이 천천히 흐르고 멈추기도 하면서 호흡을 보게 되고, 그래서 더욱 깊게 이완하게 되어 가벼움과 기쁨도 찾아온다."

"이런저런 생각이 오고 갔지만, 그것들이 문제 되지 않았다. 생각하는 것과 생각하지 않는 것의 차이가 거의 없는 것 같았다."

요가는 존재의 근원인 '나는 누구인가?'를 탐구하는 과정이라고 할 수 있습니다. 이 과정에서 성취, 욕망, 집착보다는 자연성, 균형, 영성의 가치에 따라 어떻게 살아갈 것인가로 주의가 향하게 됩니다. 노력 없이 아무것도 하지 않고(not doing), 현존감에 머무는 명상적인 회복 요가의 특성은 이런 요가의 본질에 부합한다고 할 수 있을 것입니다.

이 책은 이러한 회복 요가의 기본 원리를 상세히 설명할 뿐 아니라, 여러 가지 도구 사용과 프로그램에 대한 실용적인 안내도 겸하고 있습니다. 회복 요가의 기본 자세와 현대인들이 많이 겪는 요통, 두통, 불면증, 시차증, 호흡 문제 등 치유를 위한 프로그램, 특히 생리하는 여성, 임산부, 갱년기 여성을 위한 회복 요가는 여성의 삶의 여정에 함께할 수 있는 귀한 안내가 되어 줍니다. 시간을 많이 낼 수 없을 때 할 수 있는 프로그램, 일상생활에서 호흡을 관찰하고 바르게 앉고 서는 방법, 스트레스를 줄이며 살 수 있도록 도와주는 실용적인 제안 등 각 장은 알찬 내용으로 가득합니다.

《주디스의 회복 요가》출판 이후 회복 요가는 많은 발전을 했습니다. 이 책의 출간 이후 저자는 세계 곳곳에서 워크숍과 지도자 훈련 교육을 열고, 많은 라이브 방송과 온라인 과정을 통해 회복 요가의 발전과 확산에 매진하고 있습니다. 저자의 요가 관련 저서가 10여 권 더 출판되었는데, 이 책의 속편이라 할 수 있는《Restore and Rebalance》(2017)는 도구로 목과 머리를 지지해 이완해 주는 방법, 송장자세(Savasana) 5가지를 포함하여 20가지 회복 요가 자세들과 도구의 다양한 사용법 등 더 발전된 내용이 담겨 있습니다.

세계적으로 수많은 회복 요가 지도자들이 더 다양한 도구 사용법을 개발하였고, 회복 요가 자세와 여러 요가 호흡법, 명상법을 결합하여 회복 요가를 발전시켰습니다. 또 다양한 분야와 주제의 회복 요가 책들이 출판되며 회복 요가 테라피의 내용이 더 풍부해졌습니다.

회복 요가가 한국에 소개된 지 얼마 되지 않아서, 자세의 이름과 용어의 번역이 아직 일반화되지 않았기에 여러 가지 어려움이 있었습니다. 또 저자의 독특하고 섬세한 표현을 번역하기 쉽지 않았을 것입니다. 이 책을 번역해 주신 두 분의 역자와, 회복 요가의 대중화를 위하여 기꺼이 출간을 수락해 주신 침묵의향기 출판사 사장님께 감사의 마음을 전합니다. 감수자로서 저자의 의도를 정확하게 번역에 담도록 도움을 드리고 싶었지만 미흡한 점이 있더라도 양해 부탁드립니다.

이 책의 출판을 계기로 회복 요가가 한국에 널리 소개되어 많은 분이 회복 요가를 경험하고 삶의 동반자로서 회복 요가를 계속해 나가기를 바랍니다. 몸과 마음의 치유를 원하는 분들이나 치유를 돕고 있는 전문가들이 회복 요가로 도움을 받고, 운동이나 스포츠 등의 분야에서도 회복 요가가 널리 활용되기를 바랍니다. 또한 모든 요가인이 회복 요가를 동적인 요가와 함께 수련할 수 있기를 희망합니다.

자세 색인

옮긴이 김혜수

성균관대학교 심리학과를 졸업했다. 20대 초반부터 운동 삼아 시작한 요가와, 운명처럼 끌리듯 접하게 된 각종 영성 서적을 통해 마음 수련에 관심을 가지기 시작하였다. RYT 500 요가 지도자 자격증을 가지고 있고, 요가 강사로 활동한 경력이 있다. 현재 요가 책들을 번역하고 있다.

옮긴이 김윤

서울대학교 경영학과를 졸업했다. 지금은 자유롭고 평화로운 삶으로 안내하는 글들을 우리말로 옮기고 소개하는 일을 하고 있다. 그동안 번역한 책으로는 《네 가지 질문》《기쁨의 천 가지 이름》 《가장 깊은 받아들임》《아잔 차 스님의 오두막》《지금 여기에 현존하라》《마음은 도둑이다》《지금 이 순간》《영원으로 가는 길》 등이 있고, 공역한 책으로는 《요가 매트 위의 명상》《아쉬탕가 요가 의 힘》《요가 수업》《사랑에 대한 네 가지 질문》《순수한 앎의 빛》《직접적인 길》《알렉산더 테크닉 의 원리》 등이 있다.

감수 이제윤

1959년에 태어났다. 1995년에 아헹가 요가를 시작했고, 1997년에는 인도 푸네에 있는 아헹가 요가 연구소에서 1년간 아헹가 요가와 고엔카 비파사나 명상을 수련했다. 현재까지 하타 요가, 비니 요가, 회복 요가(Restorative Yoga)를 수련했다.

2005~6년에는 Nature Care College에서 요가 전문 지도자 과정을 수료 후 학위를 취득했다. 2017년에는 캐나다 벤쿠버에서 주디스 핸슨 라세터의 제자인 요가 테라피스트 Tianne Allan의 지도로, 요가 얼라이언스에 공인된 '회복 요가 지도자 교육' level Ⅰ, Ⅱ 과정에 참가했다.

2007년부터 하타요가, 회복 요가, 도구를 사용한 하타요가, 여성을 위한 요가를 지도하며 각지 에서 수차례 '이완휴식 요가(회복 요가)'와 '여성을 위한 요가' 워크숍을 지도했다.

2017~2019년에는 이완휴식 요가(회복 요가) 지도자 민간 자격증 과정으로 기본 과정, 심화 과 정, 테라피 과정을 개설하여 지도했다.

2019년에는 자격증을 취득한 지도자들과 '멈춤' 회복 요가(이완휴식 요가) 리트릿 제주를 기획하 고 운영했다.

주디스의 회복 요가

초판 1쇄 발행일 2023년 6월 14일

지은이 주디스 핸슨 라세터
옮긴이 김혜수, 김윤

펴낸이 김윤
펴낸곳 침묵의 향기
출판등록 2000년 8월 30일, 제1−2836호
주소 10401 경기도 고양시 일산동구 무궁화로 8−28,
　　　삼성메르헨하우스 913호
전화 031) 905−9425
팩스 031) 629−5429
전자우편 chimmukbooks@naver.com
블로그 http://blog.naver.com/chimmukbooks

ISBN 979−11−980553−7−8 03510

＊책값은 뒤표지에 있습니다.